Kindliche Handfehlbildungen in Ergotherapie und Physiotherapie

Maren Schelly · Anna-Lena Dunse

Kindliche Handfehlbildungen in Ergotherapie und Physiotherapie

Manuelle Behandlung und Schienentherapie

Mit einem Geleitwort von Dr. Wiebke Hülsemann

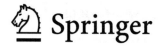

Autor
Maren Schelly
Handchirurgische Abteilung, Katholisches Kinderkrankenhaus Wilhelmstift
Hamburg, Deutschland

Anna-Lena Dunse
Handchirurgische Abteilung, Katholisches Kinderkrankenhaus Wilhelmstift
Hamburg, Deutschland

Geleitwort von
Wiebke Hülsemann
Handchirurgische Abteilung, Katholisches Kinderkrankenhaus Wilhelmstift
Hamburg, Deutschland

ISBN 978-3-662-66483-4   ISBN 978-3-662-66484-1   (eBook)
https://doi.org/10.1007/978-3-662-66484-1

Die Deutsche Nationalbibliothek verzeichnet diese Publikation in der Deutschen Nationalbibliografie; detaillierte bibliografische Daten sind im Internet über http://dnb.d-nb.de abrufbar.

Planung/Lektorat: Eva-Maria Kania
Springer ist ein Imprint der eingetragenen Gesellschaft Springer-Verlag GmbH, DE und ist ein Teil von Springer Nature.
Die Anschrift der Gesellschaft ist: Heidelberger Platz 3, 14197 Berlin, Germany

Geleitwort

Wie würden wir unser Leben meistern, wie ohne unsere Hände kommunizieren? Ihr perfekt aufeinander abgestimmtes Zusammenspiel ist für uns selbstverständlich. Die Hände bewältigen Schwierigkeiten so meisterhaft, dass wir uns keine Gedanken über ihre Fähigkeiten machen. Doch wie bewältigen Menschen mit fehlgebildeten Händen ihren Alltag?

Fehlbildungen der oberen Extremitäten sind selten und unterschiedlich komplex. Die anatomischen Veränderungen variieren je nach Fehlbildung und Alter des Kindes. Die Anforderungen der Kinder an ihre Hände sind vom Alter des Kindes und dessen Entwicklung abhängig. Daher müssen Behandlungen individuell an die Fehlbildung, das Alter und der Entfaltung des Kindes angepasst werden.

Die Haut von Säuglingen und Kindern ist dünner, feiner und elastischer als die von Jugendlichen und Erwachsenen und sie kann und muss sich im Wachstum dehnen. Die Weichteile weisen einen höheren Fettanteil auf, die Knochen sind weich und bestehen abhängig vom Alter teilweise aus Knorpel. Zusätzlich können durch Fehlbildungen muskuläre und knöcherne Strukturen atrophiert, hypertrophiert oder anderweitig verändert sein. Nach operativer Therapie können Narbenkontrakturen deutlich schneller als bei Erwachsenen auftreten.

All diese Gegebenheiten müssen bei der operativen und konservativen Behandlung bedacht werden. Daher sind Ärzte und Therapeuten gefragt, individuelle Lösungen zur Behandlung von Handfehlbildungen und Verbesserung der Handfunktion zu entwickeln, damit die betroffenen Kinder jetzt und im späteren Leben besser zurechtkommen.

Die handchirurgische Abteilung im Katholischen Kinderkrankenhaus Wilhelmstift ist seit Jahrzehnten auf die Behandlung von Handfehlbildungen spezialisiert. So wurden und werden im Bestreben, die Behandlung der Kinder zu optimieren, individuelle Schienen und Hilfsmittel für Kinder mit Handfehlbildungen unterschiedlicher Altersstufen und Größe hergestellt und fortlaufend optimiert. Die fruchtbare Zusammenarbeit zwischen uns Handchirurgen, unserer Kinderkrankenschwester, Ergotherapeutin und den mit uns zusammenarbeitenden Orthopädiemechanikern

machten dies möglich. Präoperativ konnten z. B. bei radialem longitudinalen Reduktionsdefekt bessere Bedingungen vor Handgelenkseinstellung
durch Radialisation erreicht werden. Postoperative Ergebnisse verbesserten
sich durch gezielte Schienen, Kompressionsversorgung und Anleitung zur
manuellen Therapie. Durch frühzeitig (im Säuglings- bzw. Kleinkindalter)
begonnene konservative Therapie konnten Operationen vermieden und die
Handfunktion hergestellt bzw. verbessert werden. Bei der Behandlung der
kleinen Patienten ist Geduld, Einfühlungsvermögen, Erfahrung, manuelles
Geschick und ein zügiges Arbeiten erforderlich. Wichtig ist ebenfalls eine
intensive Anleitung der Eltern.

Später im Jugendalter benötigt die Behandlung von Kontrakturen erheblich mehr Zeit und ist weniger erfolgreich. Dann gilt es, die Jugendlichen zu
motivieren und die Therapie möglichst problemlos in ihren Alltag zu integrieren.

Die erarbeiteten Techniken und Behandlungskonzepte für Säuglinge,
Kleinkinder, Schulkinder und Jugendliche mit Handfehlbildungen möch-
ten wir als Team weitergeben. Das Handbuch ist ein „work in progress",
ein Vorschlag, wie die Handfunktion der Kleinen verbessert werden kann.
Diese Vorschläge sind nicht in Stein gemeißelt. Gern erhalten wir Rück-
meldungen, Anregungen und Verbesserungsvorschläge. Schreiben Sie uns!

Eine so enge Zusammenarbeit zwischen Ergotherapeuten, Kinder-
krankenschwestern, Orthopädietechnikern und Ärzten ist ungewöhnlich
und manches im Abrechnungssystem der Krankenkassen nicht vorgesehen.
Aber davon wollen wir uns nicht abschrecken lassen, sondern das Beste für
unsere kleinen Patienten erreichen. Sie haben ein Anrecht darauf.

Nicht unerwähnt wollen wir die Unterstützung durch unseren Sponsor
„Hamburg macht Kinder gesund" lassen, dem wir auf diesem Wege herz-
lich danken!

Chefärztin der Kinderhandchirurgie   Dr. Wiebke Hülsemann
im Kinderkrankenhaus Wilhelmstift
Hamburg

Vorwort

In diesem Buch beschreiben wir kindliche Handfehlbildungen, die empfohlenen konservativen Therapien sowie die Behandlung vor und nach Operationen.

Die Inhalte dieses Buches sind als Vorschläge zu verstehen und beruhen auf unsere jahrelange Arbeit, Erfahrung und Weiterentwicklung.

Kritik und Anregungen nehmen wir gerne entgegen, um unsere Therapien weiter zu verbessen.

Wir wünschen Ihnen viel Erfolg bei der Arbeit mit Ihren kleinen Patienten.

Maren Schelly
Anna-Lena Dunse

Danksagung

Wie starte ich mit meiner Danksagung?

Als erstes seid Ihr mir eingefallen, Ihr kleinen noch sehr jungen Patienten. Ihr habt mich definitiv als Kinderkrankenschwester am meisten geprägt. Mit Eurer Gelassenheit und Eurem Selbstverständnis, Situationen als gegeben hinzunehmen und das Beste daraus zu machen. Mit Eurer Wut, Kraft und immensen Lautstärke, wenn Ihr Euch doch einmal Luft verschaffen musstet in der für Euch doch gar nicht so witzigen Situation. Von Euch habe ich im gleichen Schritt Gelassenheit und Zügigkeit gelernt. Ich musste meine Stimme ausbilden, damit Eure Eltern mich trotz Eures Widerspruchs verstehen können. Und ich habe gelernt Euch zu „lesen", wenn es Euch einmal nicht so gut ging. Viele von Euch sind mir im wahrsten Sinn des Wortes mittlerweile über den Kopf gewachsen und ich bin froh über unsere Verbindung trotz des Perspektivwechsels. Einige befinden sich im Moment in der Lebensphase, wo die Welt auf einmal Kopf steht und alle um einen herum (vor allem die Erwachsenen) schwierig geworden sind. Von Euch und Eurer Hilfe bin ich am meisten beeindruckt. Ihr habt zugestimmt, wenn ich Fotos von euch benötigte, um Entwicklungs- und Behandlungsschritte Eltern zu erklären, die am Anfang der Behandlung stehen und noch den Schmerz verarbeiten müssen, dass ihr Kind mit einer Fehlbildung auf die Welt gekommen ist, und deren Sorge um ihr Kind einen Großteil des Alltag bestimmt. Danke!!

Mein Dank geht an Dich, Anna-Lena. Ich habe mich nach einer Unterstützung für unsere Patienten gesehnt und um das Fachwissen einer Ergotherapeutin/Handtherapeutin. Nicht nur, dass unsere gemeinsamen Versorgungen oftmals ohne Worte funktionieren, sondern dass wir so eng zusammengewachsen und uns in jeder Sekunde eine Unterstützung sind, ist einfach ein Geschenk. Das wir zusätzlich zusammen dieses Buch erschaffen haben, ist nicht nur das i-Tüpfelchen es ist einfach großartig.

Durch Dich, Nicole, konnten wir die konservativen Behandlungen so individuell und umfangreich entwickeln. Ich konnte mit jeder Behandlungs- und Versorgungsidee zu Dir kommen, sie fiel immer auf fruchtbaren Boden. Danke für Dein Wissen, Deine Genauigkeit, Dein kritisches Auge, Deine

Kompetenz, Deine Verlässlichkeit, Deine Unterstützung und vor allem Deine Freundschaft.

Jonas und Mira, unsere Jüngsten im Bunde. Ihr baut fantastische Handorthesen und lasst erst locker, wenn die Perfektion für die kleinen und großen Patienten erreicht ist. Wir haben mit Euch im Team vieles verbessert, neu entwickelt und dadurch effektivere Versorgungen für unsere Patienten ermöglicht. Danke für Eure Geduld und Fürsorge den kleinen Rackern gegenüber, Euren Durst nach Wissen, Eure Verlässlichkeit und Euren Teamgeist.

Wiebke, Chefin, Danke für Dein Vertrauen in meine Fähigkeiten, für die Zeit, in der ich von Dir lernen durfte und darf, den Gedankenaustausch und Diskurs. Dass Du mich gefordert und gefördert, Dir meine Ideen angehört und mit mir diskutiert hast. Für Deine Innovativität und dass Du mir den Weg als Fachkinderkrankenschwester geebnet hast.

Frau Dür und Frau Kania, unseren Lektorinnen, Danke für die großartigen Telefonate, für die Geduld und Ruhe, mit der Sie alle meine Fragen beantwortet haben. Etwas Besseres konnte mir nicht passieren.

Zusätzlich möchte ich „Hamburg macht Kinder gesund" für ihr Interesse und die großzügige finanzielle Unterstützung danken.

Beatriz, Dir gilt mein besonderer Dank. Du hast mir den Start in die Handchirurgie mit der Weitergabe Deines immensen Wissens erleichtert. Ich konnte Dich immer um Hilfe bitten, fachliche Fragen stellen und Dein Gehirn bewundern, das niemals müde wurde, die vielen Patienten in Sekundenschnelle zuzuordnen. Trotz Deines wohlverdienten Ruhestandes hast Du dieses Buch auf Spur gebracht, Sätze umgeschrieben und kritisch hinterfragt und das in einer Schnelligkeit, die seinesgleichen sucht, was für ein Segen. Du bist und warst mein Joker bzw. mein Ass im Ärmel.

Maren Schelly

Inhaltsverzeichnis

Über die Autorinnen

Maren Schelly, geb. am 11.05.1976, ist examinierte Kinderkranken-schwester (seit 1998), Praxisanleiterin (seit 2000) und Urotherapeutin (seit 2009). Bis Ende 1999 arbeitete sie auf der Kinderstation im Landeskranken-haus Bregenz/Österreich. Danach begann ihre Arbeit im Kinderkrankenhaus Wilhelmstift, Hamburg, wo sie zuerst auf der Kinderinfektionsstation und dann von 2003 bis 2019 als Kinderkrankenschwester und Praxisanleiterin auf einer Kinderstation mit den Schwerpunkten Handchirurgie, Chirurgie, Gesichtschirurgie, Verbrennungschirurgie und Orthopädie tätig war, ab 2012 als stellvertretende Stationsleitung. 2012 begann ihre Mitarbeit in Teilzeit in der Fehlbildungssprechstunde der Kinderhandchirurgie, Verbrennungs- und Gesichtschirurgie, aus der 2019 dann eine Vollzeitstelle wurde. Seit 2015 hält sie Vorträge an nationalen und internationalen Handchirurgischen Kon-gressen.

Anna-Lena Dunse, geb. am 09.01.1991, absolvierte 2009 ihre Ausbildung zur Ergotherapeutin und arbeitete anschließend in verschiedenen Pra-xen im pädiatrischen Bereich. 2014 erfolgte die Weiterbildung in sensori-scher Integrationstherapie und 2017 der erfolgreiche Abschluss zur zerti-fizierten Handtherapeutin bei der AfH. Zusätzlich zu der Arbeit im pädia-trischen Bereich sammelte sie nach ihrem Abschluss zur Handtherapeutin Erfahrungen in der Behandlung von Patienten mit akuten und chronischen orthopädischen und handchirurgischen Erkrankungen oder Verletzungen. Seit 2018 arbeitet sie im Kinderkrankenhaus Wilhelmstift in der Abteilung für Handchirurgie mit Schwerpunkt Fehlbildungschirurgie. Im Fokus liegt die Behandlung von Kindern und Jugendlichen vor und nach chirurgischen Eingriffen. Seit 2022 ist sie zusätzlich in Teilzeit in der Abteilung für Neo-natologie therapeutisch tätig.

Entwicklung der Hand

Inhaltsverzeichnis

Die Hand mit ihrer großartigen motorischen und rezeptiven Fähigkeit hat eine entscheidende Bedeutung für die menschliche Entwicklung. Fast nirgendwo sonst sitzen Tastkörperchen in ähnlich hoher Dichte, was sich überdimensional in der Repräsentation der sensorischen Handareale im Großhirn widerspiegelt. Die Berührungssinne der Hände haben eine entscheidende Bedeutung im Reife- und Lernprozess. Die Eigenwahrnehmung, die das Gehirn zu jedem Zeitpunkt über die Stellung von Hand und Finger im Raum und über die Richtung und Geschwindigkeit informiert, ist eine der wichtigsten Voraussetzungen für die Entwicklung motorischer Fähigkeiten. Die Verbindung vom hoch empfindlichen Tastsinn mit motorischer Präzision macht die Hand zum bedeutendsten taktilen Werkzeug des Menschen. In der Unterhaltung mit Gebärden, der Umsetzung filigraner Tätigkeiten, dem Ertasten von Dingen, der Fähigkeit isolierter Bewegungen einzelner Finger und durch die hohe Geschwindigkeit der Bewegung wird die enge Wechselwirkung zwischen Hand und Gehirn erkennbar (Wehr und Weinmann 2005). Die Fähigkeit, einzelne Greiffunktionen durch Umorientierung zu kompensieren, zeigt ebenso die flexible Wechselbeziehung zwischen Hand und Gehirn auf. Erstaunlich ist die schnelle Repräsentation einer „neu" entwickelten Fingerposition im Rindenfeld des Gehirns, die sich im Kleinkindalter innerhalb von einigen Wochen ausbildet (z. B. nach Pollizisation/Kap. 3). Die neuronale Grundlage dieser Veränderungen ist noch nicht vollständig verstanden. Es wird vermutet, dass durch die Durchführung veränderter Bewegungsabläufe neue Verbindungen in den synaptischen Verschaltungen entstehen (Wehr und Weinmann 2005). Diese funktionelle Umorientierung nach operativen Eingriffen und/oder therapeutischen Maßnahmen ist ein ausgezeichnetes Beispiel für die flexible Beziehung zwischen Hand und Nervensystem. Unsere Möglichkeiten in der Therapie bauen auf dieser Wechselbeziehung auf. Die Visuomotorik, die Koordination von visueller Wahrnehmung und Bewegung, ermöglicht uns Therapieerfolge durch Beüben der Augen-Hand-Koordination.

Daher müssen sowohl die Anatomie als auch die motorischen Fähigkeiten und die Eigenwahrnehmung des Patienten während der gesamten Behandlung beachtet werden.

Die **handtherapeutische Versorgung von Säuglingen und Kleinkindern mit angeborenen Handfehlbildungen** ist ein hochspezialisiertes, sich stetig weiterentwickelndes Gebiet. Die anatomischen Veränderungen, das rasche Wachstum und die Entwicklung der Kinder stellen uns Behandelnde vor große Herausforderungen. Gleichzeitig bieten das zarte, elastische Gewebe und die schnelle Lernfähigkeit des kindlichen Gehirns eine optimale Voraussetzung für eine erfolgreiche Therapie. Eine Verbesserung der Greiffunktion im Säuglings- und Kleinkindalter fördert die Entwicklung des Kindes und regt die Wechselbeziehung zwischen Hand und Gehirn an. Durch frühe, regelmäßige manuelle Therapie und eine konstante Schienenversorgung im Säuglings- und Kleinkindalter kann die Greiffunktion verbessert und in einigen Fällen vollständig hergestellt werden. Die Ergebnisse nach operativen Korrektu-

ren werden durch diese Maßnahmen gehalten und verbessert. Da bei vielen Fehlbildungen wesentliche Strukturen fehlen (Abb 1.1), kann auch operativ keine normal aussehende Hand mit vollständiger Funktion aufgebaut werden. Das Ziel ist, die bestmögliche Handfunktion zu schaffen und zu erhalten, um dem Kind ein eigenständiges Leben zu ermöglichen.

Für eine erfolgreiche Therapie und Entwicklung muss jedes Kind ganzheitlich durch ein interdisziplinäres Team begleitet werden. Ein individuell auf das Kind abgestimmtes Therapiekonzept wird zusammen mit dem Kind und den Eltern erstellt und im Laufe des Wachstums unter Berücksichtigung der Entwicklung immer wieder angepasst. Es stehen nicht nur die Körperstrukturen und Greiffunktionen im Fokus, sondern auch die Partizipation des Kindes in seinem individuellen Alltag und seiner Umwelt. Das bio-psychosoziale Modell nach ICF (International Classification of Functioning, Disability and Health) gibt hierfür eine gute Struktur vor.

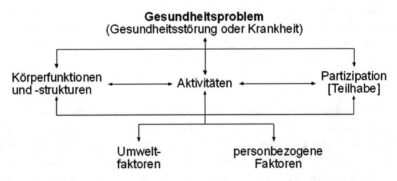

Das bio-psychosoziale Modell. (Quelle: https://www.bfarm.de/DE/Kodiersysteme/Klassifikationen/ICF/_node.html6, mit freundlicher Genehmigung)

Um den kleinen Patienten helfen zu können, ist ein hohes Verständnis der gesunden sowie fehlbildungsspezifischen anatomischen Pathologie und Physiologie erforderlich. Das Wissen um die motorischen und rezeptiven Möglichkeiten des gesunden Kindes in den verschiedenen Entwicklungsphasen erlaubt Rückschlüsse auf den Interventionsbedarf bei einem

fehlgebildeten Kind. Die Sinnessysteme werden in die Therapien mit einbezogen und die Möglichkeit Sinne wahrzunehmen sowie auf diese reagieren zu können in der Versorgung berücksichtigt. So sollte z. B. einem Säugling während der Schienentherapie genügend Zeit zum unbehinderten Greifen gegeben werden, um sich und seine Umwelt zu erfahren und so so-

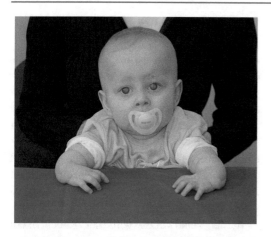

Abb. 1.1 9 Monate alter Junge mit radialem longitudinalem Reduktionsdefekt (radiale Klumphand), Daumenaplasie und Fingerbeugekontrakturen beidseits (Kap. 2). © Kinderkrankenhaus Wilhelmstift, mit freundlicher Genehmigung

Tab. 1.1 Definition der Altersgruppen – kassenärztliche Bundesvereinigung (Berlin Stand 04.2021)

Definition Altersgruppen	
Neugeborenes	Bis zum vollendeten 28. Lebenstag
Säugling	Bis zum vollendeten 12. Lebensmonat
Kleinkind	Bis zum vollendeten 3. Lebensjahr
Kind	Bis zum vollendeten 12. Lebensjahr
Teenager	Bis zum vollendeten 18. Lebensjahr

Tab. 1.2 Pränatale Entwicklung der oberen Extremität

Pränatale Entwicklung der oberen Extremität *(Bommbas-Ebert et al. 2011)*	
Embryonalstadium/ Tag ab der Befruchtung der Eizelle	Entwicklungsschritte
12 ca. 30 Tag	Knospen der oberen Extremität bilden sich
14 ca. 33 Tag	Bildung der Handplatte
16 ca. 39 Tag	Ober- und Unterarmknochen bilden sich knorpelig aus, das Schultergelenk entwickelt sich
17 ca. 42-44 Tag	Mittelhandstrahlen bilden sich knorpelig aus
18 ca. 44-48 Tag	Fingergrundglieder bilden sich knorpelig aus
19 ca. 48-51 Tag	Fingermittelglieder bilden sich knorpelig aus, die Apoptose* beginnt
20 ca. 51-53 Tag	Die Fingerendglieder bilden sich knorpelig aus, die Apoptose schreitet voran
22 ca. 54-56 Tag	Verknöcherung des Oberarmknochens, die Apoptose ist abgeschlossen
23 ca. 56-60 Tag	Verknöcherung der Fingerglieder

wohl motorische als auch rezeptive Fähigkeiten weiterzuentwickeln.

In diesem ersten Kapitel folgt nach kurzer Beschreibung der pränatalen Entwicklung der oberen Extremität und der Entstehung der angeborenen Anomalien die postnatale Entwicklung. Die postnatale Entwicklung bezieht sich zunächst auf die knöcherne Entwicklung im Wachstum. Im Anschluss folgen die Anatomie und die Physiologie der oberen Extremitäten. Nach der Nervenversorgung wenden wir uns den Greiffunktionen, der Grafomotorik und den Sinnessystemen zu und schließen mit den Entwicklungsphasen vom Säuglingsalter bis zum 7. Lebensjahr ab.

Um den Altersgruppen vom Neugeborenen- bis Teenageralter eine klare Einteilung zukommen zu lassen, halten wir uns an die Definition der kassenärztlichen Bundesvereinigung (Tab. 1.1).

1.1 Pränatale Entwicklung der Hand

Die Entwicklung der Hand vollzieht sich überwiegend in den ersten Schwangerschaftswochen. Zum großen Teil entstehen angeborene Anomalien in dieser frühen Phase (Tab. 1.2).

*Die **Apoptose** ist eine Form des programmierten Zelltods. Während der Embryonalentwicklung findet durch die Apoptose die Separierung der Finger statt. In der 5. Woche nach Befruchtung ist die Armknospe paddelförmig, die Finger sind noch miteinander verbunden. Durch den interdigitalen Zelltod werden die Finger voneinander getrennt. Die betreffenden Zellen gehen zugrunde ohne die Nachbarzellen zu schädigen.

Tab. 1.3 OMT-Klassifikation

OMT-Klassifikation
Angeborene Anomalien werden in der international anerkannten OMT-Klassifikation (Oberg et al. 2015) in Malformationen, Deformierungen und Dysplasien unterschieden

Entstehung der angeborenen Anomalien	
Malformationen	3,5 bis zur 8. SSW (=Schwangerschaftswoche)
	• z. B. Klumphand (Kap. 2), Daumenhypoplasie und –aplasie (Kap. 3)
Deformationen	wirken von außen auf den Föten ein. Sie können während der gesamten Schwangerschaft entstehen
	• z. B. Schnürringsyndrom
Dysplasien	3,5 bis zur 5. SSW
	• z. B. Thumb-in-palm-Deformität, Arthrogrypose (Kap. 4), Makrodaktylie, Osteochondrome
	Dysplasien zeigen sich zu unterschiedlichen Zeitpunkten: Makrodaktylien bei der Geburt, Osteochondrome in den ersten Lebensjahren, angeborene Tumore auch später. Die Anlagen sind bereits intrauterin vorhanden

Fehlbildungen der oberen Extremitäten können durch genetische Faktoren, Umwelteinflüsse oder syndromale Erkrankungen bedingt sein. Die meisten Ursachen der kongenitalen (=angeborenen) Fehlbildungen sind bisher aber noch unbekannt. Die OMT-Klassifikation unterteilt die angeborenen Anomalien in Malformationen, Deformationen und Dysplasien (Tab. 1.3).

1.2 Postnatale Entwicklung der Hand

Die Hand ist biomechanisch betrachtet sicher das komplizierteste Körperteil. Elle und Speiche mitgerechnet besteht die Hand aus 29 einzelnen Knochen. Diese sind über einen komplizierten Band- und Sehnenapparat miteinander verbunden.

1.2.1 Knöcherne Entwicklung

In den ersten Lebensjahren sind die Knochenenden und die Handwurzelknochen noch knorpelig ausgebildet. Daher sind die Gelenkspalten auf Röntgenbildern nicht abgegrenzt und damit nicht sichtbar (Abb. 1.2). Das erschwert die Beurteilung der Röntgenbilder in den ersten Lebensjahren. Zusätzlich ist in der Regel die knöcherne Entwicklung der fehlgebildeten Extremität im Vergleich zur normalen Skelettentwicklung verzögert.

In der Handwurzel wird der Knochenkern des Kopfbeins (Os capitatum) zuerst sichtbar (Abb. 1.2) (Strassmair et al. 2009) danach folgt das Hakenbein (Os hamatum) und nach und nach die anderen Handwurzelknochen. Als letztes wird das Erbsenbein (Os pisiforme) sichtbar (Abb. 1.3). Die vollständige Verknöcherung des Kahnbeins (Os scaphoideum) benötigt am längsten. Erst mit 14 Jahren sind alle Strukturen der Handwurzelknochen vollständig zu erkennen. Die gesamte Verknöcherung ist mit ca. 15 Jahren abgeschlossen (Marzi 2006). Das Längenwachstum der Knochen erfolgt über die Wachstumsfugen, wobei diese unterschiedlich stark dazu beitragen. Der Oberarmknochen (Humerus) wächst proximal 80 % und distal 20 %. An der Elle (Ulna) und der Speiche (Radius) ist das Verhältnis umgekehrt (Marzi 2006). Die Wachstumsfugen schließen sich im Verlauf der Pubertät zwischen dem 14. und 18. Lebensjahr.

1.2.2 Anatomie und Greiffunktionen

1.2.2.1 Daumen

Der Daumen (Digitus I) nimmt an der Hand aufgrund seiner vielfältigen Bewegungsmöglichkeiten eine Schlüsselrolle ein.

Die Besonderheit der Daumenfunktion ist durch die Morphologie der Gelenke und eine hohe Anzahl an Muskeln bedingt. Am häufigsten wird die Oppositionsbewegung eingesetzt. Bei dieser Bewegung nähert sich der Daumen den anderen Fingern.

Der Daumen besitzt nur zwei Glieder:
das Endglied (distaler Phalanx) und

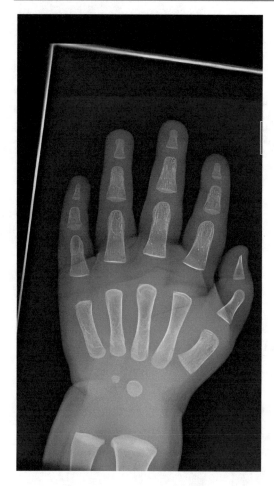

Abb. 1.2 Röntgenbild – linke Hand eines 10 Monate alten Mädchens. Die Gelenkspalten grenzen sich wegen der noch knorpeligen Enden der angrenzenden Glieder radiologisch noch nicht ab. Die Knochenkerne des Kopfbeins sowie das Hakenbein sind sichtbar. (© Kinderkrankenhaus Wilhelmstift, mit freundlicher Genehmigung)

das Grundglied (proximaler Phalanx).

Der Daumenstrahl fasst das Sattelgelenk und den ersten Mittelhandknochen mit ein und besteht aus:

- dem Sattelgelenk (Karpometakarpalgelenk/ CMC) zwischen dem großen Vieleckbein (Os trapezium) und dem ersten Mittelhandknochen (Os metacarpale I),

- dem Grundgelenk (Metakarpophalangealgelenk/MCP I) zwischen dem ersten Mittelhandknochen und dem Grundglied,
- dem Endgelenk (Interphalangealgelenk/IP) zwischen dem Grund- und dem Endglied.

1.2.2.2 Finger

Die Finger II–V (Digitus II–V) bestehen aus jeweils drei Gliedern (Phalangen), dem Grundglied (proximaler Phalanx), dem Mittelglied (medialer Phalanx) und dem Endglied (distaler Phalanx), mit jeweils drei Gelenken:

- den Fingergrundgelenken (Metakarpophalangealgelenke/MCP II-V) zwischen den Mittelhandknochen und den Grundgliedern,
- den Mittelgelenken (proximale Interphalangealgelenke/PIP II–V) zwischen den Grund- und den Mittelgliedern,
- sowie den Endgelenken (distale Interphalangealgelenke/DIP II–V) zwischen den Mittel- und den Endgliedern.

Mit ihren jeweiligen Mittelhandknochen bildet jeder Finger einen Fingerstrahl, der die Verbindung zur Handwurzel bildet.

Für eine gute Greiffunktion der Hand sind folgende dynamische Bewegungsabfolgen wichtig:

- Die große Faust:
  Grund-, Mittel- und Endgelenke sind gebeugt, die Fingerspitzen berühren die Beugefurche der Hohlhand (Abb. 1.4a).
- Die kleine Faust:
  Grundgelenke sind gestreckt, Mittel- und Endgelenke gebeugt, es ist kein Hohlraum zwischen den Fingergliedern zu erkennen (Abb. 1.4b).
- Der Lumbrikalisgriff:
  Grundgelenke sind gebeugt, Mittel- und Endgelenke gestreckt (Abb. 1.4c).
- Die Opposition:
  Der Daumen steht den Fingern II–V gegenüber. Sie wird nach dem Kapandji-Index erfasst (Abb. 1.4d und 1.6a–c).

Abb. 1.3 Altersangaben,
Bildung der Knochenkerne
in den knorpeligen
Knochenenden (Strassmair
et al. 2009)

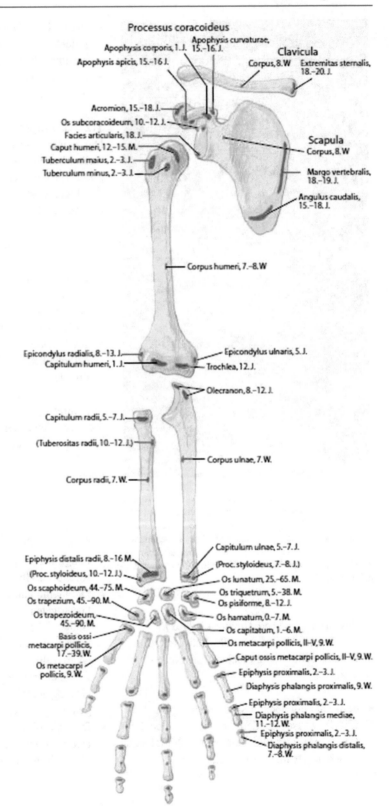

Processus coracoideus

Apophysis corporis, 1. J.   Apophysis curvaturae,
15.–16. J.
Apophysis apicis, 15.–16 J.
Clavicula
Corpus, 8. W   Extremitas sternalis,
18.–20. J.

Acromion, 15.–18. J.
Os subcoracoideum, 10.–12. J.
Facies articularis, 18. J.
Caput humeri, 12.–15. M.
Tuberculum maius, 2.–3. J.
Tuberculum minus, 2.–3. J.

Scapula
Corpus, 8. W

Margo vertebralis,
18.–19. J.

Angulus caudalis,
15.–18. J.

Corpus humeri, 7.–8. W

Epicondylus radialis, 8.–13. J.   Epicondylus ulnaris, 5. J.
Capitulum humeri, 1. J.   Trochlea, 12. J.

Olecranon, 8.–12. J.

Capitulum radii, 5.–7. J.

(Tuberositas radii, 10.–12. J.)

Corpus ulnae, 7. W.

Corpus radii, 7. W.

Capitulum ulnae, 5.–7. J.
Epiphysis distalis radii, 8.–16 M.
(Proc. styloideus, 7.–8. J.)
(Proc. styloideus, 10.–12. J.)
Os lunatum, 25.–65. M.
Os scaphoideum, 44.–75. M.
Os triquetrum, 5.–38. M.
Os trapezium, 45.–90. M.
Os pisiforme, 8.–12. J.
Os trapezoideum,
45.–90. M.
Os hamatum, 0.–7. M.
Basis ossi
metacarpi pollicis,
17.–39. W.
Os capitatum, 1.–6. M.
Os metacarpi pollicis, II–V, 9. W.
Caput ossis metacarpi pollicis, II–V, 9. W.
Os metacarpi
pollicis, 9. W.
Epiphysis proximalis, 2.–3. J.
Diaphysis phalangis proximalis, 9. W.

Epiphysis proximalis, 2.–3. J.
Diaphysis phalangis mediae,
11.–12. W.
Epiphysis proximalis, 2.–3. J.
Diaphysis phalangis distalis,
7.–8. W.

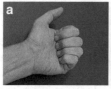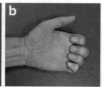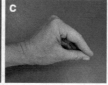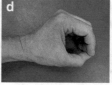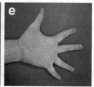

Abb. 1.4 a Große Faust, **b** Kleine Faust, **c** Lumbrikalisgriff, **d** Opposition, **e** Maximale Handspanne. (© Kinderkrankenhaus Wilhelmstift, mit freundlicher Genehmigung)

- Maximale Handspanne:
  Werden die Finger abgespreizt, flacht sich die Hand ab und erhält die größte Distanz zwischen Kleinfinger- und Daumenspitze, die sogenannte Handspanne (Abb. 1.4e).

Bewegungsrichtungen der Fingergelenke
Das Daumensattelgelenk ist besonders, da es zwei Freiheitsgrade aufweist, die

- Ab- und Adduktion
- Palmarduktion und Retropulsion (= maximale Dorsalextension)
  sowie als Kombinationsbewegung
- die Opposition.

Die Grundgelenke der Daumen sowie der Finger II–V sind eiförmige Gelenke, welche die Bewegungen:

- Extension und Flexion
- Ab- und Adduktion
  durchführen können.

Die Endgelenke der Daumen sowie der Mittel- und Endgelenke der Finger II–V sind Scharniergelenke, welche die Bewegungen:

- Extension und Flexion
  durchführen können.

Bewegungsgrade der Fingergelenke
(Dies sind Durchschnittswerte – es gibt große Normvarianten)
Grundgelenke der Finger II–V:

- Flexion 90°
- Extension 40°

- Abduktion 15°
- Adduktion 15°

Grundgelenk des Daumens:

- Flexion 80°
- Extension 0°
- geringe Ab- und Adduktion

Mittelgelenke der Finger II–V:

- Flexion 130°
- Extension 0°

Endgelenke der Finger I–V:

- Flexion 90°
- Extension 30° (Zumhasch et al. 2012).

Sattelgelenk:
   Bei der Adduktion liegt der Daumen am 2. Mittelhandknochen an. Das ist die 0° Position. Die Daumenabspreizung ist unterteilt in eine Palmarduktion (bis 45°) (Abb. 1.5a) und eine Radialduktion (bis 60°) (Abb. 1.5b) (Zumhasch et al. 2012). Die Retroversion (auch Retropulsion genannt) beschreibt die maximale aktive Streckung

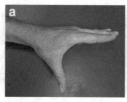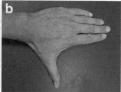

Abb. 1.5 a Palmarduktion, **b** Radialduktion. (© Kinderkrankenhaus Wilhelmstift, mit freundlicher Genehmigung)

des Daumenstrahls in die Abspreizung und Streckung über die Handebene hinaus.

Schnelle Bewegungskontrollen

Eine schnelle Methode, die Beweglichkeit der Finger II–V zu überprüfen, ist für die Beugung:

- die Durchführung der kleinen und großen Faust

und für die Streckung:

- die Öffnung der Hand. Die Hand liegt mit dem Handrücken auf dem Tisch und die Fingernägel berühren die Unterlage.

Kann ein Finger die kleine bzw. große Faust nicht vollständig durchführen, werden die Bewegungsmaße des Grund-, Mittel- und Endgelenkes gemessen sowie der Fingerkuppen-Hohlhand-Abstand (FKHA). Es wird der Abstand zwischen Fingerbeere und Hohlhandfurche in cm gemessen. Ist eine vollständige Streckung nicht möglich, erfolgt neben den Bewegungsmaßen auch das Erfassen des Fingernagel-Tisch-Abstandes (FNTA), dabei liegt die Hand mit dem Handrücken auf dem Tisch. Es wird der Abstand zwischen Fingernagel und Tisch in cm gemessen. Um die Gesamtbeweglichkeit (die Opposition) des Daumenstrahls zu erfassen, ist der Kapandji-Index eine einfache und zuverlässige Methode. Die Daumenspitze berührt dabei die folgenden Fingerbereiche (Abb. 1.6a–c). Wird die 6, die Spitze des Kleinfingers, erreicht, befindet sich der Daumen in der maximalen Palmarduktion (Abb. 1.6b).

Bei Berührung der 10 (distale Hohlhandfalte) sind neben dem Sattelgelenk auch das Grund- und das Endgelenk gebeugt (Abb. 1.6c). Alle Gelenke des Daumenstrahls sind frei und sehr gut beweglich.

Der Test ist nur aussagekräftig, wenn der Daumen einen Bogen bildet, also eine Distanz zwischen Daumen und Handinnenfläche besteht. Wird der Daumen nur in die Hohlhand gelegt, kann zwar die 10 erreicht werden, der Test ist aber wertlos (Kapandji 2016). Dies ist bei der Thumb-in-Palm-Deformität zu beobachten. Der Daumen liegt in der Hohlhand, kann aber aktiv nicht oder nur unzureichend in die Abduktion und Extension gebracht werden (Abb. 1.7) (Kap. 5).

Die Retroversion des Daumens wird ermittelt, indem dieser in der Ebene nach radial abgespreizt und nach dorsal angehoben wird. Nach einer Pollizisation (= in die Daumenposition

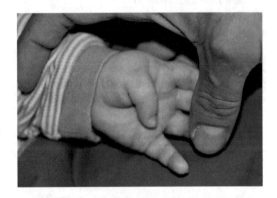

Abb. 1.7 10 Wochen alter Junge mit einer Thumb-in-palm-Deformität. (© Kinderkrankenhaus Wilhelmstift, mit freundlicher Genehmigung)

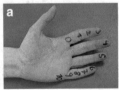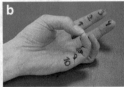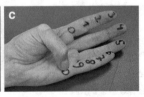

Abb. 1.6 a Messpunkte des Kapandji-Index, Definitionsgemäß wird mit der 0 begonnen, **b** maximale Palmarduktion des Daumens **c** maximale Beugestellung des Daumens. (© Kinderkrankenhaus Wilhelmstift, mit freundlicher Genehmigung)

umgesetzter Zeigefinger) (Kap. 3) ist die Retroversion nicht durchführbar. Ist der Daumen schwer hypoplastisch oder nicht vorhanden, ist die Oppositionsbewegung in keiner Weise durchführbar. In einigen Fällen ist auch die Flexion und Extension der Finger 2–5 nur ungenügend. Der Klemmgriff, auch Seitgriff oder Interdigitalgriff genannt, wird in diesem Fall zur dominanten Greifform. Die Kinder bewegen die Finger in Ab- und Adduktion, um Gegenstände zu halten und zu führen (Abb. 1.8) (Kap. 2, 3 & 5).

1.2.2.3 Kapselbandapparat

Um sowohl filigrane Tätigkeiten durchführen als auch kraftvoll zupacken zu können, bedarf es eines ausgeklügelten Bewegungsapparates bestehend aus Knochen, Muskeln, unzähligen Bändern und Sehnen. Der **Kapselbandapparat** übernimmt dabei die Stabilisierung der Gelenke. Gleichzeitig zentriert er die Strecker und Beuger beim Bewegen. Die tiefen und oberflächlichen Kollateralbänder halten zusammen mit der palmaren und dorsalen Bindegewebsplatte den Ge-

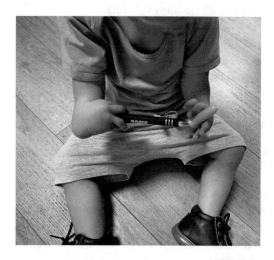

Abb. 1.8 18 Monate alter Junge mit beidseitigem radialem longitudinalem Reduktionsdefekt (RLD), Daumenaplasie rechts, Daumenhypoplasie links und Fingerbeugekontrakturen beidseits. Aufgrund der fehlenden bzw. hypoplastischen Daumen und der ungenügenden Flexion und Extension der Finger, ist der Interdigitalgriff zur dominanten Greifform geworden. (© Kinderkrankenhaus Wilhelmstift, mit freundlicher Genehmigung)

lenkflächenkontakt aufrecht. Dies gewährleistet eine hohe Stabilität der Gelenke während der Bewegung (Abb. 1.9) (Kapandji 2016). Bei Kindern mit arthrogryposeartigen Erkrankungen kann eine Überbeweglichkeit der Grund- und Mittelgelenke in die Überstreckung vorhanden sein (Kap. 5). Dies ist vor allem bedingt durch eine Instabilität der palmaren Platte. Ein Erkennungsmerkmal der hypermobilen Gelenke ist die dorsalseitige eingezogene Haut über den Mittelgelenken (Abb. 1.10). Dysfunktionen der bandhaften Strukturen werden unter anderem auch bei der Daumenhypoplasie deutlich (Kap. 3).

1.2.2.4 Beugesehnenapparat

Der Beugesehnenapparat besteht aus den Beugesehnen mit ihren Sehnenscheiden, den Ring- und Kreuzbändern. Die Ring- und Kreuzbänder haben die Aufgabe, die Beugesehnenscheide am Fingerskelett zu zentrieren und zu führen, so sichern sie das Gleiten der Sehnen in der Sehnenscheide dicht am Knochen. Die Ring- und Kreuzbänder ziehen sich während der Beugung ziehharmonikaartig zusammen und gleiten während der Streckung auseinander (Abb. 1.11).

1.2.2.5 Streckapparat

Der Streckapparat besteht aus den Strecksehnen, die vom Handrücken in die Dorsalaponeurose ziehen. Die Dorsalaponeurose ist eine dreieckig aufgebaute Bindegewebsplatte, die sich auf der dorsalen Seite des Fingers befindet. Die Interossei, die Lumbricales sowie die Sehnenfasern des M. extensor digitorum, des M. extensor indicis und des M extensor digiti minimi setzen an ihr an. Miteinander bilden sie diese Struktur und üben in diesem komplexen Verbund präzise Streckungen der Mittel- und Endgelenke sowie einer Beugung der Grundgelenke aus (Abb. 1.11, 1.14, 1.15) (Schmidt und Lanz 2003). Falsch inserierte Lumbricales und/oder eine geschwächte Dorsalapneurose können Ursachen einer Kamptodaktylie sein (Kap. 4). Die Sehnen des M. extensor digitorum (Abb. 1.11) verlaufen dorsalseitig über die Grundgelenke. Ihre Tendenz, nach ulnar abzu-

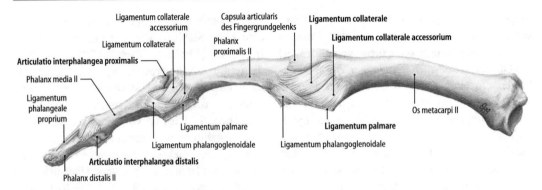

Abb. 1.9 Kapsel-Band-Apparat eines Zeigefingers (Atlas der Anatomie des Menschen, Tillmann 2020)

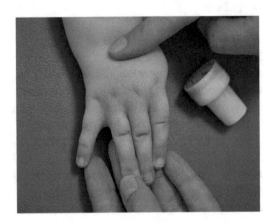

Abb. 1.10 22 Monate altes Mädchen mit Sheldon-Hall-Syndrom (Kap. 5). Die Mittelgelenke der Finger II-IV neigen zur Überstreckung, dabei bilden sich Einziehungen auf der dorsalen Hautseite. (© Kinderkrankenhaus Wilhelmstift, mit freundlicher Genehmigung)

weichen, wird von der **radialseitigen Streckerhaube** begrenzt (Abb. 1.12). Anders verhält es sich bei arthrogryposeartigen Erkrankungen. In einigen Fällen ist eine deutliche Ulnarduktion in den Grundgelenken der Finger II-V zu erkennen (die sogenannte Windmühlenflügeldeformität) (Abb. 1.13) (Kap. 5).

1.2.2.6 Extrinsische Muskulatur
In der Hand sorgen intrinsische und extrinsische Muskeln für ein perfektes Zusammenspiel von Muskeln und Sehnen. Die Hand weist 33 Muskeln auf. Ein Großteil davon liegt im Unterarm, die sogenannte extrinsische Muskulatur, deren Sehnen in die Hand ziehen (Tab. 1.4).

▶ Die extrinsischen Muskeln haben ihren Ursprung außerhalb der Hand, überqueren, bewegen und stabilisieren das Handgelenk und setzen in der Hand an.

1.2.2.7 Pro- und Supinatoren
Für die Bewegungsausführung der Pro- und Supination im distalen sowie proximalen Radioulnargelenk sind hauptsächlich folgende Muskeln von Bedeutung (Tab. 1.5):

1.2.2.8 Intrinsische Muskulatur
Die intrinsische Muskulatur wird gebildet aus dem Thenar auf der Daumenseite und dem Hypothenar auf der Kleinfingerseite. Weitere kleine Muskeln liegen zwischen den Mittelhandknochen (Tab. 1.6).

▶ Die intrinsischen Muskeln haben ihren Ursprung und Ansatz in der Hand.

Die vielfältigen Bewegungen und das harmonische Zusammenspiel zwischen den intrinsischen und extrinsischen Muskeln werden als Synergie bezeichnet.

1.2.2.9 Synergistischer Effekt
Der **synergistische Effekt** ist am Beispiel des kraftvollen Faustschlusses gut zu erkennen. Wird das Handgelenk gestreckt, werden die Fin-

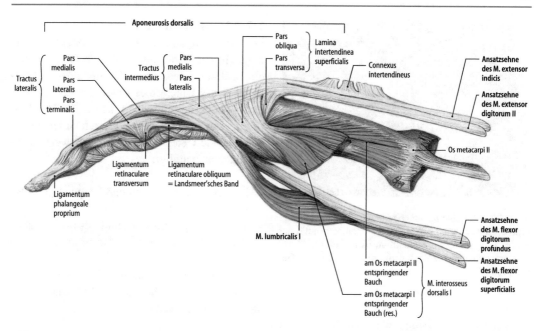

Abb. 1.11 Die Dorsalaponeurose, Muskeln und Sehnen des rechten Zeigefingers, Ansicht von radial (Atlas der Anatomie des Menschen, Tillmann 2020)

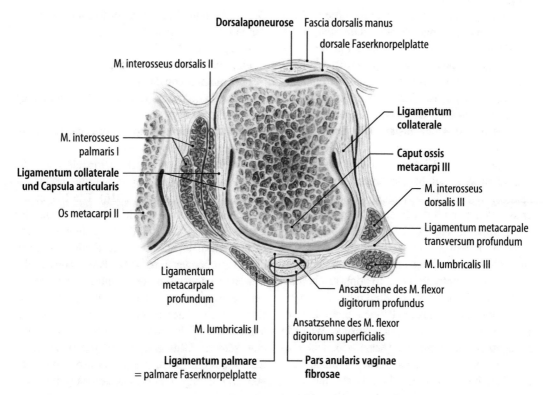

Abb. 1.12 Querschnitt durch das Grundgelenk des Mittelfingers. Sicht auf die distale Schnittfläche. (Atlas der Anatomie des Menschen, Tillmann 2020)

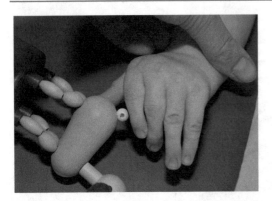

Abb. 1.13 Einjähriger Junge mit einer distalen Arthrogrypose, es besteht eine Windmühlenflügeldeformität der Finger II–V sowie einer Thumb-in-palm-Deformität. (© Kinderkrankenhaus Wilhelmstift, mit freundlicher Genehmigung)

ger automatisch gebeugt. Wird das Handgelenk gebeugt, strecken sich die Finger automatisch. Die Finger können in Handgelenksbeugung gebeugt werden, der Faustschluss ist aber kraftlos. Die Handgelenksstrecker wirken synergistisch mit den langen Fingerbeugern. Die Beuger im Handgelenk wirken synergistisch mit den langen Fingerstreckern (Kapandji 2016). Um Bewegungen ausüben zu können, muss ein harmonisches Zusammenspiel zwischen gegensätzlich wirkenden Muskeln stattfinden, den sogenannten Agonisten und Antagonisten. Die Bewegungen des Bizeps und Triceps verdeutlichen dies. Wenn der Agonist, der Biceps, sich kontrahiert, um den Ellenbogen zu beugen, muss der Antagonist, der Triceps, die Bewegung zulassen, indem er sich dehnt. Wird der Ellenbogen gestreckt, ist der Triceps der Agonist und der Biceps der Antagonist, indem er die Streckung zulässt und sich dehnt. Ist die Muskulatur der Hand und des Unterarms hypotroph oder hypoplastisch, entsteht eine Dysbalance der Zugkräfte. Die Agonisten und Antagonisten können nicht harmonisch arbeiten und die synergistische Wirkung ist deutlich eingeschränkt (Kap. 2–5). Die Finger und das Handgelenk verlieren einen großen Teil ihrer Funktion, ihrer Kraft und ihres Geschicks. Unbehandelt können sich aufgrund der Dysbalancen Kontrakturen entwickeln bzw. verstärken. Die Hebelkraft verändert sich. Die Funktion wird weiter einschränkt.

1.2.2.10 Handgelenk

Der Bewegungsspielraum des **Handgelenks** ermöglicht der Hand, eine optimale Greifstellung einzunehmen. Zusammen mit der Pro- und Supination des Unterarmes sowie der Ellenbogen- und Schulterbeweglichkeit kann die Hand in jedem erdenklichen Winkel greifen und halten.

Folgende Gelenke sind an der Bewegung im Handgelenk beteiligt:

- Zwischen Radius/Ulna und Carpus (Articulatio Radiocarpalis)
- Zwischen proximaler und distaler Handwurzelreihe (Articulatio Mediocarpalis)

Die Handwurzel (= Karpus), die aus acht kleinen Knochen besteht, ist ein Ellipsoidgelenk, das die Freiheitsgrade:

- Extension/Flexion und
- Radial- / Ulnarduktion zulässt.

Die Zirkumduktion ist eine Kombination aus den vier Bewegungen.

Das gesunde Handgelenk weist.

eine Extension von ca. 85°,

eine Flexion von ca. 85°,

eine Ulnarduktion von ca. 45° (Abwinklung kleinfingerwärts)

und eine Radialduktion von ca. 15° (Abwinklung daumenwärts) auf.

Sowohl die passive Extension als auch die passive Flexion sind bei Pronation größer als bei Supination (Kapandji 2016). Die Finger besitzen einen optimalen Wirkungsgrad, wenn das Handgelenk in ca. 30–40° Extension und 15° Ulnarduktion steht. In dieser Stellung können die Fingerbeuger ihre volle Kraft entwickeln. Der Bewegungsradius der Hand ist umso geringer, je weniger das Handgelenk aufgrund von Kontrakturen oder unterentwickelter bzw. fehlender Muskulatur bewegt werden kann. Allein eine stärkere Ulnarduktion verringert die Kraft der Finger erheblich, was bei arthrogryposeartigen Erkrankungen zu beobachten ist (Abb. 1.16) (Kap. 5).

Eine gute Stabilität im Handgelenk ist die Grundvoraussetzung für eine differenzierte

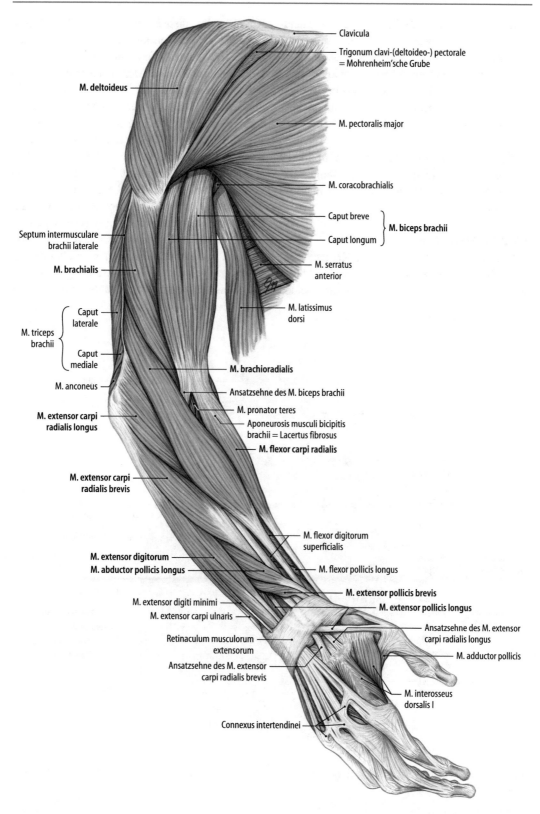

Abb. 1.14 Muskeln rechter Arm, leichte Beugung im Ellenbogen, Andeutung einer Pronation (Atlas der Anatomie des Menschen, Tillmann 2020)

Fingerbeweglichkeit. Befindet sich das Handgelenk in einer Fehlstellung, erfolgen Ausweichbewegungen aus der Schulter und dem Ellenbogen. Diese Bewegungsabläufe sind in ihrer
Koordination sowie Zielgenauigkeit weniger
differenziert. Die Kinder klagen oftmals über
Schmerzen beim ausdauernden Schreiben.

▶ Für viele Greiffunktionen ist die optimale,
   kraftvolle Handgelenksstellung eine Extension von ca. 30–40° und einer Ulnarduktion von ca.15°

1.2.2.11 Unterarm

Der **Unterarm** besteht aus zwei Knochen, der
Elle (Ulna) und der Speiche (Radius). Die Unter-
armdrehung erfolgt zwischen diesen beiden

Knochen im distalen und proximalen Radioulnargelenk und ermöglicht der Hand einen
hohen Bewegungsspielraum mit einer großen
Greifgenauigkeit. Die Membrana interossea an-
tebrachii ermöglicht die Verschiebung der Elle
und Speiche während der Bewegungen und si-
chert gleichzeitig die mechanische Koppelung.
Da die Umwendbewegung in den meisten Fällen
zusammen mit der Schulter erfolgt, muss zur Be-
stimmung der vollständigen Pro- und Supination
der Unterarm am Körper anliegen und das Ellenbogengelenk um 90° gebeugt werden. Bei der
Supinationsstellung zeigt die Handinnenfläche
nach kranial (oben) und der Daumen nach lateral
(außen). Radius und Ulna stehen parallel nebeneinander. Bei der Pronationsstellung zeigt die
Handinnenfläche nach kaudal (unten) und der

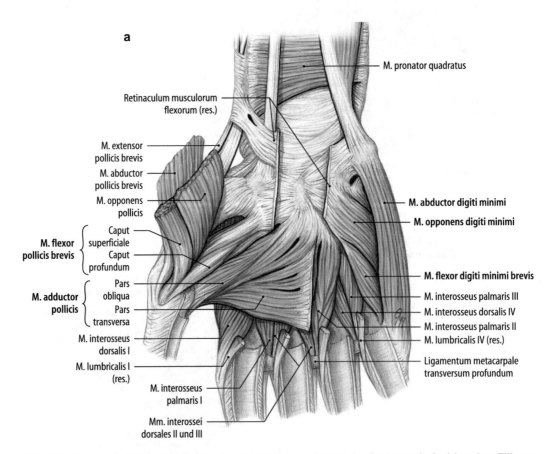

Abb. 1.15 Intrinsische Muskeln der rechten Hand, Ansicht von palmar (Atlas der Anatomie des Menschen, Tillmann 2020)

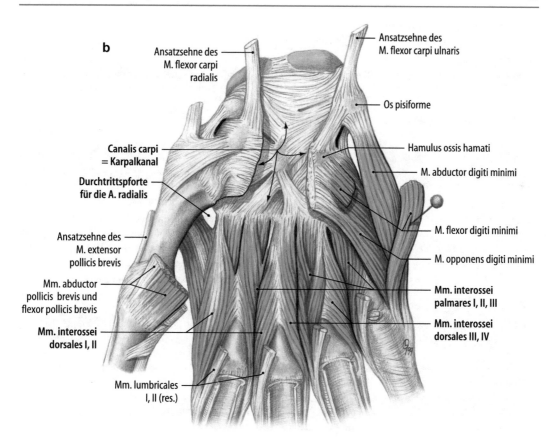

b

Ansatzsehne des M. flexor carpi radialis

Ansatzsehne des M. flexor carpi ulnaris

Os pisiforme

Canalis carpi = Karpalkanal

Durchtrittspforte für die A. radialis

Hamulus ossis hamati

M. abductor digiti minimi

Ansatzsehne des M. extensor pollicis brevis

M. flexor digiti minimi

M. opponens digiti minimi

Mm. abductor pollicis brevis und flexor pollicis brevis

Mm. interossei palmares I, II, III

Mm. interossei dorsales I, II

Mm. interossei dorsales III, IV

Mm. lumbricales I, II (res.)

Abb. 1.15   (Fortsetzung)

Daumen nach medial (innen). Der Radius kreuzt über die Ulna. In der Neutral-Null-Stellung weist der Daumen nach kranial. Von dieser Position aus werden die Bewegungsgrade gemessen. Bei einem gesunden Menschen beträgt die Pronation ca. 85° und die Supination ca. 90° (Kapandji 2016). Wird das Schultergelenk in die Bewegung eingebunden, kann bei herunterhängendem Arm eine vollständige Drehung um 360° erfolgen.

Die Pro- und Supination ermöglicht der Hand schnelle, präzise und kraftvolle Bewegungen. Können Supination und Pronation aufgrund eines fehlenden Radius nicht ausgeführt werden, erfolgt eine kompensatorische Bewegung aus der Schulter und dem gesamten Oberkörper heraus. Diese Bewegung ist kraftloser, ineffizienter

und langsamer und der Bewegungsradius deutlich eingeschränkt (Abb. 1.17) (Kap. 2).

1.2.2.12 Ellenbogengelenk

Das **Ellenbogengelenk** besteht aus drei Teilgelenken und verbindet den Oberarmknochen (Humerus) mit den Unterarmknochen.

Es setzt sich aus folgenden Gelenken zusammen:

- Zwischen Oberarm und Elle (Articulatio humeroulnaris)
- Zwischen Oberarm und Radius (Articulatio humeroradialis)
- Zwischen Radius und Ulna (Articulatio radioulnaris proximalis)

Tab. 1.4 Extrinsische Muskulatur

Extrinsische Muskulatur	
• Streckmuskulatur:	
M.extensor carpi ulnaris (ECU)	Seine Hauptaufgabe ist die Ulnarduktion sowie die Führung der Umwendbewegung, er ist an der Druckregulation im Carpus beteiligt und der wichtigste Handgelenksstabilisator
M.extensor carpi radialis longus (ECRL)	Ist zuständig für die Dorsalextension sowie die Radialduktion
M. extensor carpi radialis brevis (ECRB)	Ist zuständig für die Dorsalextension im Handgelenk
M.extensor digitorum communis (EDC)	Ist für die Extension der Finger II-V zuständig und an der Dorsalextension und Ulnarduktion des Handgelenkes beteiligt
M. extensor indicis proprius (EIP)	Ist zuständig für die isolierte Extension des Zeigefingers
M extensor digiti minimi (EDM)	Ist für die Extension und Abduktion des Kleinfingers zuständig und an der Ulnarduktion sowie Dorsalextension des Handgelenkes beteiligt
M. abductor pollicis longus (APL)	Stabilisiert das Sattelgelenk und abduziert den Daumen
M. extensor pollicis brevis (EPB)	Ist für die Extension und Abduktion des Daumengrundgelenkes zuständig
M. extensor pollicis longus (EPL)	Ist für die Extension und Abduktion des Daumens zuständig und an der Radialduktion sowie Dorsalextension des Handgelenks beteiligt
• Beugemuskulatur:	
M. flexor carpi ulnaris (FCU)	Ist für die Palmarflexion zuständig und an der Ulnarduktion beteiligt
M. flexor carpi radialis (FCR)	Ist zuständig für die Palmarflexion, Stabilisierung des Carpus und Zentrierung der Handwurzelknochen während der Radialduktion
M. flexor digitorum superficialis (FDS)	Ist für die Flexion der Grund- und Mittelgelenke zuständig und unterstützt die Palmarflexion im Handgelenk
M. flexor digitorum profundus (FDP)	Ist für die Flexion der Finger II-V in den Grund-, Mittel- und Endgelenken zuständig und unterstützt die Palmarflexion im Handgelenk
M. flexor pollicis longus (FPL)	Ist für die Flexion aller Daumengelenke zuständig

Tab. 1.5 Muskulatur für Pro- und Supination

Pro- und Supinatoren	
• Pronatoren	
M. pronator teres	Kräftiger zweiköpfiger Muskel im proximalen Unterarm (Caput humerale/Caput ulnare). Er führt eine Pronation in Unterarm aus und ist gering an der Beugung des Ellenbogen beteiligt
M. pronator quadratus	Verläuft im distalen Unterarm, ist der wichtigste Pronator und stabilisiert das distale Radioulnargelenk
• Supinatoren	
M. biceps brachii	Bei gestrecktem Ellenbogen keine supinatorische Wirkung, die Supination nimmt bei zunehmender Ellenbogenbeugung zu
M. supinator	Wichtigster Muskel zum Ausführen der Supination in jeder funktionellen Stellung des Ellenbogengelenkes

Es hat zwei Bewegungsachsen:

- Flexion und Extension zwischen Humerus und Ulna
- Pro- und Supination im proximalen Radioulnargelenk.

Für das Bewegungsmaß des Ellenbogens werden Extension und Flexion gemessen. Ein gesunder Ellenbogen weist eine maximale Flexion von 140° auf. Kinder, besonders Mädchen, können oft um 20° hyperextendieren. Durch die Flexion des Ellenbogengelenks erreicht die Hand mühelos die Schulter und den Mund. Mithilfe der Pro- und Supination kann eine Gabel zum Mund hin- und wieder weggeführt werden. Mit Einbeziehung der Schulter können die Haare gekämmt oder ein Rucksack aufgesetzt werden. Die Ellenbogenbeweglichkeit begünstigt einen ausdauernden, sauberen Schreibfluss. Sie ist für die Nahrungsaufnahme unverzichtbar.

Tab. 1.6 Intrinsische Muskulatur

Intrinsische Muskulatur	
• Thenarmuskulatur:	
M. adductor pollicis M. opponens pollicis	Der kräftigste Muskel der Hand. Er adduziert den Daumen und unterstützt die Opposition
M. abductor pollicis brevis	Ist für die Opposition zuständig und unterstützt die Adduktion
M. flexor pollicis brevis	Ist für die Abduktion des Daumens zuständig Ist für die Flexion vor allem im Daumengrundgelenk zuständig
• Hypothenarmuskulatur:	
M. abductor digiti minimi	Abduziert den Kleinfinger
M. flexor digiti minimi	Ist für die Flexion des Kleinfingergrundgelenkes zuständig
M. opponens digiti minimi	Ist für die Oppositionsbewegung des Kleinfingers zuständig
• Lumbrikalismuskeln:	
Mm. lumbricales	Sind vier kurze Handmuskeln, die für die Flexion der Fingergrundgelenke II-V zuständig sind und für die Extension in den Mittel- und Endgelenken der Finger II-V, sie haben ihren Ursprung an den Sehnen des M. extensor Profundus
• Interosseusmuskeln:	
Mm. interossei palmares Mm. interossei dorsales	Die drei Muskeln sind zuständig für die, Adduktion der Finger II, IV, V zum Mittelfinger, für die Flexion in den Grundgelenken II, IV, V sowie der Extension in den Mittel- und Endgelenken der Finger II, IV und V, sie strahlen in die Streckapponeurose ein Die vier Muskeln sind zuständig für die Flexion in den Grundgelenken II-IV sowie der Extension in den Mittel- und Endgelenken der Finger II–IV, weiter führen sie die Abduktion vom Mittelfinger aus, sie strahlen in die Streckapponeurose ein

Steife Ellenbogengelenke in Streckstellung verhindern die selbstständige Nahrungsaufnahme, was bei Kindern mit Arthrogrypose mit Streckkontrakturen der Fall ist (Kap. 5).

Eine Nahrungsaufnahme ist bei steifem oder nicht vorhandenem Ellenbogengelenk nur dann möglich, wenn der Arm sehr kurz ist (Abb. 1.18) (TAR-Syndrom/Kap. 2). Daher ist es wichtig, den Fokus der Behandlung und der chirurgischen Eingriffe immer auf die gegebene Greiffunktion abzustimmen, um sinnvolle Ersatzgriffe nicht zu stören.

1.2.2.13 Schultergelenk

Das **Schultergelenk** ist mit seiner kleinen Gelenkpfanne und der muskulären Stabilisierung das beweglichste aller Gelenke des menschlichen Körpers.

Folgende Gelenke sind an der Bewegung des Schultergelenkes beteiligt:

- das Articulatio glenohumeralis – zwischen der Cavitas glenoidalis und dem Caput humeri,
- das Articulatio acromioclavicularis – zwischen dem Acromion und der Clavicula

- das Articulatio sternoclavicularis – zwischen der Clavicula und dem Sternum

Die große Beweglichkeit der Schulter bedarf der Sicherung durch Bänder und eines umfassenden Muskelapparats.

Sie besitzt drei Freiheitsgrade, die um drei Hauptachsen ausgeführt werden:

- die Anteversion (ab 90° Elevation bis 180°) und Retroversion in der Sagittalebene,
- die Abduktion (ab 90° in Kombination mit Scapulabewegung bis 150°) und Adduktion in der Frontalebene,
- die Außen- sowie Innenrotation in der Horizontalebene.

Ist die Schulterbeweglichkeit eingeschränkt, kann sich die Feinmotorik der Hand nicht adäquat entwickeln, da Kinder bis zum 2. Lebensjahr verstärkt die Schulter für grafomotorische Übungen oder feinmotorische Handlungen nutzen.

Einschränkungen der Schultergelenke kommen unter anderem bei Arthrogryposis multiplex congenita (Abb. 1.19) und dem radialen longitudinalen Reduktionsdefekt vor (Kap. 2, 5).

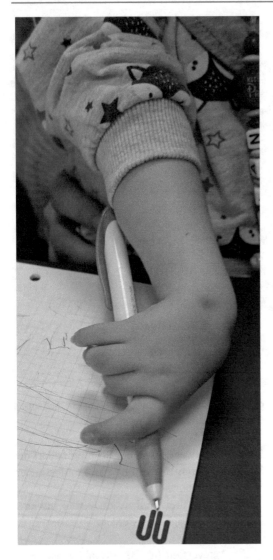

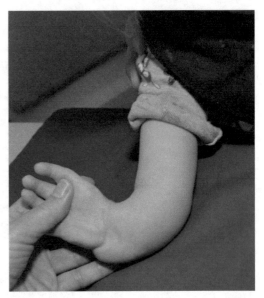

Abb. 1.17 2 Jahre alter Junge mit radialem longitudinalem Reduktionsdefekt (= radiale Klumphand). Um die Handfläche ansatzweise Richtung kranial zeigen zu lassen, muss der Arm aus der Schulter und dem Körper gedreht werden. (© Kinderkrankenhaus Wilhelmstift, mit freundlicher Genehmigung)

Abb. 1.16 18 Monate alter Junge mit Arthrogryposis multiplex congenita (AMC). Es besteht eine deutliche Fehlstellung des Handgelenkes in die Flexion und Ulnarduktion, die Grafomotorik ist deutlich erschwert. (© Kinderkrankenhaus Wilhelmstift, mit freundlicher Genehmigung)

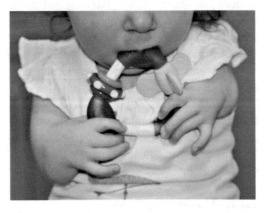

Abb. 1.18 16 Monate altes Mädchen mit TAR-Syndrom. Stark verkürzte Arme, kein ausgebildetes Ellenbogengelenk. Das Kind kann durch die Kürze der Arme und Beugung der Handgelenke den Mund erreichen. Eine Begradigung der Handgelenke würde diese wichtige Funktion nehmen. (© Kinderkrankenhaus Wilhelmstift, mit freundlicher Genehmigung)

1.2.2.14 Nervenstämme der oberen Extremitäten

Um Muskeln bewegen, Berührungen wahrnehmen und Tätigkeiten durchführen zu können, müssen sowohl die Innervation der Muskeln als auch die sensible Nervenversorgung des Gewebes und der Haut intakt sein.

Die sensible und motorische Innervation der Hand erfolgt über die Hauptnervenstämme, den Nervus ulnaris, den Nervus medianus und den Nervus radialis. Sie entspringen dem Plexus brachialis, der aus den Spinalnerven C5–Th1 gebildet wird (Tab. 1.7) (Zumhasch et al. 2012).

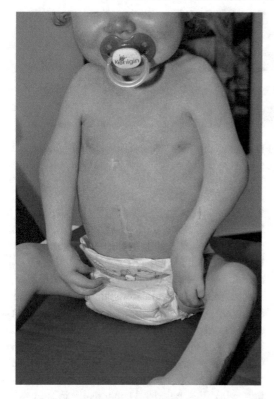

Abb. 1.19 17 Monate altes Mädchen mit einer schweren Form der Arthrogrypose multiplex congenita ohne aktive Schulterbeweglichkeit und mit Ellenbogensteife beider Arme. (© Kinderkrankenhaus Wilhelmstift, mit freundlicher Genehmigung)

Tab. 1.7 Nerven der oberen Extremitäten

Nervus medianus	C8-Th1 (Th2)	Mittelarmnerv
Nervus ulnaris	C8-Th1 (Th2)	Ellennerv
Nervus radialis	C5-Th1	Speichennerv
Nervus axillaris	C5-Th1	Achselnerv
Nervus musculocutaneus	C5-C7	Muskel-Haut-Nerv

Weitere **Nervenstämme der oberen Extremitäten** sind der Nervus axillaris und der Nervus musculocutaneus.

> Die Innervation beschreibt die nervale Versorgung von Körpergeweben und Organen (Pschyrembel 257).

Für eine Entwicklung der Greifformen, der Grafomotorik und der Ausprägung der Sinnes-

systeme ist eine intakte nervale Versorgung unverzichtbar.

1.2.3 Greifformen

Die Greifformen werden in der Literatur unterschiedlich beschrieben, wir verwenden die Einteilung nach Waters und Bae (Waters und Bae 2012).

Übergeordnet werden die Greifformen in zwei Arten unterteilt:

- **Präzisionsgriff:** Ein Gegenstand wird zwischen den Fingerbeeren manipuliert.
- **Kraft- oder Grobgriff:** Ein Gegenstand wird von den Langfingern gegen den Daumen- sowie Daumenballen gepresst.

Präzisions- oder Kraftgriffe können erst ab dem fünften Lebensjahr differenziert durchgeführt werden. Eine gute Stabilität im Rumpf und Arm ist wichtig für eine gute Mobilität in der Hand. Daher muss während der Behandlung beides gleichermaßen im Fokus stehen.

1.2.3.1 Präzisionsgriffe

Spitzgriff, weitere Begriffe sind Feingriff oder Pinzettengriff. Dieser Präzisionsgriff setzt eine gute Sensibilität und Feinkoordination voraus. Er ist für das Halten sehr kleiner und feiner Gegenstände wichtig, wie z. B. eines Fadens, einer Salzstange oder eines Fussels. Die Daumenbeere steht der Zeigefingerbeere gegenüber (Abb. 1.20a).

Der **Pfenniggriff** ist eine Sonderform des Spitzgriffes (Neumann 1963) (Abb. 1.20b). Er dient zum Aufnehmen von kleinen Gegenständen. Gegenstände wie eine Münze können von einem glatten Untergrund mithilfe des Fingernagels aufgehoben werden.

Der **Schlüsselgriff** wird auch lateraler Spitzgriff oder Klemmgriff genannt. Er ist sehr kraftvoll und stabil und wird dazu genutzt, einen Schlüssel im Schloss umzudrehen oder einen Reißverschluss zu öffnen. Der Gegenstand wird durch die Daumenbeere gegen die radiale Seite des Grund- oder Mittelgliedes gepresst (Abb. 1.20c).

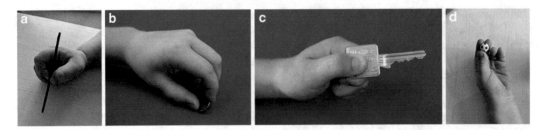

Abb. 1.20 a Spitzgriff, **b** Pfenniggriff, **c** Schlüsselgriff, **d** Dreipunktgriff. (© Kinderkrankenhaus Wilhelmstift, mit freundlicher Genehmigung)

Der **Dreipunktgriff** ist der am häufigsten verwendete Präzisionsgriff. Diese Greifform wird auch genutzt, um Flaschen aufzudrehen oder kleine Gegenstände aufzusammeln (Abb. 1.20d). Werden Ring- und Kleinfinger mit einbezogen, ist diese Greifform äußerst kräftig und stabil.

1.2.3.2 Kraft- oder Grobgriffe

Grobgriff: Alle Finger sind am Greifen beteiligt. Sie führen eine Beugung in allen drei Gelenken durch. Der gebeugte Daumen bildet ein Gegenlager bzw. legt sich über die gebeugten Finger. Es sind alle extrinsischen sowie fast alle intrinsischen Muskeln beteiligt. Dieser Griff kommt beim Halten eines Glases oder Betätigen einer Türklinke zur Anwendung (Abb. 1.21a).

Hakengriff: Die Mittel- und Endgelenke aller Finger sind gebeugt (Abb. 1.21b). Dieser Griff wird zum Beispiel beim Tragen einer Tasche genutzt.

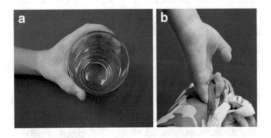

Abb. 1.21 a Kraft- oder Grobgriff, **b** Hakengriff. (© Kinderkrankenhaus Wilhelmstift, mit freundlicher Genehmigung)

1.2.3.3 Dynamische Griffe

Die dynamischen Griffe sind Kombinationsgriffe aus Halten und Bewegen während einer Handlung. Die Hand passt sich während der Manipulation dynamisch an, wie beim Schneiden, Spielen eines Saiteninstrumentes, Binden einer Schleife, Zuknöpfen eines Mantels. Bei fast allen Greifformen und den meisten Kraftgriffen ist der Daumen beteiligt. Die verschiedenen Greifformen sind für Kinder mit Fehlbildungen nicht oder nur teilweise ausführbar. Deutlich wird dies bei der Daumenaplasie und der Daumenhypoplasie (Kap. 3). Bei der Klumphand wird das Greifen zusätzlich durch eine mangelnde Beweglichkeit im Handgelenk sowie eine eingeschränkte oder fehlende Pro- und Supination erschwert (Kap. 2).

> Kinder fallen durch Vermeiden von feinmotorischen Tätigkeiten sowie schneller Frustration beim Ausüben dieser Tätigkeiten auf. Bei Einschränkungen durch unterentwickelte oder fehlende Finger sind Präzisionsgriffe oder Kraftgriffe nicht adäquat möglich. Die Umsetzung von Zug- und Stoßbewegungen ist ruckartig, unkoordiniert und wenig dynamisch.

1.2.3.4 Seitgriff

Der Seitgriff wird auch als Interdigitalgriff oder Klemmgriff bezeichnet. Diese Greifform wird vor allem von Menschen nach Amputation des Daumens oder angeborener hochgradiger Daumenhypoplasie genutzt (Kap. 2, 3). Gegen-

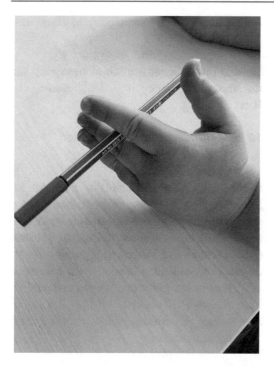

Abb. 1.22 Interdigitalgriff, Seitgriff (© Kinderkrankenhaus Wilhelmstift, mit freundlicher Genehmigung)

stände werden seitlich zwischen Zeige- und Mittelfinger gefasst (Abb. 1.22).

1.2.3.5 In-Handmanipulation
Komplexe dynamische Bewegungsabläufe sind zum Beispiel eine Voraussetzung für das physiologische Schreiben und können am Prinzip der Innenhandmanipulation differenzierter betrachtet werden.

Es werden fünf Bewegungsmuster der In-Handmanipulation unterschieden:

1. die Translation (= Verschiebung) von den Fingerspitzen zur Handfläche, mit oder ohne Stabilisierung,
2. die Translation von der Handfläche zu den Fingerspitzen,
3. die einfache Rotation,
4. die komplexe Rotation,
5. die Shiftbewegung.
(Baumgarten und Strebel 2016).

Beispiele:

1. Die Translation von den Fingerspitzen zur Handfläche:
Ein kleiner Stein wird von der Fingerbeere in die Handfläche befördert. Die beteiligten Finger bewegen sich hierzu von der Extension in die Flexion.
2. Mit und ohne Stabilisierung:
Es wird eine Opposition mit dem Daumen und dem Zeigefinger durchgeführt, während die restlichen Finger den kleinen Stein in der Handfläche stabilisieren und halten.
3. Die Translation von der Handfläche zu den Fingerspitzen:
Im Gegensatz zur erstgenannten Bewegung, wird hier vom Daumen der Stein aus der Handfläche zu der Fingerbeere transportiert. Eine isolierte Daumenbewegung ist dabei Voraussetzung.
4. Einfache Rotation:
Beschreibt die Drehung des kleinen Steines mit den Fingerspitzen um 90°. Wie bei der Betätigung eines Kreisels oder dem Öffnen eines Drehverschlusses.
5. Die komplexe Rotation:
Eine Steigerung zur vorherigen Bewegung, wobei der kleine Stein um 180°–360° gedreht wird. Die Finger bewegen sich dabei nicht als Einheit, sondern isoliert, wie beim Drehen eines Stiftes zwischen den Fingern.
6. Die Shiftbewegung:
Lineares Verschieben eines kleinen Gegenstandes zwischen MP- und IP-Gelenken der Finger 2–5 bei opponiertem und adduzierten Daumen. Zum Beispiel den Stift mit einer Hand aufnehmen und in die Schreibposition verschieben oder Geld auffächern.
(Baumgarten und Strebel 2016)

1.2.3.6 Grafomotorik
Für die Grafomotorik ist das funktionelle Zusammenspiel zwischen der Rumpfmuskulatur, den Gelenken und den Muskeln der oberen Extremität wichtig. Kombinierte und dosierte dynamische Stoß- und Zugbewegungen ermöglichen die Schreibbewegung durch Kokontraktion aller einwirkenden Muskeln.

Das McMaster Handwriting Protokoll unterscheidet folgende Greifarten bezogen auf das Lebensalter (Pollock et al. 2008):

- radial-palmarer Griff (Abb. 1.23a)
- palmarer Supinationsgriff (Abb. 1.23b)
- Stifthaltung mit einwärts gedrehten Fingern
- Quastgriff
- Stifthaltung mit gestreckten Fingern
- Daumengriff (Abb. 1.23c)
- statischer Dreipunktgriff
- Vierfingergriff
- lateraler Dreipunktgriff
- dynamischer Dreipunktgriff (Abb. 1.23d)

In der Grafomotorik wird die Hand in zwei Hälften geteilt:

- Die radiale Seite, dazu gehören Daumen, Zeige- und Mittelfinger.

Sie sind für die Präzision der Schreibbewegung wichtig.

- Die ulnare Seite, dazu gehören Ring- und Kleinfinger.

Sie sind für die Kraft der Schreibbewegung und für eine gute Führung bzw. Stabilisierung der Hand zuständig.

1.2.3.6.1 Kindliche Entwicklung der Grafomotorik

1,5 bis 2. Lebensjahr
Die Kleinkinder entwickeln ein Interesse am Stift. Dieser wird zunächst im **radial-palmaren Griff,** im **palmaren Supinationsgriff** oder **mit einwärts gedrehten Fingern** gehalten (Abb. 1.23a,b). Die Malbewegungen werden undifferenziert und mit innenrotierten, pronierten Bewegungen des gesamten Armes durchgeführt. Es entstehen Kritzelbilder, die über das Papier hinausgehen. Es werden mit dem Stift Punkte und Löcher produziert.

2. Lebensjahr
In dieser Lebensphase beginnt das Kleinkind die Stiftgriffe zu variieren in den **Quastgriff,** den **Daumengriff** (Abb. 1.24), den **statischen Drei-**

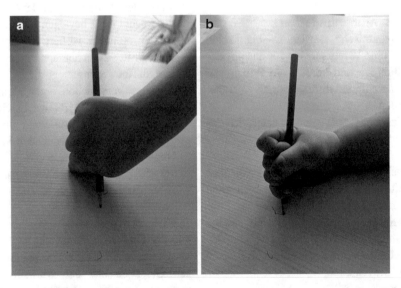

Abb. 1.23 **a** Radial-palmarer Griff, **b** palmarer Supinationsgriff. (© Kinderkrankenhaus Wilhelmstift, mit freundlicher Genehmigung)

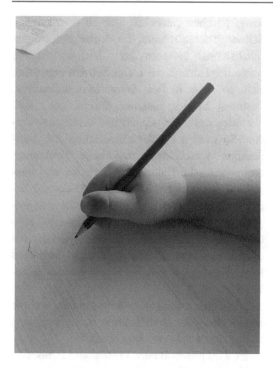

Abb. 1.24 Daumengriff. (© Kinderkrankenhaus Wilhelmstift, mit freundlicher Genehmigung)

oder Vierpunktgriff oder in eine **Stifthaltung mit gestreckten Fingern.** Dabei lernt das Kleinkind, den Stift aus dem Ellenbogen und dem Handgelenk heraus zu führen. Die Linien überschreiten seltener das Blatt. Es entstehen erste Formen wie Kreise, Zickzacklinien oder Spiralen. Diese sind üblicherweise sehr grob und undifferenziert. Es werden Rotations-, Stoß-, Zug- und Spiralbewegungen trainiert, die in der weiteren Entwicklung differenzierter, koordinierter und feiner werden. Sie bilden die Voraussetzung für eine gute Buchstabenbildung und eine dynamische Grafomotorik.

3. Lebensjahr
Ab dem dritten Lebensjahr erfolgt das Greifen zunehmend im **Dreipunktgriff.** Zu den Kreisen und Spiralen kommen isolierte Striche hinzu, die senkrecht oder waagerecht geführt werden können. Das Kleinkind beginnt, diese Striche zu kreuzen und Quadrate oder Rechtecke zu formen. Dafür sind ein gutes Körperschema sowie eine gute visuelle Wahrnehmung notwendig. Die

Striche und Formen werden nun zu Kopffüßlern zusammengefügt.

4. Lebensjahr
Das Kind schafft es, den Stift angemessen im präzisen **lateralen** oder **dynamischen Dreipunktgriff** zu halten (Abb 1.25). Formen werden ausgemalt, Kopffüßler werden kreiert. Das Malen von Gegenständen beginnt. Sie sind noch wild auf dem Blatt verteilt, bleiben aber vermehrt innerhalb der Begrenzung. Die räumliche Zuordnung findet noch nicht statt. Das Kind zeigt eine gefestigte Handdominanz.

5. Lebensjahr
Die gemalten Bilder treten in eine räumliche Beziehung. Gegenstände werden auf dem Papier adäquat angeordnet. Ein exaktes Ausmalen ist nun möglich. Das Interesse an Buchstaben beginnt. In der Regel beherrschen Kinder mit dem fünf-

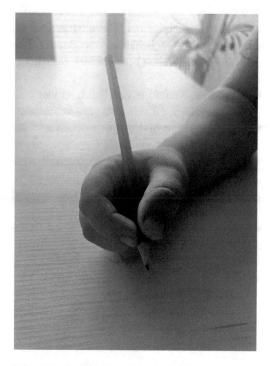

Abb. 1.25 dynamischer Dreipunktgriff. (© Kinderkrankenhaus Wilhelmstift, mit freundlicher Genehmigung)

ten Lebensjahr die Grundformen. Dafür sind eine gute Kraftdosierung, Zielgenauigkeit, feinmotorische Koordination sowie visuomotorische Fähigkeiten notwendig. Die Mal- und Schreibbewegung erfolgt differenziert. Ein gutes Zusammenspiel zwischen der Stabilität des Rumpfes sowie der Mobilität im Arm hat sich entwickelt. Linien werden angemessen abgebrochen und angesetzt, um Ecken oder Kreise differenziert zu malen. Für ein dynamisches Schriftbild muss das fortlaufende Muster gut beübt werden. Zur Einschulung sollte das Kind eine Halte- sowie eine Funktionshand entwickelt haben. Das Papier muss mit einer Hand festgehalten werden, um während des Schreibprozesses nicht zu verrutschen. Hierfür ist eine gute Hand-Hand-Koordination notwendig, die das Kind schon in den frühen Lebensphasen geübt hat (Pauli und Kisch 2012).

Fehlbildungen von Muskeln oder Gelenken, Kontrakturen, Verletzungen oder neurologische Ausfälle beeinträchtigen die dynamischen Greifmuster. Eine Beratung durch Chirurgen und Therapeuten über Möglichkeiten der Funktionsverbesserung ist wichtig. Bei Fehlbildungen ist oft nicht nur die Beweglichkeit eingeschränkt. Das Schreiben ist zusätzlich beeinträchtigt durch:

- mangelnde Kraftdosierung durch zu viel oder zu wenig Kraft, oft verbunden mit Schmerzen,
- Schwierigkeiten in der dynamischen und koordinierten Grafomotorik,
- eine veränderte oder eingeschränkte Ausbildung einer Handdominanz
- Hyper- bzw. Hyposensibilität im taktilen- und propriozeptiven System,
- mangelnde Augen-Hand- sowie Hand-Hand-Koordination,
- eingeschränktes zielgerichtetes Greifen,
- keine Mittellinienkreuzung und somit Einschränkungen in der Lateralität,

1.3 Sinnessysteme

Die Sinne wie Berührung, Schmecken, Riechen, Gleichgewicht, Hören und Sehen bilden sich intrauterin in dieser Reihenfolge aus (Zimmer 2001). Der Berührungssinn, das Schmecken sowie Riechen entwickelt sich ab dem zweiten Schwangerschaftsmonat. Im dritten Schwangerschaftsmonat kommen der Gleichgewichtssinn sowie der Hörsinn dazu. Der Sehsinn entwickelt sich ab dem fünften Schwangerschaftsmonat. Postnatal ist der Säugling verschiedenen Reizen ausgesetzt, die gefiltert und verarbeitet werden. So werden bei der Entwicklung der Greiffunktion verschiedene motorische Funktionen und sensorische Eindrücke verschaltet und integriert. Fehlbildungen können diesen Prozess behindern. Für eine gute Greiffunktion ist eine ausgereifte Fingeridentifikation notwendig. Kinder mit einer Wahrnehmungsstörung nehmen die einzelnen Finger oftmals als Ganzes wahr und haben Schwierigkeiten, die Finger selektiv zu bewegen.

Um den Einfluss der Sinnessysteme auf die Entwicklung der Greiffunktion besser verstehen zu können, werden sie kurz erläutert.

Es wird unterschieden in Nah- und Fernsinne: Zu den Nahsinnen gehören:

- das taktil-protopathische,
- das propriozeptive
- das viszerale,
- das vestibulare System.

Zu den Fernsinnen gehören:

- das taktil-epikritische,
- das olfaktorische,
- das gustatorische,
- das auditive
- das visuelle System.

▶ Schon das Ungeborene empfindet, nimmt wahr und reagiert auf Wahrnehmung (Schaefgen 2007).

1.3.1 Nahsinne

1.3.1.1 Taktil-protopathisches System

Mit der Oberflächensensibilität nehmen wir Hautreize wie Wärme, Kälte, Vibration, Schmerzen und Berührungen wahr. Es findet nicht nur die Aufnahme, sondern auch die Modulation dieser Reize statt. So entsteht ein negatives oder ein positives Gefühl. Der Gegenstand in der Hand wird in seiner Oberfläche, Beschaffenheit und Konsistenz erspürt, erfahren und abgespeichert. Taktile Reize an der Hand nimmt der Säugling zum Beispiel wahr, wenn er sich in Bauchlage abstützt und die Beschaffenheit des Untergrundes ertastet, beim Schmusen mit dem Kuscheltier oder beim Greifen nach dem Spielzeug. Eine Schwäche in diesem System kann zu Hypo- sowie Hypersensibilität führen und somit eine gute Greiffunktion beeinträchtigen. Ist ein Kind in der taktilen Wahrnehmung hypersensibel, zeigt es eine Abwehr und vermeidet diese Reize. Bei einer Hyposensibilität sucht sich das Kind gezielt Reize, wobei ihm die adäquate Dosierung im Umgang mit Gegenständen und Materialien fehlt.

1.3.1.2 Propriozeptives System

Die Tiefensensibilität ist wichtig für die Stellungsempfindung in Kombination mit der Bewegungs- und Kraftempfindung. Durch sie werden Bewegungsausmaß und Kraft kontrolliert und koordiniert. Eine gute Propriozeption hat Auswirkung auf eine isolierte Bewegung der Finger mit angemessener Kontraktion sowie Kokontraktion. Außerdem beeinflusst die Propriozeption positiv die Fingerkoordination, was ein gezieltes Greifen zulässt und bilaterales Manipulieren ermöglicht. Der Säugling lernt zunächst, über grobmotorische Bewegungen eine gute Haltungskontrolle zu entwickeln. Dazu gehören das Anheben des Kopfes in der Bauchlage und das Heben der Arme und Beine vom Boden. Wenn die Kontrolle des Rumpfes eine dynamische Bewegung der Extremitäten zulässt, kann der Säugling die Extremitäten für das zielgerichtete, differenzierte Manipulieren an Spielzeugen einsetzen. Pehoski beschreibt dazu das Proximal-Distal-Prinzip (Pehoski 1992). Besteht als Grundvoraussetzung zum Beispiel bei muskulären Veränderungen keine angemessene posturale Kontrolle, sondern ein Hypo- bzw. Hypertonus oder Einschränkungen in der Tonusregulation, hat das Kind im Verlauf der Entwicklung Schwierigkeiten, eine dynamische fein- sowie grafomotorische Funktion zu er-

zielen. Bei Hypotonie neigt das Kind dazu, die niedrige Spannung durch Verkrampfen zu kompensieren. Bei einem Hypertonus ist durch die angespannte Muskulatur kein dynamisch-feinmotorischer Gebrauch der Hand möglich. Eine mangelnde propriozeptive Wahrnehmung der Bewegung von Muskeln, Sehnen und Gelenken führt zu Einschränkungen der Kraftdosierung. Die Kinder nutzen zu viel Kraft, wenn sie zu wenig Input spüren, und zu wenig Kraft, wenn sie überempfindlich auf tiefensensiblen Input reagieren. Eine Beeinträchtigung in der Tiefensensibilität hat zur Folge, dass Kinder Schwierigkeiten in der Zielgenauigkeit haben. Ihre Handlungsabläufe sind ungeschickt und unkoordiniert.

1.3.1.3 Viszerales System

Die Wahrnehmung der inneren Organe spielt eine Rolle für das Wohlbefinden. Bei Unwohlsein oder unerfüllten Bedürfnissen ist das Lernen eingeschränkt. Fehlbildungen der Extremitäten treten oftmals in Kombination mit Fehlbildungen der inneren Organe auf.

1.3.1.4 Vestibuläres System

Das vestibuläre System gewährleistet eine gute Gleichgewichtsregulation. Es gibt Rückmeldung über die Stellung oder Bewegung des Kopfes in Bezug zur Schwerkraft. Das vestibuläre System hat einen großen Einfluss auf die Okulomotorik und ist somit ein wichtiges System für eine gute Augen-Hand-Koordination und das zielgerichtete Greifen. Ist zum Beispiel eine Extremität nicht ausgebildet oder findet eine Hilfsmittelversorgung mit einer Prothese statt, hat dies Einfluss auf das vestibuläre System.

1.3.2 Fernsinne

1.3.2.1 Taktil-epikritisches System

Dieses System ermöglicht, Gegenstände und Oberflächen zu betasten, zu erfahren und zu unterscheiden. Es ist zum Beispiel wichtig für eine gute Stereognosie (das Erkennen von Gegenständen ohne visuelle Kontrolle). Bei

einer Störung in diesem System kann die visuelle Kontrolle zu Hilfe kommen, jedoch können
plötzliche unerwartete Berührungen als sehr unangenehm oder sogar schmerzhaft empfunden
werden. Die Stereognostik ist eingeschränkt und
Oberflächen oder Gegenstände können nicht sicher unterschieden werden oder fühlen sich unangenehm an. Säuglinge, Kleinkinder oder Kinder mit einer Hyper- oder Hyposensibilität in
diesem Bereich vermeiden häufig das Erkunden
von neuen Gegenständen in ihrem Umfeld und
meiden Reize.

1.3.2.2 Olfaktorisches System

Das Riechen ist für den Säugling sehr wichtig. Es vermittelt Sicherheit bei bekannten Ge-
rüchen. Diese Sicherheit motiviert den Säugling, sein Umfeld zu explorieren. Das Kuscheltier hat einen eigenen Geruch und wird vom
Säugling wahrgenommen und gegriffen, wenn
dies in seiner Nähe liegt. Die Eltern haben einen
Eigengeruch, der vom Säugling intensiv wahrgenommen wird. Das tägliche Mittagessen
riecht und motiviert zum Spielen mit dem Löffel. Eine Hyper- oder Hyposensibilität führt zur
Vermeidung von Kontakten mit anderen Menschen oder mindert die Lust an der Exploration
(= die Bereitschaft die Umwelt zu erkunden).

1.3.2.3 Gustatorisches System

Dieses System steht in einem engen Zusammen-
hang mit dem olfaktorischen. Das gustatorische System ist u. a. zuständig für die Unter-
scheidung von bitter, süß, sauer und salzig. Der
Geschmackssinn regt an, mit Essen zu spielen
oder Essen in den Mund zu führen.

1.3.2.4 Auditives System

Säuglinge zeigen ein starkes Interesse an Ge-
räuschen. Sie wenden den Kopf oder den ganzen Körper in die Richtung, aus der das Ge-
räusch kommt. Das motiviert zum Drehen oder
zum Robben, um zu der Geräuschquelle zu gelangen. Außerdem regen Geräusche das Interesse am Spiel an, wenn zum Beispiel Spielzeug
immer wieder gegen den Boden geklopft wird
oder Musik beim Betätigen von Knöpfen er-
klingt. Geräusche werden unterschieden und die

Aktivität ständig wiederholt. So trainieren Säuglinge gleichzeitig die Kraftdosierung sowie verschiedene Greifformen.

1.3.2.5 Visuelles System

Die visuelle Wahrnehmung ist eine Voraussetzung für das gezielte Greifen. Eine gute visuelle Wahrnehmung beinhaltet zum Beispiel
die Figur-Grundwahrnehmung, Formkonstanz,
Raumlage, räumliche Beziehung sowie Raum-
vorstellung. Der Säugling lernt, das Spielzeug
wiederzuerkennen, es anzuvisieren und gezielt
zu greifen. Im Verlauf erkennt er auch in einem
Spielzeughaufen ein bestimmtes Spielzeug und
kann gezielt danach greifen. Im neunten Monat
können Säuglinge Merkmale von Gegenständen
erfassen und räumliche Beziehungen verstehen
(Rosblad 2006). In Bauchlage lernt der Säugling, den Kopf zu stabilisieren und gleichzeitig
ein anvisiertes Spielzeug zu greifen. Dies sind
die ersten Schritte für eine gute Augen-Hand-
Koordination. Kann der Kopf oder der Rumpf
nicht angemessen stabilisiert werden oder ist die
Extremität zu kurz, um die Hand vor das Gesicht oder zum Mund zu führen, hat das negative
Auswirkung auf die Augen-Hand-Koordination.
Nachfolgend ein Überblick über die wichtigen
Entwicklungsschritte nach Monaten in Bezug
auf die Greiffunktion.

1.3.3 Sensorische Wahrnehmungsver arbeitungsstörung (SWVS)

Kinder können verschiedene Auffälligkeiten in
der Wahrnehmungsverarbeitung zeigen, welche
nach ihrem Erscheinungsbild und den Sympto-
men den nachfolgenden Beispielen zugeordnet
werden können:

**Sensorische Regulationsstörung/Modulations-
störung**

- Sensorische   Hypersensibilität/Reizfilter-
  störung
- Sensorische Hyposensibilität/Registrierungs-
  störung

- Sensorische Reizsuche

Sensomotorische Störung

- Haltungsstörung/Posturale Dyspraxie
- Koordinationsstörung/Gleichgewichts-regulationsstörung
- Motorische Planungsstörung

Sensorische Diskriminationsdysfunktion

- Visuelle Diskriminationsstörung/Visuelle Wahrnehmungsverarbeitungsstörung
- Auditive Diskriminationsstörung/Auditive Wahrnehmungsverarbeitungsstörung
- Taktile Diskriminationsstörung/Taktile Wahrnehmungsverarbeitungsstörung
(Schaefgen 2012)

1.4 Entwicklungsphasen nach Monaten

In Tab. 1.8 werden die gemäß der Literatur als Norm geltenden Entwicklungsschritte zusammengefasst. Abweichungen von der Norm sind die Regel. Die Kenntnis der Entwicklungsschritte erlaubt Rückschlüsse auf den Interventionsbedarf.

1.5 Grundlagen der manuellen Therapie bei Kindern

Im Unterschied zu Erwachsenen halten Kinder während einer manuellen Behandlung nicht still. Daher können viele grundlegende Behandlungsaspekte bei Erwachsenen nicht auf Kinder übertragen werden. Aufbau der manuellen Therapie bei Erwachsenen:

Traktion/ Kompression
Push-Pull-Technik/ Oszillitation
Translatorisches Gleiten
3 D Mobilisation

Bei Erwachsenen gilt:

- Ist der bewegte Gelenkpartner konkav und der feste Gelenkpartner konvex, ist Osteokinematik (Bewegung von Knochen im Raum) = Arthrokinematik (Bewegung der Gelenkflächen zueinander) und es gilt ein gleichsinniges Bewegungsprinzip.
- Ist der bewegte Gelenkpartner konvex und der feste Gelenkpartner konkav, ist Osteokinematik ≠ Arthrokinematik und es gilt ein gegensinniges Bewegungsprinzip.

Auch bei unserer angepassten manuellen Therapie bei Kindern arbeiten wir mit einem fixierten und einem bewegten Gelenkpartner. Die Konvex-/ Konkavregel wird jedoch in geringerem Maße berücksichtigt. Bei Säuglingen und Kleinkindern liegt unser Fokus vermehrt auf der Dehnung der Strukturen (Muskel, Sehnen, Bänder und Kapseln) unter sanfter Traktion. Dies bedarf eines festen Griffs und schränkt den Spielraum für unterschiedliche manuelle Techniken ein. Des Weiteren muss beachtet werden, dass die Gelenke und Weichteile der in diesem Buch beschriebenen Kinder nicht der Norm entsprechen und viele manuelle Techniken nur in abgewandelter Form angewendet werden können.

Während der Aufdehnung kann auch bei Kindern passiv zwischen den verschiedenen Endgefühlen weich, federnd, fest und knöchern unterschieden werden: Ist bei der passiven Dehnung ein knöchernes Endgefühl zu spüren, ist bei einem Erwachsenen das Maximum an zulässiger Bewegung des Gelenkes erreicht. Aus unserer Erfahrung ist eine Schienenversorgung und manuelle Behandlung bei Säuglingen und Kleinkindern auch bei Erspüren des knöchernen Endgefühls Erfolg versprechend. Die manuelle Therapie und Schienenversorgung sollte für mindestens ein Jahr aufrechterhalten werden, um einen Erfolg messen zu können.

Bei einem weichen oder federnden passiven Endgefühl ist eine Dehnung der Strukturen bei Säuglingen und Kleinkindern durch alleinige manuelle Therapie schon erfolgversprechend und kann je nach Bedarf durch Schienenbehandlung unterstützt werden.

Tab. 1.8 Entwicklungsphasen nach Monaten

Monat:	Rumpf/Arme:	Hände:	Spielentwicklung/Sinnessysteme:
1. Lebensmonat	Die Arme liegen meist im Ellenbogen flektiert oder gestreckt neben dem Körper	• Die Hände sind überwiegend locker geschlossen • Daumen adduziert, mitunter locker inkliniert (eingeschlagen)	
2. Lebensmonat	Die Arme werden in Rückenlage aktiv leicht angehoben. Dies fördert die Stabilität des oberen Rumpfes	• Vermehrtes aktives Öffnen der Hände • Der Säugling kann Gegenstände nicht willkürlich loslassen (Hand-Greif-Reflex)	• Die Bewegungen der Arme werden wahrgenommen und die Lageveränderung an das Gehirn zurückgemeldet • Das Erfahren der Hände mit dem Mund dient dem Kennenlernen des eigenen Körpers. Der Hand-Mund-Kontakt ist daher besonders wichtig
3. Lebensmonat	• Das Anheben der Arme in Rückenlage ist möglich, die Hände werden zur Mittellinie geführt und dort visuell fixiert. Erste Phase der Auge-Hand-Koordination • Das Zusammenführen der Hände trainiert die Kraft und Ausdauer der Arme sowie des oberen Rumpfes. Wird zusätzlich ein Spielzeug in der Hand gehalten, benötigt der Säugling mehr Kraft, um die Arme von der Unterlage zu heben • Stütz auf den Unteramen möglich, dadurch Kräftigung der Arme und des oberen Rumpfes sowie Förderung der Kopfkontrolle	• Die Hände sind verstärkt geöffnet und werden vermehrt bespielt • Einzelnes Betasten der Daumen und Finger mit dem Mund • Beginnendes selektives Bewegen der Finger, erste Fingerdifferenzierung, Säugling spürt, dass die Hand kein Ganzes ist	• Spielzeug wird ungezielt gegriffen und bespielt. Dadurch trainiert der Säugling dynamische Bewegungsabläufe und erspürt Lageveränderungen • Der Säugling merkt, dass er mit seiner Aktivität etwas bewirken kann • Zur Förderung der Hand-Mund-Koordination betasten der Hände mit dem Mund
4. Lebensmonat	• In Bauchlage stabiler symmetrischer	• Bewegungen der Hände und Finger können unabhängig von Bewegungen des Armes stattfinden • Hände bleiben geöffnet, wenn sie in Rückenlage neben dem Rumpf liegen	• Durch die Bauchlage lernt der Säugling neue Lageempfindungen kennen, das Vestibulum wird angeregt • Unkoordiniertes Ergreifen von angebotenem Spielzeug sowie unwillkürliches Loslassen • Spielbögen werden durch unkoordinierte unabsichtliche Bewegungen berührt und bespielt • Vermehrtes visuelles Fixieren und Verfolgen von Spielzeug fördert die Augen-Hand-Koordination sowie das zielgerichtete Greifen • Der Säugling betrachtet sein Spielzeug und sieht, was mit ihm passiert • Wechsel zwischen visueller Betrachtung und Betasten mit dem Mund • Die Hände berühren sich beim Zusammenführen in der Körpermitte, beginnende Hand-Hand-Koordination. Dies trainiert die Armkontrolle sowie die Ausdauer

(Fortsetzung)

Tab. 1.8 (Fortsetzung)

Monat:	Rumpf/Arme:	Hände:	Spielentwicklung/Sinnessysteme:
5. Lebensmonat	• In Bauchlage werden das Abstützen auf den Unterarmen, die Kopfkontrolle sowie die Rumpfstabilität sicherer • Stabilisieren im asymmetrischen Stütz ist nun möglich. Damit kann der Säugling Spielzeug mit dem anderen Arm zu sich heranholen	• In Rückenlage werden die Hände genutzt, um den Körper zu betasten und wahrzunehmen • Zu den Füßen gelangt er in dieser Lebensphase noch nicht • Die Hände sind nun komplett geöffnet. Der Daumen ist gestreckt, jedoch noch leicht adduziert. Spielzeug wird im Palmargriff mit der gesamten Hand ergriffen	• Aktives und gezieltes Greifen von Spielzeug ohne explizites Angebot. • Der Säugling bespielt Spielbögen bewusst und zielgerichtet. • Durch das aktive Bespielen von Spielzeug werden neue Reize erfahren, wie zum Beispiel Geräusche durch Klopfen auf den Boden oder Wischen über den Fußboden. Der Säugling spürt Widerstände und Bewegungsimpulse. Dies regt wiederum dazu an, mit dem Spielzeug zu experimentieren und den Bewegungsradius zu erweitern. • Die Wahrnehmung geschieht vermehrt über das Betasten mit den Händen, über das Sehen und Hören. – ein mit einer Hand gehaltenes Spielzeug kann in die andere Hand übergeben werden
6. Lebensmonat	• Drehen von der Rückenlage in die Bauchlage und wieder zurück ist möglich. Dies setzt eine gute Planung der Motorik, Körperkoordination sowie Rumpfstabilität voraus • In Bauchlage beginnt der Säugling, sich vom Unterarmstütz symmetrisch in den breitbasigen Handwurzelstütz aufzurichten. t Dies stärkt die Rumpfmuskulatur • Dabei wird der Körperschwerpunkt weiter zu den unteren Extremitäten verlagert. Hierfür sind eine gute Rumpfstabilität und Kraft in den Armen sowie Stabilität in den Handgelenken erforderlich • Beginnendes Drehen um die eigene Achse sowie Rückwärtsrutschen • Der Bewegungsradius der Arme ist immer größer und kräftiger, Gegenstände werden außer Reichweite geworfen	• In Rückenlage findet das Bespielen der Füße mit den Händen statt. Dies trainiert die Bauch- und Beinmuskulatur • Im Palmargriff schafft es der Säugling, den Daumen besser zu strecken und in die Opposition zu bringen • Der Daumen ist weiterhin leicht adduziert	• Wechselseitiges Erfahren von Gegenständen mit Mund, Augen, Händen und Füßen • Unangenehme Oberflächen werden von angenehmen unterschieden
7. Lebensmonat	• Die Integration der Beuge- und Streckmuster ist abgeschlossen • In Bauchlage wird das Gewicht im breitbasigen Handwurzelstütz asymmetrisch auf eine Seite verlagert, um so mit der anderen Hand zu greifen. Die Fortbewegung findet mit Rollen über die Seite statt	Weiterhin greifen im Palmargriff, dies ist immer koordinierter	• Spielzeug wird auch außerhalb der Reichweite gegriffen • Erstes Verstehen, ob ein oder zwei Gegenstände festgehalten werden

(Fortsetzung)

Tab. 1.8 (Fortsetzung)

(Fortsetzung)

Monat:	Rumpf/Arme:	Hände:	Spielentwicklung/Sinnessysteme:
8. Lebensmonat	Die Schultergelenke können frei in alle Richtungen bewegt werden. Es ist eine Supination im Unterarm möglich	• Das Greifen entwickelt sich vom undifferenzierten palmaren Griff zum differenzierten Pinzettengriff • In Rückenlage kann in jeder Hand ein Gegenstand gehalten werden	• Klatsch-, Versteck- oder Aufhebespiele sind in dieser Entwicklungsphase beliebt. Sie fördern die Koordination und Wahrnehmung der Hände, das gezielte Loslassen, die Dosierung der Kraft, die Dynamik, Rhythmik und Interaktion • Der Säugling versteht, dass auf sein Handeln eine Reaktion folgt
9. Lebensmonat	Der Säugling beginnt, seine Umgebung durch Robben zu erkunden. Dies fördert die Körperkoordination	In Rückenlage wird geübt, Spielzeug aus der Handfläche zu den Fingerspitzen zu befördern und im Drei-Punkt- oder Pinzettengriff Gegenstände von einer Hand in die andere zu reichen	Es entwickelt sich eine Halte- und eine Aktionshand
10. Lebensmonat	• Im Verlauf dieses Lebensmonats schafft es der Säugling, sich aus der Bauchlage in den symmetrischen Vierfüßlerstand zu bewegen. Dabei stützt er im ausgereiften Handstütz. Der Kontakt zum Boden wird weiter reduziert, das Aufrichten gegen die Schwerkraft gelingt. Daraus entwickeln sich das asymmetrische Krabbeln und das Sitzen. Im weiteren Verlauf schafft es der Säugling, sich symmetrisch an Möbeln hochzuziehen • Krabbeln ist wichtig für die Körperkoordination. Training des gleichzeitigen Anspannens und Entspannens zusammenspielender Muskulatur (Kokontraktion). Eine gute Stabilität im Rumpf sowie in den Gelenken ist hierfür wichtig	• Das Hantieren und Experimentieren mit beweglichen Gegenständen, wie zum Beispiel Drehknöpfen, nimmt zu, Beübung der Pro- und Supination • Der Pinzettengriff wird immer koordinierter und gezielter, sodass nun auch Kleinigkeiten aufgehoben werden können • Übung der Kokontraktion (gleichzeitiges Entspannen und Anspannen zusammenspielender Muskulatur), dies ist wichtig für eine gute Feinkoordination und Voraussetzung für den späteren Gebrauch eines Stiftes	• Am liebsten essen Säuglinge in diesem Alter mit den Händen, matschen und schmieren mit Brei. Dies vermittelt intensive taktile Reize und fördert die Feinmotorik • Selbstständiges Trinken mit beiden Händen aus einem Becher stellt hohe motorische Anforderungen an das Geschick, das Dosieren der Kraft, die Planung der Motorik, die Zielgenauigkeit und die Hand-Mund-, sowie die Hand-Hand-Koordination
11. Lebensmonat	Im Stehen, unter Abstützen an Möbelstücken werden asymmetrische Handlungen ausgeführt, zum Beispiel wird durch Lösen einer Hand nach Spielzeug gegriffen. Das trainiert die Rumpfstabilität und das zielgerichtete, unabhängig geführte Bewegen eines Armes	Selektives Ausstrecken des Zeigefingers und unabhängiges, selektives Bewegen der Finger ist möglich. Die Feinkoordination wird differenzierter	Ausprobieren von Besteck, der Säugling beginnt mit dem Löffel zu essen. Dies trainiert die Hand-Mund-Koordination
12. bis 15. Lebensmonat	• Laufbeginn, dies sollte bis zum 18. Lebensmonat abgeschlossen sein • Das Schieben und Ziehen von Spielzeug trainiert dynamische Druck- und Zugbewegungen mit den Armen gegen Widerstand • Bessere Kontrolle über Bewegungen der Arme in Rotation der Schulter sowie Pro- und Supination im Unterarm	• Der Daumen steht in guter Opposition, vom Boden werden kleine Fussel, Krümel oder Steine im Pinzettengriff aufgelesen • Varieren, Üben und Differenzieren verschiedener Grifftechniken	• Steckwürfel werden intensiv bespielt, was die Auge-Hand-Koordination trainiert. Das Manipulieren der Steckwürfel übt die Feinkoordination und das differenzierte Drehen von Gegenständen in der Hand • Das selbstständige Essen mit dem Löffel gelingt, dabei wird der Löffel noch in Pronation gehalten

Tab. 1.8 (Fortsetzung)

Monat:	Rumpf/Arme:	Hände:	Spielentwicklung/Sinnessysteme:
15. bis 18. Lebensmonat	Eine differenzierte Pro- und Supination im Unterarm ist noch nicht möglich und wird immer durch eine Rotationsbewegung in der Schulter begleitet	• Der Pinzettengriff wird immer sicherer, die Feinkoordination differenzierter • Das Kleinkind kann dünne Seiten eines Buches umblättern	• Das Kleinkind beginnt, Interesse an Stiften zu zeigen (siehe Grafomotorik) • Das Training der Augen-Hand-, Hand-Mund-, sowie der Hand-Hand-Koordination hat einen positiven Einfluss auf das Essen mit dem Löffel, zum Beispiel schafft es das Kleinkind, Lebensmittel mit dem Löffel gezielt aufzulesen und zum Mund zu führen
18 Monate bis 2. Lebensjahre	Weiterhin werden Bewegungen aus dem Ellenbogen, Unterarm sowie Handgelenk unter Mitbewegung der Schulter durchgeführt. Eine selektive Bewegung aus Ellenbogen, Unterarm, Handgelenk und Finger ist erst später möglich	Eine Hand wird zunehmend bevorzugt. Stifte werden im Faustgriff oder im Palmargriff in Pronation des Unterarms gehalten (siehe Grafomotorik)	• Die Ausprägung der Halte- sowie Aktionshand ist immer deutlicher • Beginnende Ausführung von bimanuellen Tätigkeiten sowie gleichzeitiges Hantieren mit mehreren kleinen Spielzeugen • Vermehrtes Imitieren der Eltern, zum Beispiel bei der Hausarbeit • Ein- und Ausräumspiele sind beliebt • Die Selbstständigkeit nimmt zu. Das Ausziehen von Hose und Strümpfen gelingt
2. bis 2,5. Lebensjahr	Bewegungen können differenzierter aus dem Ellenbogen und Handgelenk geführt werden	Die Handpräferenz wird deutlicher	• Die Sicherheit in der Hand-Hand-Koordination nimmt zu. Interesse an Umfüllspielen mit Wasser und Sand, was die Pro- und Supination fördert • Experimentieren mit Schere und Gabel • Beidhändiges Arbeiten wird immer geschickter, das Kleinkind fädelt große Perlen auf eine Kette • Drehverschlüsse können geöffnet werden
3. bis 4. Lebensjahr		Die Handpräferenz ist häufig bis zum Ende des 3. Lebensjahres ausgereift und sollte bis zur Einschulung abgeschlossen sein	• Das Ausziehen ist komplett alleine möglich • Selbstständiges Betätigen von einfachen Knöpfen und Reißverschlüssen • Der Umgang mit der Schere ist sicherer
4. bis 5. Lebensjahr		Eine Arbeits- sowie Haltehand ist fest integriert	• Koordinierte und differenziertere Fingerbewegungen. Kleine Steine können in einer Hand gesammelt werden (siehe In-Handmanipulation nach Exner) • Auch das Auffädeln von kleinen Perlen gelingt nun. Erlernen des Knotenbindens • Papier wird mit beiden Händen zerrissen, der Umgang mit der Schere sicherer • Das Fangen eines Balles ist nun ohne Körpereinsatz nur mit den Händen möglich

(Fortsetzung)

Tab. 1.8 (Fortsetzung)

Monat:	Rumpf/Arme:	Hände:	Spielentwicklung/Sinnessysteme:
5. bis 6. Lebensjahr			• Das Interesse an Bastelarbeiten nimmt zu • Das Kind schafft es, auf einem Papier gezeichnete Kreise auf der Linie auszuschneiden • Schleifenbinden und Zähneputzen können selbstständig durchgeführt werden • Die Handhabung von Besteck wird sicherer
6. bis 7. Lebensjahr		Insgesamt ist die Handmotorik nun ausgereift. Die Kinder können differenziert und geschickt ihre Hände benutzen	• Zur Einschulung sollte die physiologische Nutzung des Stiftes möglich sein. (siehe Grafomotorik) • Das Benutzen des Radiergummis ist mit dosierter Kraft möglich

Es gilt:

Ist das passive Bewegungsausmaß größer als das aktive, ist die Problematik eher muskulär.

Sind passives und aktives Bewegungsausmaß gleich, liegt das Problem eher an der Kapsel, den Ligamenten oder dem Knorpel.

Bei Kindern mit normal ausgebildeten Gelenken gilt: je älter die Kinder werden, desto mehr kann die klassische manuelle Therapie in die Behandlung mit einbezogen werden. Dies gilt nicht nur bei Fehlbildungen, sondern auch bei Behandlungen nach chirurgischen Eingriffen oder Verletzungen, die eine Bewegungseinschränkung zur Folge haben.

Konvex	nach außen gewölbt
Konkav	nach innen gewölbt
Osteokinematik	Bewegung von Knochen im Raum
Arthrokinematik	Bewegung der Gelenkflächen zueinander
Traktion	Auseinanderziehen eines Gelenkes
Kompression	Zusammenpressen eines Gelenkes
Push-Pull-Technik/ Oszillation	intermittierende Traktions- und Kompressionsimpulse
Translatorisches Gleiten	geradlinig geführtes Rutschen, die Gelenkanteile werden parallel gegeneinander bewegt
3 D Mobilisation	physiologische Bewegungsanbahnung von passiv zu assistiv (unterstützend), um Eigenkontrolle zu fördern

Literatur

Baumgarten A, Strebel H (2016) Ergotherapie in der Pädiatrie. Schulz-Kirchner Verlag GmbH, Idstein

Bommas-Ebert U, Teubner P, Voß R (2011) Kurzlehrbuch Anatomie und Embryologie. Thieme, Stuttgart

Kapandji A (2016) Funktionelle Anatomie der Gelenke. Thieme, Stuttgart

Marzi I (2006) Kindertraumatologie. Steinkopff, Darmstadt

Neumann H (1963) Zur Verletzung des Fingerendgliedes und dessen biologischer Schienung durch die Nagelplastik. Mschr. Unfallheilk. 66

Oberg KC, Manske PR, Tonkin MA (2015) The OMT classification of congenital anomalies of the Hand and Upper Limb. Hand Surg 20(3):336–342

Pauli S, Kisch A (2012) Geschickte Hände Grund Skript. Verlag modernes lernen, Dortmund

Pehoski C (1992) Central nervous system control of precision movements of the hand. In: Case-Smith J, Pehoski C (Hrsg) Development of hand skills in the child (S 1–11). The American Occupational Therapie Association, Rockville

Pollock N, Lockhart J (2008) Mc-master handwriting protocol. McMaster University, Toronto

Pschyrembel 257 Auflage (1994) Hildebrandt, Helmut und Willibald, Berlin, New York: de Gruyter Verlag und Hamburg: Nikol Verlagsgesellschaft

Rosbald B (2006) Reaching and eye-handcoordination. In Henderson A, Pehoshki C (Hrsg) Handfunktion in the child. mosbyt, St Louis

Schaefgen R (2007) Praxis der sensorischen Integrationstherapie. Thieme, Stuttgart

Schaefgen R (2012) Skript Modul 1B der SI-Weiterbildung. Gesellschaft für Praxisbezogene Fortbildung, Bergen/Dumme

Schmidt HM, Lanz U (2003) Chirurgische Anatomie der Hand. Thieme, Stuttgart

Strassmair M, Wilhelm K, Hierner R (2009) Angeborene Fehlbildungen der Hand. Springer, Berlin

Tillmann BN (2020) Atlas der Anatomie des Menschen. Springer, Berlin

Waters PM, Bae DS (2012) Pediatric hand and upper limb surgery. Lippincott Williams & Wilki, Philadelphia

Wehr M, Weinmann M (2005) Die Hand/Werkzeug des Geistes. Elsevier GmbH

Zimmer K (2001) Das Leben vor dem Leben. Die körperliche und seelische Entwicklung im Mutterleib. Kösel, München

Zumasch R, Wagner M, Klausch S (2012) Anatomie und Biomechanik der Hand. Thieme, Stuttgart

Mail-Literatur

https://www.dimdi.de/dynamic/de/klassifikationen/icf/

Longitudinaler Reduktionsdefekt des Radius

Inhaltsverzeichnis

2.1 Klinisches Bild

Ein radialer longitudinaler Reduktionsdefekt (RLD), auch Klumphand genannt, ist eine Fehlstellung des Handgelenks infolge einer Unterentwicklung oder Fehlens der Speiche (Radiushypoplasie oder Radiusaplasie) (Abb. 2.1 und 2.2). Der Unterarm und die Hand sind radialseitig nicht oder nur teilweise ausgebildet. Das bedeutet, dass alle radialen Strukturen, nicht nur die Knochen, sondern auch Muskeln, Sehnen und Nerven betroffen sind. Der Handwurzel (Karpus) fehlt dadurch die Abstützung und die Hand steht in der sogenannten Klumphandstellung, d. h. radial und palmar zur Elle. Die Elle ist bei vielen verkrümmt (kurviert). Der Unterarm ist deutlich verkürzt. Die Weichteile sind hochgradig verändert. Die radialen Handgelenkstrecker sind zu einer straffen undifferenzierten Bindegewebsstruktur zurückgebildet. Diese verkürzten Bindegewebsstränge und Faszien ziehen die Hand in die Fehlstellung und die schwachen übrigen hypoplastischen Strecker erlauben nur eine geringe oder keine Dorsalextension. Je stärker die Radiusfehlbildung ausgeprägt ist, desto schwerer sind die Weichteilveränderungen. Die Supinations- und Pronationsbewegung des Unterarmes ist in vielen Fällen eingeschränkt oder aufgehoben. Auch die Finger sind von der Fehlbildung betroffen: Der Daumen ist meist hypoplastisch oder fehlt vollständig (Ausnahme TAR-Syndrom) (Abb. 2.2) und die Fingerbeweglichkeit ist in vielen Fällen eingeschränkt, am stärksten radialseitig und am geringsten ulnarseitig. Ring- und Kleinfinger sind immer am besten beweglich. Der Klemmgriff wird in den meisten Fällen mit dem Klein- und Ringfinger durchgeführt.

Die klinische Klassifikation teilt die radiale Klumphand in vier Haupttypen auf (Bayne und Klug 1987) (Abb. 2.2):

Typ 1: leichte distale Radiusverkürzung
Typ 2: Radius mit starker Verkürzung
Typ 3: subtotale Radiusaplasie
Typ 4: vollständige Radiusaplasie

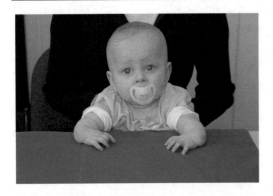

Abb. 2.1 9 Monate alter Junge mit beidseitigem radialem longitudinalem Reduktionsdefekt (RLD): Radius-, Daumenaplasie und Fingerbeugekontrakturen. (© Kinderkrankenhaus Wilhelmstift, mit freundlicher Genehmigung)

Die Radiushypoplasie oder -aplasie kann einen oder beide Arme betreffen. Liegt sie an beiden Armen vor, kann ihre Ausprägung unterschiedlich sein. Auch die Schulterpartie, die Oberarme und Ellenbogengelenke können bei sehr schweren Formen verändert sein.

Die Klumphand kann isoliert ein- oder beidseitig auftreten.

Häufig ist sie Teil eines Syndroms z. B. bei:

- TAR-Syndrom = Thrombocytopenia-Absent-Radius-Syndrom: Mangel an Blutplättchen, fehlende Speichen bei vorhandenen Daumen (Abb. 2.3)
- Holt-Oram-Syndrom: RLD und Herzfehler
- VATERL-Assoziation: Siehe VACTERL-Assoziation ohne Herzfehler
- VACTERL-Assoziation: Die Kombination folgender Fehlbildungen,
  V- Vertebral anomalies (Wirbelsäulenveränderungen)
  A- Anal atresia (Analatresie)
  C- Cardial defects (Herzfehler)
  T- Tracheo-esophageal fistula (Verbindung zwischen Luft- und Speiseröhre)
  E- Esophageal atresia (Speiseröhrenverschluss)
  R- Renal anomalies (Nierenfehlbildungen)
  L- Limb anomalies (Fehlbildung der Gliedmaßen)
- Fanconi-Anämie: Blutbildveränderungen durch Rückbildung des Knochenmarks, Hautpigmentierung, RLD, Minderwuchs

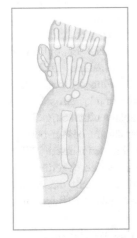
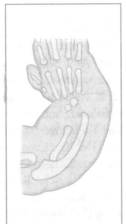
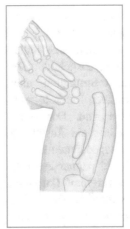
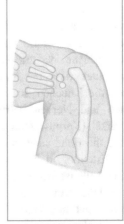

Bayne 1
Diskrete Radius-
verkürzung

Bayne 2
Distale Radius-
verkürzung

Bayne 3
Subtotale Radius-
aplasie

Bayne 4
Radiusaplasie

Abb. 2.2 RLD klassifiziert anhand der radiologischen Entwicklung des Radius (Bayne, Klug). (Aus Hülsemann (voraussichtl. 2023))

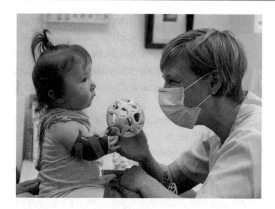

Abb. 2.3 9 Monate altes Mädchen mit RLD beidseits bei TAR-Syndrom. Rechts wird das Handgelenk nach dorsal und lateral mit einer thermoplastischen Nachtlagerungsschiene aufgedehnt. (© Kinderkrankenhaus Wilhelmstift, mit freundlicher Genehmigung)

2.2 Behandlung

Die Behandlungsstrategie zur optimalen Betreuung der Kinder und deren Eltern beinhaltet:

- eingehende klinische Untersuchungen,
- ggf. humangenetische Untersuchung,
- Abstimmung des handchirurgischen Behandlungskonzeptes mit der Behandlung anderer Fehlbildungen,
- Zusammenarbeit zwischen Handchirurgen, Handtherapeuten und Orthopädietechnikern,
- Hinweise zu Selbsthilfegruppen für den Informationsaustausch zwischen den Eltern und den heranwachsenden Patienten.

Ziele der Behandlung sind:

- eine Aufrichtung und möglichst Verbesserung der Handgelenksbeweglichkeit,
- eine größere Unterarm-Handlänge,
- eine Verbesserung der Greiffunktion und der Kraftentfaltung,
- das Verhindern von Rezidiven,
- Zufriedenheit und Selbstständigkeit des Kindes.

Das Ziel ist, dass beide Arme zueinander stehen, um bimanuelle Tätigkeiten vor dem Körper besser durchführen zu können. Mit guter Armlänge und gerader Position der Hände sind die Nahrungsaufnahme und Körperhygiene wesentlich besser möglich, die Kinder selbstständiger und weniger auf Hilfe angewiesen.

Die Maßnahmen hängen jeweils vom Schweregrad der Fehlbildung, den Möglichkeiten der Behandlung, dem Alter des Patienten und den Wünschen der Kinder und Eltern ab (Abb. 2.4).

Eine ganzheitliche, an die **ICF** (Kap. 1) angelehnte Funktionsanalyse sollte nicht nur zu Beginn der Behandlung, sondern in regelmäßigen Abständen während des Wachstums wiederholt werden. So kann überprüft werden, ob sich Bereiche verändert haben und neue Ziele formuliert werden müssen.

▶ Eine frühe konstante interdisziplinäre Begleitung der Eltern und Kinder ist ausschlaggebend für ein dauerhaft gutes Ergebnis.

2.2.1 Therapiekonzept

1. Bereits im ersten Lebensjahr werden die Weichteile am Handgelenk und ggf. auch der Finger durch **Schienenbehandlungen** aufgedehnt. Die passive und auch aktive Beweglichkeit von Ellenbogen, Hand- und Fingergelenken wird durch **manuelle Therapie** verbessert.
2. Abhängig von der Länge des Unterarms wird zwischen dem zweiten und dritten Lebensjahr mit der **operativen Behandlung** begonnen. Im ersten Schritt wird durch eine **Handgelenksdistraktion** über einen Fixateur externe das Handgelenk durch kontinuierliche Distraktion über mehrere Wochen aus der Fehlstellung herausgezogen und vor die Elle gestellt. Der dabei zunehmenden Verkürzung der Beugesehnen wird durch **manuelle Dehnungsübungen** und bei stärkerer tendinogener Beugekontraktur mit einer palmaren **Fingerschiene** entgegengewirkt. Nach Erreichen der gewünschten Position des Handgelenkes wird der Fixateur entfernt und eine **Radialisation** (Einstellung des Handgelenkes

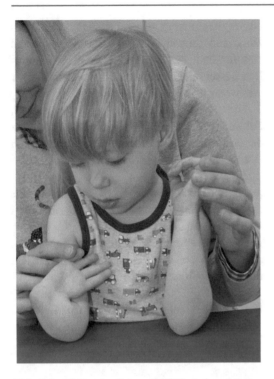

Abb. 2.4   3 Jahre alter Junge mit RLD, stark verkürztem Unterarm, ausgeprägter Kurvation der Elle und Daumenaplasie rechts. (© Kinderkrankenhaus Wilhelmstift, mit freundlicher Genehmigung)

auf der Elle) durchgeführt. Ein **Kirschner-Draht,** der von der Mittelhand bis in die Elle reicht, wird zur vorübergehenden Stabilisierung eingebracht. Eine kontinuierlich zu tragende **Lagerungsschiene** wird angefertigt. Sie dient der Sicherung der erreichten Aufrichtung und dem Schutz des Kirschner-Drahtes. Etwa 6 Monate nach der Radialisation wird der stabilisierende Kirschner-Draht entfernt. Ist kein Daumen vorhanden bzw. ist dieser funktionslos, wird zeitgleich bei guter aktiver Beugefähigkeit der ulnaren Finger eine **Pollizisation** durchgeführt (Kap. 3). 5 Wochen nach der Pollizisation beginnt die intensive manuelle Behandlung und Narbenbehandlung des neuen Daumens. Bei ungenügender Abduktion des Daumens wird eine **Unterarmschiene** gefertigt, die diesen

weitere 12 bis 16 Wochen nachts in der gewünschten Stellung schient und das Handgelenk in der bestmöglichen passiven/erreichten Aufrichtung stabilisiert. Wird keine Pollizisation vorgenommen, wird mit Schritt 3 fortgefahren.

3. Um der Rückstelltendenz des Handgelenkes im Wachstum entgegenzuwirken, werden **Nachtlagerungsorthesen** in bestmöglicher Dorsalextension und Ulnardeviation des Handgelenkes angepasst und bis zum Wachstumsabschluss getragen. Eine regelmäßige Orthesenkontrolle ist wichtig, um Rezidive rechtzeitig zu erkennen und diese, wenn nötig, zu behandeln.

4. Eine Hilfsmittelberatung (Kap. 7) ist während des Wachstums und der Entwicklung des Kindes immer wieder sinnvoll, um die Selbstständigkeit zu fördern.

▶ Beispiele abhängig vom Entwicklungs- und Therapiestand verdeutlichen die Behandlungsschritte – siehe Ende des Kapitels.

2.2.2   Manuelle Therapie

In der manuellen Behandlung geht es vor allem um das Aufdehnen der Kontrakturen von Ellenbogen, Handgelenk und Fingergelenken. Wichtig ist, die Eltern engmaschig im manuellen Aufdehnen anzuleiten. Sie sollen die Übungen mehrfach täglich durchführen.

Manualtherapeutisch ist Folgendes zu beachten:

• gelenknahes Greifen der aufzudehnenden Gelenke,
• tägliche Durchführung der manuellen Dehnung, z. B. nach jedem Wickeln.

Neben dem Handgelenk sind je nach Bewegungseinschränkung auch der Ellenbogen sowie die Finger 2–5 in Flexion und/oder Extension zu dehnen.

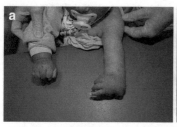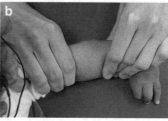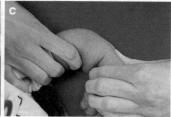

Abb. 2.5 **a** 17 Monate altes Mädchen mit RLD und Daumenaplasie links bei Noonan-Syndrom ohne aktive Ellenbogenbeweglichkeit. **b** Humerus und Ulna werden palpiert und umgriffen. **c** Dehnung des Ellenbogens in die Flexion. (© Kinderkrankenhaus Wilhelmstift, mit freundlicher Genehmigung)

2.2.2.1 Manuelle Dehnung des Ellenbogens

Bei der **manuellen Dehnung des Ellenbogens** wird zunächst mit einer Hand gelenknah der distale Humerus und mit der anderen Hand die distale Ulna palpiert und umgriffen. Dies ist die Voraussetzung für eine gute Hebelwirkung (Abb. 2.5b). Nun wird im Ellenbogengelenk je nach Bewegungseinschränkung eine passive Extensions- oder Flexionsbewegung durchgeführt (Abb. 2.5c):

- die proximale Hand hat dabei den Oberarm fest im Griff und hält ihn in neutraler Position,
- die distale Hand ist die Aktionshand und führt den Unterarm des Kindes in die gewünschte Position.

Am Ende der Bewegung wird je nach Schwere der Kontraktur ein harter oder weich federnder Anschlag gespürt. An diesem Punkt soll die Dehnung etwas intensiviert und gehalten werden.

▶ Die Beweglichkeit des Ellenbogens ist nicht nur wichtig für die Selbständigkeit des Kindes, sondern auch für die Entscheidung, das Handgelenk operativ aufzurichten (Abb. 2.5a). Daher hat die Behandlung des Ellenbogens hohe Priorität.

2.2.2.2 Manuelle Dehnung des Handgelenkes

Bei der **manuellen Dehnung des Handgelenkes** wird mit der einen Hand die distale Elle und mit der anderen Hand die proximale Handfläche gelenknah palpiert. Wenn sich die Strukturen stabil im Griff befinden, wird das Handgelenk aufgedehnt. Dazu ist:

- die Hand am Unterarm des Kindes die Haltehand und
- die Hand, welche sich auf Höhe der Grundgelenke befindet, die Aktionshand.

Das Handgelenk des Kindes wird mit:

- der Aktionshand passiv mit leichter Traktion nach dorsal und ulnar aufgedehnt. Dabei ist es wichtig, dass die Hand nicht die Finger, sondern die Handfläche fest im Griff hat, da sonst die Grundgelenke zu stark nach ulnar gedehnt werden,
- die Haltehand drückt mit dem Daumen auf den Ulnakopf um eine gute Hebelwirkung zu erzielen (Abb. 2.6a–c).

Sobald ein Widerstand zu spüren ist, wird die Dehnung intensiviert, mindestens 10 bis 20 s gehalten und die Bewegung so oft wie möglich wiederholt.

▶ Um Gewebe angemessen zu dehnen, darf der Impuls auf die Strukturen nicht zu schwach sein. Für etwa 10 bis 20 s wird diese Dehnung gehalten und so oft wie möglich wiederholt. Kontraktes Gewebe benötigt viel Zeit, um Dehnung zuzulassen, daher wird die Schienenbehandlung in der Nacht zur Unterstützung benötigt.

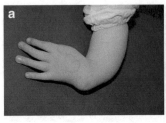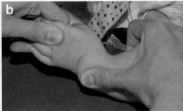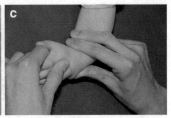

Abb. 2.6 a 3 Jahre altes Mädchen mit RLD beidseits bei TAR-Syndrom. **b** Die distale Elle wird palpiert. **c** Aufdehnung des Handgelenkes nach ulnar und dorsal. (© Kinderkrankenhaus Wilhelmstift, mit freundlicher Genehmigung)

2.2.2.3 Manuelle Dehnung der Finger 2 bis 5

Im Fokus der **manuellen Dehnung der Finger 2 bis 5** stehen die Gelenke, die eine Kontraktur aufweisen. Hauptsächlich sind die Mittelgelenke von Beugekontrakturen betroffen. Die Grundgelenke neigen zu Streckkontrakturen. Die kontrakten Gelenke werden gelenknah gegriffen und je nachdem, ob ein Extensions- oder Flexionsdefizit besteht, in die jeweilige Richtung aufgedehnt.

Dehnung der Mittelgelenke in Streckung (Abb. 2.7)
- die proximale Hand des Therapeuten ist die Haltehand. Sie fixiert das Grundgelenk,

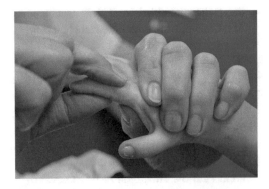

Abb. 2.7 Dehnung des Mittelgelenkes in die Extension. (© Kinderkrankenhaus Wilhelmstift, mit freundlicher Genehmigung)

- die distale Hand des Therapeuten ist die Aktionshand. Sie fixiert den betroffenen Finger des Kindes von dorsal mit dem Zeigefinger auf Höhe des Köpfchens des Grundgliedes und von palmar mit dem Daumen auf Höhe des Mittelgliedes,
- die Aktionshand dehnt das Mittelgelenk maximal auf und führt dann das Grundgelenk, wenn es sich in Flexionstellung befindet, in die Neutral-Null-Position.

Wird ein federnder Widerstand gespürt, wird die Dehnung intensiviert und dann gehalten.

> **Cave:** Die Gelenke der Finger sollten nie in Hyperextension gedehnt werden, sondern immer bis zur 0°-Stellung.
> Insbesondere bei der Aufdehnung der Mittelgelenke ist darauf zu achten, dass die Grund- und Endgelenke nicht versehentlich in Hyperextension gelangen.

Dehnung der Grundgelenke in Beugung (Abb. 2.8)
- die proximale Hand des Therapeuten (Haltehand) fixiert das Köpfchen des Mittelhandknochens des betroffenen Fingers im Sandwichgriff, dorsal mittels Zeigefinger und palmar mittels Daumen,
- die distale Hand des Therapeuten (Aktionshand) fixiert den betroffenen Finger auf Höhe des distalen Grundgliedes im Sandwichgriff,

das heißt dorsal mittels Zeigefinger und palmar mittels Daumen,

- die Aktionshand führt den betroffenen Finger des Kindes mit dorsalem Druck auf dem Grundglied in eine bestmögliche Beugung. Wird ein federnder Widerstand erspürt, wird die Dehnung intensiviert und dann gehalten.

▶ Jeder Säugling ist unterschiedlich, daher ist es nicht immer möglich, bei jedem Wickeln alle Strukturen in der vorgegebenen Frequenz aufzudehnen.

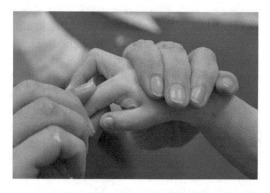

Abb. 2.8 Halteposition zur Dehnung des Grundgelenkes in die Beugung. (© Kinderkrankenhaus Wilhelmstift, mit freundlicher Genehmigung)

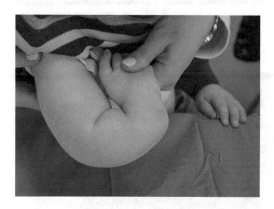

Abb. 2.9 2 Jahr alter Junge, RLD mit stark verkürztem Unterarm, ausgeprägter Kurvation der Elle und Daumenaplasie rechts/Überprüfung der Ellenbogenbeweglichkeit und des Längenverhältnisses von Unterarm und Hand. (© Kinderkrankenhaus Wilhelmstift, mit freundlicher Genehmigung)

2.2.3 Schienen- und Orthesenbehandlung

2.2.3.1 Überprüfung der Handgelenksbeweglichkeit und der Unterarm-Hand-Länge

Nachtlagerungsschienen, die das Handgelenk in bestmöglicher Streckung und Aufrichtung halten, werden etwa ab dem 6. Lebensmonat zur Unterstützung der manuellen Therapie eingesetzt. Da die Kinder schnell wachsen, muss eine stete Anpassung der Schienen bis zur ersten operativen Maßnahme erfolgen. Vor Anfertigung wird die Ellenbogenbeweglichkeit sowie die Hand- und Unterarmlänge überprüft. Dabei ist die Länge des Unterarms an der radialen Seite von Bedeutung. Ist der Unterarm so lang wie die Hand oder länger, reicht eine Unterarm-Hohlhandschiene. Ist der Unterarm kürzer als die Hand (Abb. 2.9), muss der Oberarm mit eingefasst werden, ohne dabei die Schulterbeweglichkeit einzuschränken. Anschließend wird die maximal mögliche Streckung des Handgelenkes nach ulnar und dorsal ermittelt (Abb. 2.10a, b). Hierbei muss viel Kraft aufgewendet werden, um die festen Strukturen bestmöglich aufzudehnen. Knöcherne Vorwölbungen und prominente Weichteile müssen durch Palpieren erfasst werden, um sie in der Schiene auszusparen.

> **Cave:** Unterarmlänge radial < Handlänge: der Oberarm muss in der Schiene mit eingefasst werden, um einen ausreichenden Hebel zu erzielen.

2.2.3.2 Haltefunktion zur Anpassung einer Oberarm-Hohlhandschiene

Für die Anfertigung einer Oberarmschiene umfasst der Haltende mit der einen Hand die Finger des Kindes, die dabei stark nach distal und ulnar gezogen werden, um das Handgelenk nach ulnar auszurichten. Die Finger des Kindes müssen nebeneinander liegen und dürfen nicht gequetscht werden, um eine Beugung der Hohl-

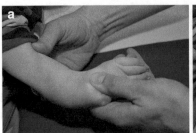
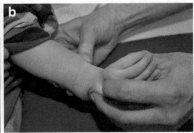

Abb. 2.10 **a** Aufdehnung des Handgelenkes nach ulnar, **b** Aufdehnung des Handgelenkes nach dorsal. (© Kinderkrankenhaus Wilhelmstift, mit freundlicher Genehmigung)

hand zu verhindern. Mit der anderen Hand wird die Schulter umfasst und der gesamte Arm in Streckung gezogen. Mit diesem Längszug wird das Handgelenk nach ulnar gequengelt und eine Rotation des Armes durch das Kind verhindert (Abb. 2.11b). Zusätzlich wird die Aufrichtung des Handgelenkes nach dorsal durch den Haltenden angedeutet. Eine maximale Aufdehnung nach dorsal kann dieser nicht erreichen, sie muss durch den Schienenbauer erfolgen. Es ist viel Kraft erforderlich, um das Handgelenk maximal zu strecken (Abb. 2.11a).

2.2.3.3 Anpassung einer Oberarm- Hohlhandschiene

Die Schiene wird nun, während der Längszug aufrechterhalten bleibt, wie eine großflächige Spange radialseitig um den Arm modelliert. Das Schienenmaterial wird dabei sanft den Weichteilen angepasst, nur die Hohlhand wird mit leichtem Druck ausmodelliert, um das Handgelenk nach dorsal aufzurichten. Sobald der vorgespannte Arm losgelassen wird, fügt dieser sich radialseitig in die Schiene ein, das „Strecksystem" besteht (Abb. 2.12b, c) (Kap. 8). Durch die Aufrechterhaltung der radialseitigen Streckspannung des Armes in der Schiene bedarf es nur einer Schienenführung bzw. des Druckes von radial und keines weiteren Druckpunktes auf der gegenüberliegenden Seite von ulnar (Abb. 2.12b, c). Die palmaren Druckpunkte befinden sich an der Hohlhand und am proximalen Unterarm, der dorsale Druckpunkt befindet sich proximal des Handgelenkes. Eine sanfte Fixierung mit Klettverschlüssen hält die „Spangenform" zusammen (Kap. 8). Eine Polsterung auf Höhe des zweiten Mittelhandknochens ist nötig, da die Hand durch die Rückstelltendenz gegen die Schiene drückt (Abb. 2.12a). Die Finger behalten ihre freie Beweglichkeit.

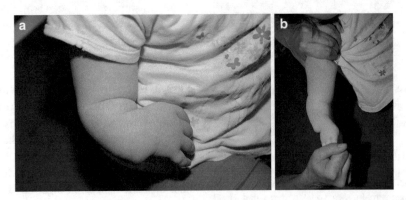

Abb. 2.11 **a** 18 Monate altes Mädchen mit RLD und Daumenaplasie rechts, der Unterarm ist kürzer als die Hand. **b** Grifftechnik für die Fertigung einer thermoplastischen Oberarmschiene bei stark verkürztem Unterarm bei RLD. (© Kinderkrankenhaus Wilhelmstift, mit freundlicher Genehmigung)

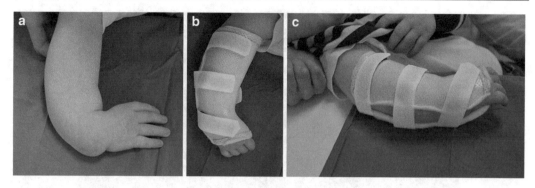

Abb. 2.12 **a** 2-jähriger Junge, RLD mit stark verkürztem Unterarm. **b** Selber Junge mit einer thermoplastischen Oberarmschiene zur Aufdehnung des Handgelenkes. Der Arm liegt in Streckspannung in der Schiene. Spangenartig umfasst die Schiene dessen Arm. **c** Auf der ulnaren Seite wird wegen der radialseitigen Streckspannung kein Druckpunkt benötig. (© Kinderkrankenhaus Wilhelmstift, mit freundlicher Genehmigung)

Cave: Das Schienenmaterial darf aufgrund der zarten, weichen Strukturen nur leicht anmodelliert werden.

Oberarm-Hohlhandschiene

- **Handposition des Haltenden:**
  Hand 1: Finger 2–5 werden nach distal und ulnar gezogen und nach dorsal angehoben.
  Hand 2: Schulter wird umgriffen, um eine Rotation zu verhindern, Ellenbogen wird gestreckt.
- **Druckpunkte der Schiene:**
  Radial = von Mitte des Oberarms bis zum Grundgelenk des Zeigefingers
  Ulnar = nicht nötig, da ein Längszug radialseitig besteht (Strecksystem in der Spangenform/Kap. 8)
  Palmar = Handfläche bis proximaler Unterarm
  Dorsal = Handgelenk bis proximaler Unterarm
- **Empfohlene Materialien** (Kap. 8):
  - Thermoplastisches Material 2,0 mm (bei sehr zarten Armen 1,2 mm)
  - Klettband
  - Flauschband
  - Evtl. Polster zwischen den Schienenkanten

2.2.3.4 Haltefunktion zur Anpassung einer Unterarm-Hohlhandschiene

Ist der Unterarm so lang wie die Hand oder länger, reicht eine Unterarm-Holhhandschiene aus (Abb. 2.13a, b). Zur Anfertigung der Schiene werden die Finger des Kindes stark nach distal und ulnar gezogen und nach dorsal ausgerichtet, sodass das Handgelenk stark nach ulnar und leicht nach dorsal aufgerichtet wird. Die Finger des Kindes dürfen dabei nicht übereinander liegen oder gequetscht werden, da dadurch die Breite der Hohlhand verringert wird und die Schiene palmar nicht optimal anliegen kann (Abb. 2.13b). Der Oberarm und der Ellenbogen werden stabilisiert und ein Gegendruck am Ellenbogen durch den Daumen des Haltenden aufgebaut. Durch diesen Griff werden gleichzeitig Ausweichbewegungen durch das Kind verhindert.

2.2.3.5 Anpassung einer Unterarm-Hohlhandschiene

Wie bei der Oberarm-Hohlhandschiene hat sich hier die Spangenform bewährt (Kap. 8). Von radialseitig wird das Material palmar wie dorsal um die Hand und den Unterarm modelliert, die ulnare Seite bleibt frei. Die Druckpunkte befinden sich palmarseitig an der Hohlhand und dem proximalen Unterarm, dorsalseitig proximal des Handgelenkes und radialseitig über die gesamte Länge, proximal des Zeigefinger-

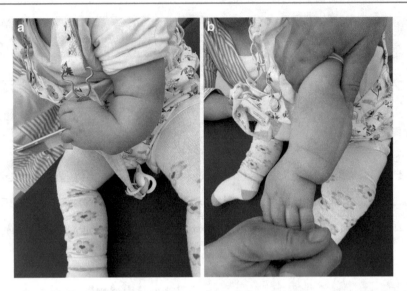

Abb. 2.13 **a** 11 Monate altes Mädchen mit RLD und Daumenhypoplasie links. **b** Greiffunktion für die Fertigung einer thermoplastischen Unterarmschiene bei RLD. (© Kinderkrankenhaus Wilhelmstift, mit freundlicher Genehmigung)

grundgelenkes bis distal des Ellenbogens (Abb. 2.14a). Um einen ausreichenden Hebel zu erzielen, muss die Schiene so lang wie möglich den Unterarm einfassen, ohne die Bewegung des Ellenbogens einzuschränken. Ein vorhandener Daumen wird großzügig ausgespart. Ist dieser hypoplastisch, werden die Schienenränder abgepolstert, da an den instabilen, sehr weichen Strukturen schnell Druckstellen entstehen (Abb. 2.14b). Eine Polsterung im Bereich

der ersten Zwischenfingerfalte bzw. auf Höhe des zweiten Mittelhandknochens ist nötig, da die Hand in ihrer ursprünglichen Position nach radial und palmar in die Fehlstellung drückt (Abb. 2.14a, b). Die Schiene endet proximal der Fingergrundgelenke, um diese nicht in ihrer Bewegungsfreiheit einzuschränken.

In vielen Fällen sind die Weichteile auf Höhe des Ellenkopfes prominent (Abb. 2.15a). Da auch geringer Druck auf den Ulnakopf Druck-

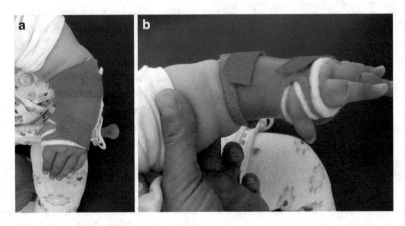

Abb. 2.14 **a** Thermoplastische Unterarmschiene zur Aufdehnung des Handgelenkes bei RLD. **b** großzügige Aussparung des hypoplastischen Daumens und Polsterung der ersten Zwischenfingerfurche. (© Kinderkrankenhaus Wilhelmstift, mit freundlicher Genehmigung)

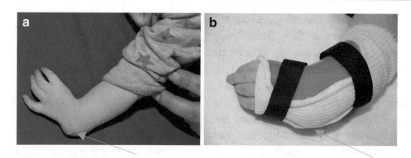

Abb. 2.15 a 23 Monate altes Mädchen mit RLD und Daumenapalsie, mit ausgeprägten Weichteilen auf dem Ulnakopf. **b** Selbes Mädchen, thermoplastische Unterarmschiene mit Aussparung der prominenten Weichteile auf Höhe des Ulnakopfes. Durch die Führung der Zügel um die Weichteile wird die Schiene gut fixiert. (© Kinderkrankenhaus Wilhelmstift, mit freundlicher Genehmigung)

stellen verursacht und die Weichteile verschiebt, ist die „Spangenform" durch das „Strecksystem" die Lösung für dieses Problem. Die Schiene spart den Ulnakopf mit den prominenten Weichteilen vollständig aus (Abb. 2.15b). Zusätzlich kann eine Zügelführung um die Weichteile ein Verrutschen der Schiene verhindern, insbesondere wenn kein Daumen vorhanden ist. Schon während der Schienenbehandlung kann es durch die gewünschte Verlängerung der radialen Weichteile zu einer Verkürzung der Flexoren kommen. Die Beugekontrakturen werden durch manuelle Therapie gezielt behandelt.

> **Unterarm-Hohlhandschiene**
> - **Handposition des Haltenden:**
>   Hand 1: Finger 2–5 werden nach distal und ulnar gezogen.
>   Hand 2: fixiert den Oberarm mit Daumendruck am Ellenbogen, Ellenbogen wird gestreckt.
> - **Druckpunkte der Schiene:**
>   Radial = vom proximalen Unterarm bis zum Grundgelenk des Zeigefingers
>   Ulnar = nicht nötig, da ein Längszug radialseitig besteht (Strecksystem in der Spangenform/Kap. 8)
>   Palmar = von der Handfläche bis zum proximalen Unterarm
>   Dorsal = distaler Unterarm
> - **Empfohlene Materialien:**
>   siehe Oberarm-Hohlhandschiene

2.2.3.6 Unterarmorthese mit Fingereinfassung

Weisen die Finger starke Beugekontrakturen in den Mittelgelenken auf wird empfohlen, diese durch Unterarmorthesen mit Fingereinfassung zu behandeln (Abb. 2.16a, b). Neben der Aufrichtung des Handgelenkes muss den unterschiedlich starken Beugekontrakturen jedes einzelnen Fingers präzise entgegengewirkt werden. Aufgrund des schnellen Wachstums empfiehlt sich die erste Anfertigung nach dem ersten Lebensjahr. Vorher wird die Therapie über thermoplastische Schienen zur Aufdehnung des Handgelenkes sowie über die manuelle Therapie aller betroffenen Gelenke durchgeführt. Aufgrund der Komplexität werden diese Orthesen nach Gipsabdruck durch Orthopädietechniker gefertigt (Fertigung nach Gipsabdruck siehe Kap. 8). Die Orthese hat die Aufgabe:

- das Handgelenk bestmöglich nach ulnar und dorsal aufzurichten
- die Finger
  - in den Grundgelenken in 0°,
  - die Mittelgelenke in bestmögliche Streckung,
  - die Endgelenke in angedeutete Beugung von 10° zu halten,
  - einen vorhandenen Daumen auszusparen.

Die Orthese umfasst die Hand und endet, abhängig von der Länge des Unterarms, am Unterarm oder Oberarm. Auch hier hat sich die Spangenform bewährt (Kap. 8).

Damit die Hand nicht die Möglichkeit hat wegzurutschen, wird die radiale Seite vollständig umfasst. Durch diesen großflächigen Druckpunkt werden Druckstellen verhindert. Die Finger werden einzeln gefasst. Unterschiedlich ausgeprägte Fingerkontrakturen werden von palmar ausgeglichen. Durch die Stege wird ein Haut-an-Haut Kontakt und ein Abgleiten der Finger nach radial verhindert (Abb. 2.16a, b). Von palmar wird jeder Finger bestmöglich aufgerichtet und so eingefasst, dass alle Grundglieder auf einer Höhe stehen. Die gemeinsame dorsalseitige Fingerpelotte, die die Finger zwischen den Grund- und Mittelgelenken in die Orthese drückt, gleicht geringe Differenzen aus. Der Daumen wird ausgespart.

> **Unterarmorthese mit Fingereinfassung**
> - **Hand- und Fingerposition in der Orthese:**
>   Handgelenk – Aufdehnung nach dorsal (bis maximal 30° Extension) und nach ulnar.
>   Finger 2–5 – Aufdehnung der Finger im Grund-, Mittel- und Endgelenk bis maximal 0° mit Einzelfingerfassung, Daumen werden großzügige ausgespart.
> - **Ortheseneinfassung:**
>   Ca. 2/3 des Umfangs von Unterarm und Hand werden von palmar eingefasst, proximal ist die Orthese radial und ulnar so lang wie möglich ohne Bewegungen einzuschränken, daher ulnarseitig meist einige Zentimeter länger.
> - **Druckpunkte:**
>   Palmar: vom Unterarm bis zur Fingerspitze. Unterschiede in den Fingerbeugekontrakturen werden palmarseitig über die Orthese ausgeglichen
>   Dorsal: Verschluss auf Höhe des distalen Unterarms dicht am Handgelenk, Halterung am proximalen Unterarm, Fingerpelotte zwischen Grund- und Mittelgelenken
>   Radialseitig: proximaler Unterarm bis zur Fingerspitze des Zeigefingers
>   Ulnarseitig: distaler Unterarm
> - **Empfohlene Materialien** (Kap. 8):
>   - Streifi-Flex
>   - Carbonspange
>   - Umlenker
>   - Gurtband mit Klettverschluss
>   - Fingerpelotte

> **Cave:** Deviation und Hyperextension in den Fingergrundgelenken vermeiden. Unterschiedliche Fingerbeugekontrakturen müssen in der Orthese über die palmare Seite ausgeglichen werden.

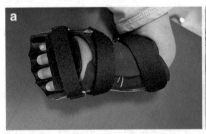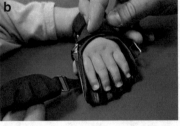

Abb. 2.16 **a** 18 Monate alter Junge, mit RLD und Daumenhypoplasie rechts, Unterarmorthese mit Einzelfingerfassung aus Streifi-Flex mit Carbonspange. Die Orthese umfasst das Handgelenk und den Unterarm halbschalig um die radiale Seite, dorsalseitig wird durch die breite Lasche der Unterarm in der Schiene gehalten. Von dorsal drückt die Pelotte auf Höhe der Grundglieder die Finger in die Orthese, der Ellenbogen hat eine freie Beweglichkeit. Um die Unterarmlänge und damit den Hebel vollständig zu nutzen wird die Orthese am proximalen Unterarm angeschrägt – radialseitig ist diese kürzer als ulnarseitig. **b** Die Finger sind einzeln eingefasst, um den unterschiedlichen Beugekontrakturen entgegenzuwirken, die Pelotte weist Führungen für jeden einzelnen Finger auf. (© Kinderkrankenhaus Wilhelmstift, mit freundlicher Genehmigung)

2.2.4 Funktionsverbesserung bei schwersten Formen der RLD

Bei vollständigem Verlust der Ellenbogenbeweglichkeit, nicht vorhandenem Ellenbogengelenk oder extrem kurzem Ober- und Unterarm kann operativ keine Funktionsverbesserung des Handgelenks erzielt werden (Abb. 2.17a, b). Mit Schienen und manueller Therapie ist eine Besserung möglich (Abb. 2.3). Hilfsmittel unterstützen den Alltag. Bei dieser schweren Form des RLD können die Elastizität und Beweglichkeit von Fingern, des Handgelenks, des Ellenbogens und des Schultergelenks durch konstante Therapie verbessert werden, um einen größeren Bewegungsradius zu erzielen. Ob die operative Aufrichtung der Hand sinnvoll ist, muss in diesen Fällen gut überlegt und im Laufe des Wachstums immer wieder neu abgewogen werden. Die Klumphandstellung ermöglicht diesen Kindern ein eigenständiges Essen und Trinken ohne fremde Hilfe. Mit einer operativen Handgelenksaufrichtung würde man ihnen diese wichtige Funktion nehmen. Eine Funktionsanalyse durch Ergo- oder Physiotherapeuten kann für die Operationsentscheidung hilfreich sein.

> **Cave:** Bei schwersten Formen der Fehlbildung kann eine operative Aufrichtung des Handgelenkes für das Kind Nachteile mit sich bringen.

2.2.5 Operative Therapie und begleitende konservative Behandlung

2.2.5.1 Handgelenksdistraktion
Ist eine Operation indiziert, erfolgt abhängig vom Wachstum des Kindes ab dem 2. bis 3.

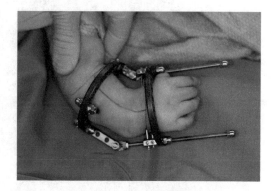

Abb. 2.18 3 Jahre alter Junge, intraoperativ, Anbau eines Halbringfixateurs zur Handgelenksdistraktion. (© Kinderkrankenhaus Wilhelmstift, mit freundlicher Genehmigung)

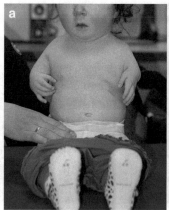
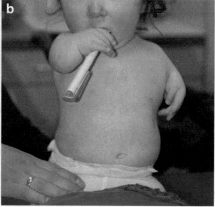

Abb. 2.17 a 9 Monate altes Mädchen mit beidseitigem RLD bei TAR-Syndrom, extrem kurzen Armen und schmächtiger Schulterpartie. **b** Durch die Klumphandstellung kann das Mädchen die Hand zum Mund führen. (© Kinderkrankenhaus Wilhelmstift, mit freundlicher Genehmigung)

Lebensjahr die Aufrichtung des Handgelenks durch Radialisation, Zentralisation oder freien Zehengrundgelenkstransfer. Vorbereitend wird eine Handgelenksdistraktion mittels eines Halbringfixateurs durchgeführt (Abb. 2.18). Das Handgelenk wird über einen Zeitraum von 3 bis 4 Monaten auf das Ellenende distrahiert, die radialen Weichteile werden dabei um 4 bis 6 cm verlängert (Abb. 2.19a, b und 2.20a–c). Bei einer Ausgangslänge des Unterarmes von ca. 9 cm bedeutet dies einen erheblichen Längenzuwachs und eine starke Dehnung insbesondere der Beugesehnen. Die einzelnen operativen Schritte werden effektiv durch die vor-

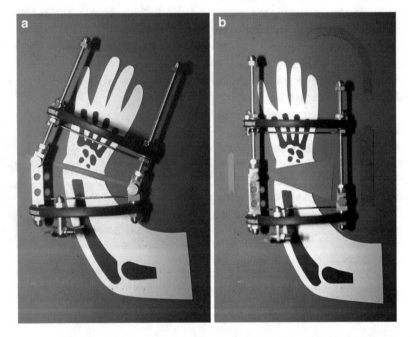

Abb. 2.19 **a** Schematische Darstellung zu Beginn der Distraktionszeit. **b** Am Ende der Distraktionszeit. Die roten Pfeile zeigen das Ausmaß der Verlängerung nach distal und ulnar. (© Kinderkrankenhaus Wilhelmstift, mit freundlicher Genehmigung)

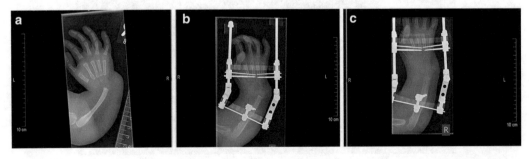

Abb. 2.20 **a–c** Klumphand bei TAR-Syndrom: **a** Im Alter von 8 Monaten, **b** zu Beginn der Distraktion im Alter von 23 Monaten, **c** nach 7 wöchiger Distraktion. (© Kinderkrankenhaus Wilhelmstift, mit freundlicher Genehmigung)

geschaltete Schienenbehandlung und manuelle Therapie erleichtert.

Ziel der Handgelenksdistraktion:

- Dehnung der radialen Weichteile,
- dadurch Erleichterung der operativen Positionierung des Karpus vor das Ellenende,
- Druckentlastung der distalen Ellenwachstumsfuge.

Es resultiert eine größere Unterarmlänge.

Während der Handgelenksdistraktion muss der drohenden Beugekontraktur der Finger entgegengewirkt und eine Verschlechterung der Fingerbeweglichkeit verhindert werden (Abb. 2.21a, b). Dies geschieht durch mehrfach tägliches Aufdehnen der Finger. Ist das Aufdehnen zu schmerzhaft oder kann die Beugekontraktur durch das manuelle Aufdehnen nicht verhindert werden, hilft eine palmare Unterarm-Fingerschiene dem entgegenzuwirken. Zusätzlich wird die Handtherapie intensiviert und mit der Distraktion pausiert.

2.2.5.2 Manuelle Dehnung der Finger 2 bis 5 während der Handgelenksdistraktion

Bei der Distraktion mit einer Längenzunahme von 4 bis 6 cm dehnen sich die Flexoren häufig nicht ausreichend mit. Sie ziehen die Finger in die Beugung (Abb. 2.21a, b). Regelmäßige manuelle Aufdehnungen der Finger 2–5 wirken diesem entgegen. Zum Aufdehnen wird der Unterarm über den Fixateur gehalten und die Finger einzeln aufgedehnt (Abb. 2.22b, c). Dazu stützt die Daumenbeere des Behandlers von palmar das Fingermittelglied. Der Zeigefinger wird von dorsal proximal des Mittelgelenkes platziert und das Mittelgelenk in dieser Haltung mit Druck gestreckt (Abb. 2.22c). Befindet sich

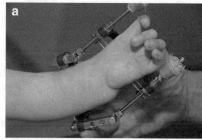
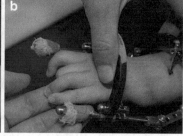

Abb. 2.21 a Fingerbeugekontrakturen bei Handgelenksdistraktion, Ansicht von palmar, **b** Ansicht von dorsal. (© Kinderkrankenhaus Wilhelmstift, mit freundlicher Genehmigung)

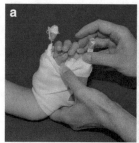
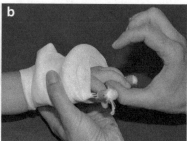
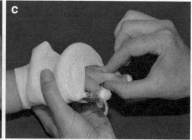

Abb. 2.22 a Verbundener Halbringfixateur, Beugekontrakturen der Finger 2.–5. Zum Schutz wurde ein selbsthaftender Verband über die Hutmuttern gewickelt. **b** Der Unterarm wird über den Fixateur fixiert, das Mittelgelenk wird mit der Daumenbeere des Behandlers von palmar unterstützt. **c** Durch den Gegendruck der Zeigefingerbeere wird das Mittelgelenk in die maximale Streckung gebracht. (© Kinderkrankenhaus Wilhelmstift, mit freundlicher Genehmigung)

das Grundgelenk in Beugung, wird dieses langsam in die 0° Stellung geführt und somit der Finger maximal gedehnt. Die Dehnung soll 10 bis 20 s gehalten und mit jedem Finger durchgeführt werden. Wiederholungen erfolgen mehrmals am Tag. Die Kleinkinder haben noch keine Schwierigkeiten, die betroffene Hand auch mit Fixateur als Halte- oder Funktionshand einzusetzen (Abb. 2.22a). Gegenstände werden zwischen den Fingern gegriffen. Wird die betroffene Hand im Alltag nicht eingesetzt, sollte eine therapeutische Intervention in Erwägung gezogen werden.

2.2.5.3 Fingerschiene während der Handgelenksdistraktion

Reicht das tägliche manuelle Aufdehnen nicht aus, um Beugekontrakturen zu verhindern, wird eine Unterarm–Fingerschiene gefertigt. Die Schiene schient die Finger von palmar und endet proximal des Unterarmes. Die Form der Schiene wird an Unterarm und Handgelenk so neutral wie möglich gehalten, da sich die Position und Form des Handgelenkes im Lauf der Distraktion verändert (Abb. 2.23a). Das bedeutet, dass die Schienenkonturen dort nicht ausmodelliert werden, sondern eine möglichst gerade Auflagefläche geformt wird. Da die Schiene unter den eng am palmaren Unterarm anliegenden Verband geschoben wird, reicht ein Verschluss an den Fingern für einen guten Sitz aus (Abb. 2.23c). Der dorsale Verschluss drückt die Finger zwischen den Grund- und Mittelgelenken in die Schiene

(Abb. 2.23b, c). Das Flauschband, welches die Finger in der Schiene fixiert, sollte zusätzlich gut gepolstert sein (Kap. 8), da schnell Druckstellen durch den Gurt entstehen können. Bestehen unterschiedlich starke Kontrakturen an den einzelnen Fingern, müssen diese über die Schiene und nicht über den Verschluss ausgeglichen werden.

2.2.5.4 Schienenanpassung bei vorhandenem Halbringfixateur

Es ist sinnvoll, die Finger vor Anfertigung der Schiene aufzudehnen, um eine gute Streckung der Finger in der Schiene zu erreichen und Schmerzen während des Anfertigens zu verringern. Das Anmodellieren der Schiene ist für die Kinder meist schmerzhaft, da Zug auf die kontrakten Sehnen ausgeübt wird. Umso wichtiger ist daher eine gute Fixierung der Hand. Der Haltende fixiert den Arm über den Fixateur (Abb. 2.24) während die Schiene zügig anmodelliert wird. Nach einer Tragezeit von 5 bis 10 min darf die neu angefertigte Schiene das Kind nicht mehr stören. Ist dies nicht der Fall, muss die Schiene in geringerer Streckung gefertigt werden. Die Schiene wird während des Schlafens getragen, den Rest des Tages bleiben die Finger frei. Da sich durch die Handgelenksdistraktion die Hand- und Fingerposition ändert, kann es sein, dass die thermoplastische Schiene im Verlauf neu angepasst werden muss. Das ist nach unserer Erfahrung während der Distraktionszeit maximal ein bis zweimal nötig.

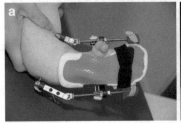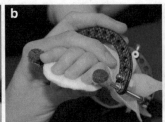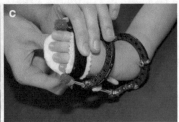

Abb. 2.23 a–c Palmare thermoplastische Nachtlagerungsschiene zum Aufdehnen der Finger 2–5 während der Handgelenksdistraktion. Durch die gerade Form am proximalen Ende kann die Schiene unter den Verband geschoben werden. Ein Zügel auf den Fingergrundgliedern reicht als alleinige Halterung aus. (© Kinderkrankenhaus Wilhelmstift, mit freundlicher Genehmigung)

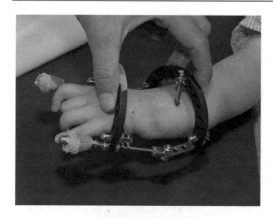

Abb. 2.24 Die Hand wird durch Fassen der Fixateur-ringe fixiert. Dieses Halten über den Fixateur ist schmerzlos. (© Kinderkrankenhaus Wilhelmstift, mit freundlicher Genehmigung)

Fingerschiene während der Handgelenks-distraktion

- **Handposition des Haltenden:**
  Hand 1: Fixateur wird über die Halb-ringe fixiert.
  Hand 2: Fixiert den Oberarm, um eine Ausweichbewegung zu verhindern.
- **Schienenfassung:**
  Die Schiene wird nur palmar von den Fingerspitzen bis zum proximalen Unterarm gefertigt. Sie wird **nicht** seitlich um die Hand bzw. den Unterarm modelliert. Der Verband um den Fixateur drückt die Schiene an den Unterarm und fixiert damit den proximalen Teil der Schiene.
- **Druckpunkte der Schiene:**
  Palmar = Finger bis proximaler Unterarm
  Dorsal = eine weiche Pelotte drückt die Finger zwischen Grund- und Mittelgelenken in die Schiene
- **Empfohlene Materialien** (Kap. 8):
  - Thermoplastisches Material 2,0 mm
  - Klettband
  - (Elastisches) Flauschband
  - Randpolster
  - Polster unter das Flauschband

Diese Art von Schienen kann ohne Verbands-wechsel angelegt und entfernt werden, indem sie zwischen den Verband und Unterarm geschoben bzw. rausgezogen wird. Dieses erleichtert die tägliche Handhabung.

2.2.5.5 Radialisation und K-Draht Fixierung

Nach Beendigung der Distraktion wird der Fixateur externe entfernt und eine Radialisation durchgeführt. Die Handwurzelknochen, die sich durch die Distraktion vor der Elle befinden (Abb. 2.25a), werden in dieser neuen Position fixiert. Die rudimentären radialen Handgelenkstrecker werden auf die ulnare Handwurzel transponiert. Das Handgelenk wird in dieser Position über einen intramedullären Kirschner-Draht (K-Draht) gesichert, der durch den 2. Mittelhandknochen und die Handwurzel in die Elle eingebracht wird (Abb. 2.25b und 2.26c). Dieser Kirschner-Draht verbleibt für ca. 6 Monate.

Postoperativ wird zunächst eine palmare Unterarmschiene aus Gips angelegt. Aufgrund der starken postoperativen Schwellung ist es ratsam, erst 4 bis 6 Wochen postoperativ eine thermoplastische Schiene anzufertigen. Sowohl die Gipsschiene als auch die thermoplastische Schiene müssen Tag und Nacht getragen werden, um das Handgelenk in der neuen Position zu halten und den Kirschner-Draht zu schützen. Sie dürfen beim Baden und bei ruhigen Tätigkeiten unter Aufsicht, z. B. beim Essen, abgenommen werden.

2.2.5.6 Unterarm-Hohlhandschiene während der K-Draht Fixierung

Die Schiene zum Schutz des Kirschner-Drahtes und der neuen Handgelenksposition wird von palmar angepasst und umfasst mindestens 2/3 des Unterarmumfangs (Abb. 2.27a, b). Vor Anfertigung der Schiene muss geprüft werden, ob der Kirschner-Draht am 2. Mittelhandknochen unter der Haut zu tasten ist. Ist dies der Fall, wird für den Zeitraum der Schienenanfertigung ein

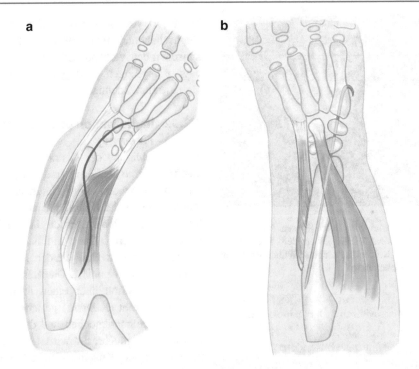

Abb. 2.25 a Schematische Darstellung vor der Radialisation. **b** Schematische Darstellung nach der Radialisation, Fixierung des Handgelenkes mit einem K-Draht. (© Kinderkrankenhaus Wilhelmstift, mit freundlicher Genehmigung)

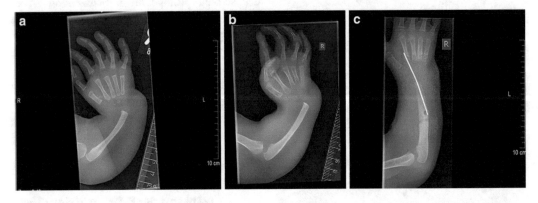

Abb. 2.26 a–c Klumphand bei TAR-Syndrom **a** Im Alter von 8 Monaten, **b** kurz vor Beginn der Distraktion im Alter von 22 Monaten, **c** nach Abbau des Fixateurs und nach der Radialisation im Alter von 25 Monaten. Die Pinstellen im Knochen sind noch sichtbar. (© Kinderkrankenhaus Wilhelmstift, mit freundlicher Genehmigung)

Polster auf die Stelle geklebt. Dadurch entsteht der erforderliche Hohlraum in der Schiene, um Druckstellen und/oder Hautirritationen zu verhindern. Da der Kirschner-Draht die Position des Handgelenkes vorgibt, darf das thermoplastische Material nur um die Hand modelliert werden, ohne vorher Zug oder Druck auf das Handgelenk aufzubauen. Es empfiehlt sich eine Schienendicke von 3,2 mm, da die Kinder mehrere Monate mit dieser Schiene spielen und toben. Die Schiene muss dieser Belastung standhalten.

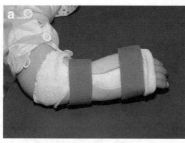
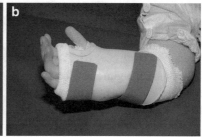

Abb. 2.27 **a** Thermoplastische Unterarmschiene zur Fixierung des Handgelenkes nach Radialisation und K-Draht Fixierung von dorsal und **b** palmar. (© Kinderkrankenhaus Wilhelmstift, mit freundlicher Genehmigung)

Unterarm-Hohlhandschiene während der K-Draht Fixierung

- **Handposition des Haltenden:**
  Hand 1: Finger 2–5 werden gehalten.
  Hand 2: Finger fixieren den Oberarm, es wird nur so stark gehalten, dass der Schienenbauer in Ruhe bauen kann. Kein Zug nach dorsal oder ulnar, da die Position durch den K-Draht vorgegeben wird.

- **Schienenfassung:**
  Ca. 2/3 des Umfangs von Unterarm und Hand werden eingefasst. Proximal ist die Schiene radial- und ulnarseitig so lang wie möglich, ohne Bewegungen im Ellenbogen einzuschränken. Daher ulnarseitig meist einige Zentimeter länger, um einen maximalen Hebel zu erzielen. Die Finger bleiben frei.

- **Druckpunkte der Schiene:**
  Palmar: vom Unterarm bis zur Hohlhand
  Dorsal: um das Handgelenk herum. Die Schiene umfasst dorsalseitig ca. zur Hälfte den Handrücken und den Unterarm
  Radialseitig: proximaler Unterarm bis proximal des Zeigefingergrundgelenkes
  Ulnarseitig: distaler Unterarm

- **Empfohlene Materialien:**
  – Thermoplastisches Material 3,2 mm
  – Weitere siehe Oberarm-Hohlhandschiene

2.2.5.7 Unterarmorthese mit abnehmbaren Fingeraufsatz

Befinden sich die Finger aufgrund des starken Sehnenzugs in einer ausgeprägten Beugestellung, kann zu dem Zeitpunkt der K-Draht Fixierung eine Orthese gefertigt werden, die auch die Finger schient. Damit das Kind die Finger während der K-Draht Fixierung nutzen kann, sollte der Fingeraufsatz abnehmbar sein (Abb. 2.28c, d) und nur zur Nacht angebracht

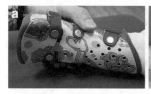
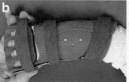
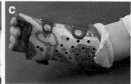
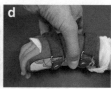

Abb. 2.28 **a–d** Unterarmorthese mit abnehmbarem Fingeraufsatz. Der Fingerteil wird in die Unterarmschiene gesteckt und mit einer Rändelschraube fixiert. Somit können die Finger über Nacht gedehnt werden. Am Tag wird der Fingeraufsatz entfernt, um Bewegungen der Finger zuzulassen. Die „Nase" an der Schiene erweitert die Druckauflage der Hand an der radialen Seite ohne die Bewegung der Finger einzuschränken. (© Kinderkrankenhaus Wilhelmstift, mit freundlicher Genehmigung)

werden (Abb. 2.28a, b). Eine sogenannte „Nase" (Kap. 8) auf der ulnaren Seite der Schiene erweitert die Handauflage am Tag und verhindert damit Druckstellen (Abb. 2.28c, d). Sie ist so ausgearbeitet, dass eine Beugung in allen Zeigefingergelenken möglich ist. Ein ausgeprägter Sehnenzug führt trotz der Radialisation und der K-Draht Fixierung zu einer Neigung des Handgelenks nach radial, daher ist die erweiterte Auflage von Nutzen.

Unterarmorthese mit abnehmbarem Fingeraufsatz

- **Hand- und Fingerposition in der Orthese:**
  Handgelenk – wie der K-Draht es vorgibt, meist in 0° Stellung
  Finger 2–5 – Aufdehnung der Finger im Grund-, Mittel- und Endgelenk bis maximal 0° mit Einzelfingerfassung, Daumen werden großzügige ausgespart
- **Ortheseneinfassung:**
  Ca. 2/3 des Umfangs von Unterarm und Hand werden von palmar eingefasst, proximal ist die Orthese radial und ulnar so lang wie möglich ohne Bewegungen einzuschränken, daher ulnarseitig meist einige Zentimeter länger.
- **Druckpunkte:**
  Palmar mit Fingeraufsatz: vom Unterarm bis zur Fingerspitze. Unterschiede in den Fingerbeugekontrakturen werden palmarseitig über die Orthese ausgeglichen
  Palmar ohne Fingeraufsatz: vom Unterarm bis proximal der Fingergrundgelenke
  Dorsal: Verschluss auf Höhe des distalen Unterarms dicht am Handgelenk, Halterung am proximalen Unterarm, Fingerpelotte zwischen Grund- und Mittelgelenken
  Radialseitig mit Fingeraufsatz: proximaler Unterarm bis zur Fingerspitze des Zeigefingers

Radialseitig ohne Fingeraufsatz: proximaler Unterarm bis ca. zum Mittelgelenk des Zeigefingers
Ulnarseitig: distaler Unterarm
- **Empfohlene Materialien** (Kap. 8):
  - Streifi-Flex
  - Carbonspange
  - Umlenker
  - Gurtband mit Klettverschluss
  - Fingerpelotte
  - Rändelschraube

Cave: Deviation und Hyperextension in den Fingergrundgelenken vermeiden. Unterschiedliche Fingerbeugekontrakturen müssen in der Orthese über die palmare Seite ausgeglichen werden

2.2.5.8 Entfernung des K-Drahtes und Pollizisation

Nach ca. 6 Monaten wird der Draht entfernt. Ist kein Daumen angelegt bzw. ist dieser zu stark unterentwickelt (Abb. 2.29a), kann bei guter Beweglichkeit der vorhandenen Finger eine Pollizisation vorgenommen werden. Dabei wird der Zeigefinger auf die Daumenposition umgesetzt (Abb. 2.29b) (Kap. 3). Die Pollizisation ist ein komplexer Eingriff. Es dauert etwa 5 Wochen bis die postoperative Schwellung rückläufig ist. Nach dieser Zeit muss eine thermoplastische Nachtlagerungsschiene angepasst werden, um ein Rezidiv der Klumphand zu verhindern und um den pollizisierten Daumen in bestmöglicher Abduktions- und Oppositionsstellung zu stützen. Diese Schiene wird so lange nachts getragen bis das Kind aus der Schiene herausgewachsen ist, mindestens aber für drei Monate. In den ersten drei bis vier Monaten postoperativ kann ein starker Narbenzug den Daumen in die Adduktion ziehen. Dem muss durch manuelle Therapie, Narbenbehandlung und Schienentherapie entgegengewirkt werden (Kap. 3).

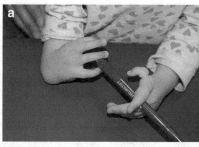
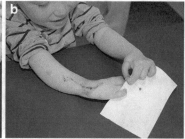

Abb. 2.29 a 3 Jahre altes Mädchen mit RLD beidseits, Daumenaplasie rechts und hochgradiger Daumenhypoplasie links. Das Kind greift im Seitgriff (Kap. 1). **b** Dasselbe Mädchen im Alter von 5 Jahren, Z. n. Pollizisation links sowie Handgelenksdistraktion, und Radialisation rechts. (© Kinderkrankenhaus Wilhelmstift, mit freundlicher Genehmigung)

2.2.6 Operative Nachbehandlung

2.2.6.1 Unterarmschiene nach Pollizisation

Die thermoplastische Nachtlagerungsschiene, die nach der Radialisation und Pollizisation gefertigt wird, reicht vom Unterarm bis zu den Grundgelenken der Finger 3 bis 5. Die Beweglichkeit des Ellenbogens darf nicht beeinträchtigt werden. Die Schiene wird von dorsal um die Hohlhand, den Daumen und den Unterarm modelliert. Durch diese Technik wird der Daumen in die Abduktion und Opposition geführt (Kap. 3).

Der Mittelfinger und der Daumen stehen in bestmöglicher Abduktion und Opposition zueinander (wie beim Umgreifen einer Flasche). Die Fingerspitze des Daumens sollte, wenn möglich, dem Ringfinger gegenüberstehen, um die bestmögliche Opposition zu allen Fingern zu ermöglichen (Kap. 3). Das Handgelenk steht in bestmöglicher Streckung (0 – max. 30° Dorsalextension) und kann leicht (10–20°) nach ulnar ausgerichtet werden, um einer Handgelenksabkippung nach radial entgegenzuwirken (Abb. 2.30a, b). Diese Nachtlagerungsschiene soll ab der 5. postoperativen Woche für mindesten 3 Monate getragen werden, um dem Narbenzug entgegenzuwirken und eine maximale Abduktion und Opposition des „neuen" Daumens zu erreichen. Wenn das Kind aus der Schiene herausgewachsen und der Daumen gut positioniert ist, wird mit der Schienenbehandlung zum Erhalt der Handgelenksaufrichtung – Schritt 5 – fortgefahren. Am Tag wird die Hand freigelassen, um das Einsetzen des Daumens zu ermöglichen und neue Greifmuster zu erlernen (Abb. 2.31). Gefördert wird dies durch Handtherapie.

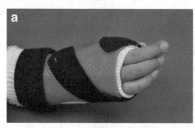
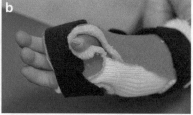

Abb. 2.30 a Thermoplastische Schiene zur Stabilisierung des Handgelenkes und des Daumens nach Radialisation und Pollizisation von dorsal und **b** von palmar, die Daumenspitze steht der Ringfingerbeere gegenüber. (© Kinderkrankenhaus Wilhelmstift, mit freundlicher Genehmigung)

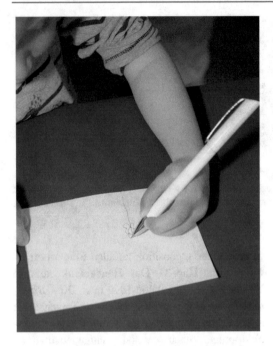

Abb. 2.31 Das Kind nutzt den pollizisierten Daumen und hält den Stift im dynamischen Drei-Punkt-Griff (Kap. 1). (© Kinderkrankenhaus Wilhelmstift, mit freundlicher Genehmigung)

Unterarmschiene nach Pollizisation

- **Hand- und Fingerposition in der Schiene:**
  Handgelenk – Aufdehnung nach dorsal (bis maximal 30° Extension) und nach ulnar (bis maximal 20° Ulnarduktion).
  Mittelfinger und „neuer" Daumen – bestmögliche Abduktion und Opposition zueinander.
- **Schienenfassung:**
  Ca. 2/3 des Umfangs von Unterarm und Hand werden eingefasst.
  Proximal ist die Schiene radialseitig und ulnarseitig so lang wie möglich, ohne die Ellenbogenbeweglichkeit einzuschränken. Daher ulnarseitig meist einige Zentimeter länger, um einen maximalen Hebel zu erzielen.
  „Neuer" Daumen: in bestmöglicher Abduktion und Opposition zum Mittelfinger.

- **Druckpunkte:**
  Palmar: Hohlhand und proximaler Unterarm
  Dorsal: feste Pelotte Höhe proximales Handgelenk, Halterung am proximalen Unterarm
  Radialseitig: Proximaler Unterarm bis auf Höhe des 3. Fingergrundgelenkes
  Ulnarseitig: proximaler Unterarm und Handkante
  Daumen:
  - palmarseitig – Höhe Grundgelenk,
  - ulnarseitig – erste Phalanx,
  - radialseitig – erste Phalanx
  - dorsalseitig – erste Phalanx evtl. bis distales Endgelenk, um dieses leicht in Beugung zu fassen
- **Empfohlene Materialien:**
  siehe Oberarm-Hohlhandschiene

Cave: Überstreckung in den Grundgelenken des Mittelfingers und des „neuen" Daumens verhindern

2.2.6.2 Unterarmorthese gegen die Rückstelltendenz

Wurde keine Pollizisation vorgenommen, wird sofort nach Entfernung des Kirschner-Drahtes mit der Behandlung durch Nachtlagerungsorthesen begonnen. Nach einer Pollizisation beginnt diese Behandlung ca. 3 bis 6 Monate später. Um der Rückstelltendenz des Handgelenkes entgegenzuwirken, müssen die Nachtlagerungsorthesen bis zum Wachstumsende getragen werden. Je nach Alter und Wachstumsschub benötigt das Kind bzw. der Jugendliche alle paar Monate bis Jahre neue Orthesen. Im Kindergarten- und Grundschulalter schießen die Kinder in die Höhe und verlieren ihren „Babyspeck". Dann ist es möglich, dass die Orthesen vom Umfang her lange passen, aber die Länge nach einiger Zeit nicht mehr ausreicht. Für einen ausreichenden Hebel, der das Handgelenk in Streckung hält, muss die Orthese eine Länge bis

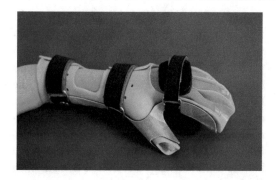

Abb. 2.32 Streif-Flex Orthese mit Carbonspange, zur Verhinderung der Rückstelltendenz des Handgelenks, Verbesserung der Beugekontrakturen der Finger 3–5 und Stellungssicherung des pollizisierten Daumens in Abduktion und Opposition. (© Kinderkrankenhaus Wilhelmstift, mit freundlicher Genehmigung)

zum proximalen Unterarm aufweisen. Daher ist es ratsam, bis zum Ende des Grundschulalters mindestens einmal im Jahr eine Orthesenkontrolle anzubieten. Während des Gipsabdrucks der Hand muss das Handgelenk in die bestmögliche dorsale und ulnare Aufrichtung gebracht werden. Dabei muss von dem Haltenden erhebliche Kraft aufgewendet werden. Hier darf nicht zu zaghaft gearbeitet werden, da sonst ein Rezidiv begünstigt wird.

In vielen Fällen benötigen die Kinder eine Unterarmorthese mit Hohlhandeinfassung für die Nacht, diese kann je nach Beugekontraktur der Finger mit Fingereinfassung gestaltet werden. Eine Daumeneinfassung ist im ersten postoperativen Jahr nach Pollizisation anzuraten (Abb. 2.32).

schränken. Daher ulnarseitig meist einige Zentimeter länger, um einen maximalen Hebel zu erzielen.

Handgelenk = maximale Aufdehnung nach ulnar und dorsal, durch die dorsale Pelotte am proximalen Handgelenk wird der Arm in die Orthese gedrückt.

Finger (wenn nötig) = Einzelfingerfassung, Kontrakturen werden palmarseitig ausgeglichen, dorsale Druckpelotte zwischen den Grund- und Mittelgelenken.

Daumen (wenn nötig) = in Oppositionsstellung zum Mittelfinger (nach Pollizisation), sonst Aussparung des Daumens.

- **Druckpunkte:**
  Palmar: Unterarm bis Hohlhand.
  Dorsal: feste Pelotte Höhe distaler Unterarm, Pelotte Höhe Fingergrundglieder (ausgenommen Daumen)
  Radial: auf Höhe der 2. Mittelhandknochen, auf Höhe der 3. Mittelhandknochen nach Pollizisation, bis proximaler Unterarm
  Ulnar: distaler Unterarm
- **Empfohlene Materialien** (Kap. 8):
  – Streif-Flex
  – Carbonspange
  – Umlenker
  – Gurtband mit Klettverschluss
  – Fingerpelotte

Unterarmorthese gegen die Rückstelltendenz

- **Handposition in der Orthese:**
  Maximale Aufdehnung des Handgelenkes nach dorsal (0–30°) und ulnar (kann in eine leichte Deviation nach ulnar ausgerichtet werden).
- **Ortheseneinfassung:**
  Ca. 2/3 des Armumfangs wird eingefasst.
  Radialseitig und ulnarseitig ist die Orthese so lang wie möglich, ohne die Ellenbogenbeweglichkeit einzu-

2.2.6.3 Rezidivbehandlung: Statisch-progressive Handgelenk-Streckquengelorthese

Entwickelt sich trotz der Orthesenbehandlung ein Rezidiv bzw. kann die feste Orthese eine radiale und/oder palmare Abwinklung im Handgelenk nicht verhindern, kann eine statisch-progressive Orthesenbehandlung sinnvoll sein. Besonders bei Kindern mit TAR-Syndrom ist ein starker Sehnen-Muskelzug zu beobachten, der das Handgelenk nach palmar und radial zieht (Abb. 2.33). Hier helfen statisch-progres-

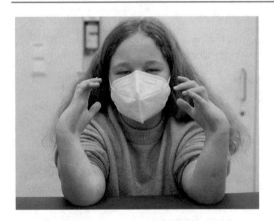

Abb. 2.33 13 Jahre alte Jugendliche mit TAR-Syndrom, Z. n. Handgelenksaufrichtung. Rezidivneigung des Handgelenkes nach palmar mit ausgeprägten Beugekontrakturen von Mittel- und Ringfingern. (© Kinderkrankenhaus Wilhelmstift, mit freundlicher Genehmigung)

(Kap. 8). Ein großzügiges Entfernen des Materials ist aufgrund des veränderten Weichteilgefüges nicht anzuraten. Weisen die Finger Beugekontrakturen auf, werden sie mit eingefasst. In Handgelenksbeugung werden die Finger in ihre Führung ohne Druck eingelegt, da bei Streckung des Handgelenkes automatisch eine starke Streckung der Finger erfolgt. Einzelne Finger mit starken Kontrakturen können zusätzlich tagsüber mittels dynamischen Dreipunkt-Finger-Streckorthesen aufgequengelt werden (Abb. 2.34a, b) (Kap. 4).

▶ Ob dies umsetzbar ist, muss mit den Betroffenen vorab besprochen werden, um sowohl die zeitlichen Möglichkeiten als auch die Motivation festzustellen.

sive Orthesen mit oder ohne Einzelfingereinfassung (Abb. 2.34a, b). Sie werden sowohl nachts als auch als Übungsorthese für kurze Intervalle tagsüber verwendet. Nachts wird das Handgelenk durch die Orthese in eine schmerzfreie dosierte Aufrichtung gebracht. Mindestens 1–3 × am Tag wird die Orthese straffer, bis an die Schmerzgrenze, eingestellt und mindestens für 10 bis 30 min getragen.

Während der Streckquengelung werden die Weichteile an der dorsalen Seite des Handgelenkes zusammengeschoben. Daher muss das Orthesenmaterial dort „hochgetulpt" werden, um den Weichteilen eine Führung zu geben

Statisch-progressive Handgelenk-Streckquengelorthese
- **Handposition in der Orthese:**
  Die Hand und die Finger liegen in entspannter Beugung in der Orthese, das Handgelenk wird so weit wie möglich nach ulnar aufgedehnt.
- **Ortheseneinfassung:**
  Freiraum zirkulär um das Handgelenk Der Unterarm wird zirkulär oder dorsalseitig mit breiten Laschen eingefasst,

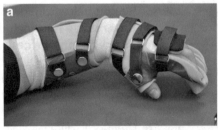
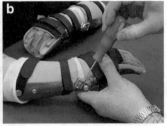

Abb. 2.34 a Dieselbe Jugendliche mit statisch-progressiver Handgelenk-Streckquengelorthese zur Aufrichtung des Handgelenkes nach dorsal und ulnar. Zusätzlich werden die Fingermittelgelenke in der Einzelfingerfassung gestreckt -Schiene von ulnar. **b** Statisch-progressive Handgelenk-Streckquengelorthese von radial, die Quengelung wird straffer, bis zur Schmerzgrenze eingestellt, durch die starke Streckung des Handgelenkes intensiviert sich die Quengelung auf die kontrakten Finger. (© Kinderkrankenhaus Wilhelmstift, mit freundlicher Genehmigung)

um den Halt während der Quengelung in der Orthese zu gewährleisten.

Am proximalen Unterarm ist die Orthese radialseitig und ulnarseitig so lang wie möglich ohne Bewegungen einzuschränken, daher ulnarseitig meist einige Zentimeter länger, um einen maximalen Hebel zu erzielen.

Die Hand und der Daumen werden zirkulär gefasst, um Ausweichbewegungen während des Aufquengelns zu verhindern.

Die Finger erhalten von palmar eine Einzelfingerfassung durch die auch die unterschiedlichen Kontrakturen ausgeglichen werden. Eine dorsalseitige Druckpelotte auf den Fingergrundgliedern hält die Finger in der Orthese.

- **Druckpunkte:**
  Palmar: Unterarm und Hohlhand.
  Dorsal: feste Pelotte über die gesamte Länge vom distalen bis zum proximalen Unterarm sowie am Handrücken, eine Pelotte über den Fingergrundgliedern
  Radial: der gesamte Unterarm, die Hand am 2.Mittelhandknochen, durch die Daumenführung wird der Druckpunkt ausgeweitet, bei Einzelfingerfassung wird der Druckpunkt nach distal bis zur Zeigefingerspitze erweitert
  Ulnar: distaler Unterarm
- **Empfohlene Materialien** (Kap. 8):
  - Streif-Flex
  - Carbonspange
  - Umlenker
  - Gurtband mit Klettverschluss
  - Fingerpelotte
  - statisch dynamisches Gelenk

Cave: Wird das Handgelenk in der Orthese in Streckung gebracht, erfolgt automatisch in der Orthese eine stärkere Streckung der Finger, daher müssen diese in Handgelenksbeugestellung in entspannter Haltung eingefasst werden. Die Kanten auf Höhe des dorsalen Handgelenkes müssen großzügig wegen der Weichteilverschiebung „hochgetulpt" werden (Kap. 8)

2.2.6.4 Dynamische Finger-Streckorthesen

Um einzelne Fingermittelgelenke gezielt zu behandeln (Abb. 2.35a), kann die Therapie durch dynamische Finger-Streckorthesen intensiviert werden (Abb. 2.35b). Diese Schienen werden mehrmals am Tag für 10–30 min getragen. Die Druckpunkte befinden sich palmarseitig auf Höhe des Grundgelenkes und auf Höhe des Fingermittelgliedes. Dorsalseitig liegt der Gegendruck auf Höhe des Fingergrundgliedes. Durch das Federsystem der Orthese wird das Mittelgelenk in Streckung gedrückt (Kap. 4, 8).

2.2.7 Behandlungsbeispiele abhängig vom Entwicklungs- und Therapiestand

2.2.7.1 Präoperativ

Dieser kleine Junge wurde uns im Alter von 7 Monaten vorgestellt (Abb. 2.36a–c). Neben beidseitigem radialem longitudinalem Reduktionsdefekt des Typ 4, weist er eine Daumenaplasie rechts und eine Daumenhypoplasie links auf. Beide Unterarme sind verkürzt und die Ellen kurviert. Die Finger weisen in den Grundgelenken Beuge- und in den Mittelgelenken schwere Streckkontrakturen auf. Die intensive manuelle Aufdehnung der Hand- und Fingergelenke sowie die Schienenbehandlung mit thermoplastischen Schienen zur Aufdehnung der Handgelenke begannen an diesem Tag. Im Alter von 12 Monaten wurden die bisherigen Schienen durch Unterarmschienen mit Fingereinfassung abgelöst (Abb. 2.16a, b).

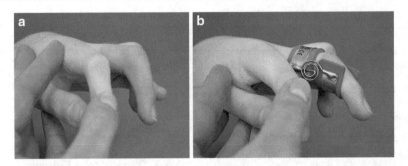

Abb. 2.35 a Ausgeprägte Beugekontrakturen der Fingermittelgelenke 3 und 4. **b** Behandlung mit einer dynamische Finger-Streckorthesen von RUCK. (© Kinderkrankenhaus Wilhelmstift, mit freundlicher Genehmigung)

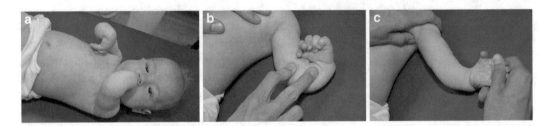

Abb. 2.36 a 8 Monate alter Junge mit RLD beidseits, Daumenaplasie rechts, Daumenhypoplasie links und Fingerbeugekontrakturen beidseits. **b** Aktiv ist keine Streckung der Finger möglich, die Hand liegt am Unterarm an, Bewegungen nach ulnar sind aktiv nur minimal durchzuführen. **c** Passiv kann die Hand nur mit viel Kraft aufgedehnt werden. In der Hohlhand ist der starke Sehnen- und Muskelzug in die Beugung zu erkennen. Für die Aufdehnung des Handgelenkes nach ulnar wird viel Kraft benötigt. (© Kinderkrankenhaus Wilhelmstift, mit freundlicher Genehmigung)

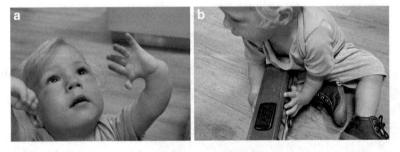

Abb. 2.37 a Selber Junge im Alter von 18 Monaten. Nach 7-monatiger Behandlung mit Unterarmorthesen mit Fingereinfassung und intensiver manueller Behandlung durch die Mutter. Die aktive Beweglichkeit des Handgelenkes nach ulnar und dorsal sowie die Fingerbeweglichkeit haben sich deutlich verbessert. **b** Die Beugemuskeln und -sehnen sind durch die Behandlung elastischer geworden und lassen ein aktives Öffnen der Hand zu. (© Kinderkrankenhaus Wilhelmstift, mit freundlicher Genehmigung)

Durch tägliche manuelle Behandlung durch die Mutter und nächtliche Schienen- bzw. Orthesentherapie konnten die Handgelenke und die Finger aufgedehnt und damit die aktive Beweglichkeit deutlich verbessert werden (Abb. 2.37a, b), was die Entwicklung, die Selbstständigkeit und die Geschicklichkeit des Kindes fördert.

2.2.7.2 Konservativ bei schwersten Formen der RLD

Bei diesem kleinen Mädchen zeigt sich ein Erfolg im Laufe der konservativen Therapie. Operative Maßnahmen sind vermutlich nicht möglich, da dem Mädchen damit die Möglichkeit genommen wird, mit der rechten Hand zum Mund zu gelangen (Abb. 2.17a, b und 2.38). Durch das Wachstum und die manuelle Behandlung aller Finger, der Schultern und des rechten Handgelenkes kann das Mädchen nach 12 monatiger Behandlung die Finger aktiver strecken und beugen und das Handgelenk in deutlich bessere Ulnarduktion bringen (Abb. 2.39b). Bimanuelle Tätigkeiten sind möglich geworden (Abb. 2.39a), der Greifradius hat sich vor allem durch die Streckung der radialen Weichteile des rechten Handgelenkes verbessert. Es erfolgt seit dem 9. Lebensmonat zusätzlich zur manuellen Behandlung die Therapie mit Nachtlagerungsschienen zur Aufdehnung des rechten Handgelenkes nach ulnar und dorsal (Abb. 2.2). Für ein Kind mit dieser schwerwiegenden Fehlbildung sind die Ermöglichung von bimanuellen Tätigkeiten und ein leicht vergrößerter Bewegungsradius ein großer Schritt in die Selbstständigkeit.

2.2.7.3 Prä- und postoperativ

Bei diesem Patienten zeigen wir den Verlauf präoperativ im Alter von 9 Monaten bis postoperativ und nach langjähriger Rezedivbehandlung im Alter von 13 Jahren. Präoperativ besteht ein beidseitiger radialer longitudinaler Reduktionsdefekt mit vollständiger

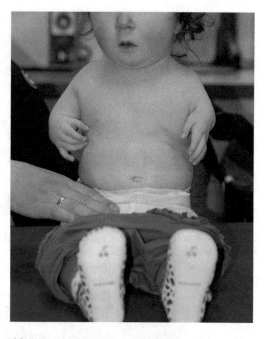

Abb. 2.38 9 Monate altes Mädchen mit RLD beidseits bei TAR-Syndrom, rechts fehlendem Unterarm, links sehr kurzem fusioniertem Ober- und Unterarm, hypoplastischen Daumen und eingeschränkter Fingerbeweglichkeit beidseits. (© Kinderkrankenhaus Wilhelmstift, mit freundlicher Genehmigung)

Radiusaplasie und Daumenaplasie sowie Fingerbeugekontrakturen. Operative Eingriffe:

- Aufrichtung der Handgelenke mittels Halbringfixateur,
- Radialisation,
- K-Drahtentfernung und Pollizisation rechts und links.

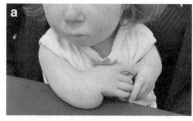 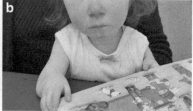

Abb. 2.39 **a** Selbes Mädchen im Alter von 21 Monaten nach 12-monatiger konservativer Behandlung. Bimanuelle Tätigkeiten sind möglich. **b** Der Greifradius ist durch die gedehnten radialen Weichteile des rechten Handgelenkes größer geworden. (© Kinderkrankenhaus Wilhelmstift, mit freundlicher Genehmigung)

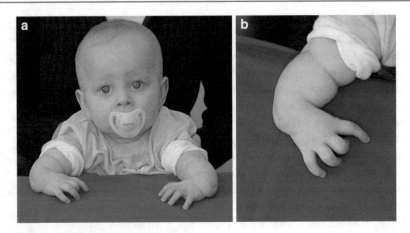

Abb. 2.40 a, b Patient im Alter von 9 Monaten, mit RLD, Daumenaplasie und Fingerbeugekontrakturen beidseits. (© Kinderkrankenhaus Wilhelmstift, mit freundlicher Genehmigung)

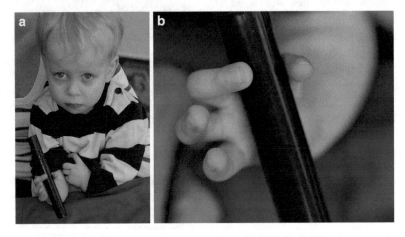

Abb. 2.41 a, b Patient im Alter von knapp 3 Jahren, Z. n. Handgelenksaufrichtung und Pollizisation rechts. (© Kinderkrankenhaus Wilhelmstift, mit freundlicher Genehmigung)

Neben vielen körperlichen Aktivitäten spielt der junge Mann Handball.

Präoperativ mit 9 Monaten. Radialer longitudinaler Reduktionsdefekt Typ 4 mit Daumenaplasie und Fingerbeugekontrakturen beidseits (Abb. 2.40a, b).

Im Alter von knapp 3 Jahren. Nach Aufrichtung des Handgelenkes mittels Halbringfixateur, Radialisation, K-Drahtentfernung und Pollizisation der rechten Hand (Abb. 2.41a, b).

Im Alter von 5 Jahren. Nach Aufrichtung der Handgelenke mittels Halbringfixateur, Radiali-

sation, K-Drahtentfernung und Pollizisation der rechten und linken Hand (Abb. 2.42a, b).

Im Alter von 13 Jahren. Bestehende konsequente nächtliche Schienentherapie zur Verhinderung von Rezidiven und zur Aufdehnung der Finger. Mit deutlicher Verbesserung der Fingerbeugekontrakturen (Abb. 2.43a, b).

Wichtig für die Entwicklung des Kindes ist es, sowohl prä- als auch postoperativ alle Tätigkeiten zu erlauben und früh zu fördern:

z. B. Krabbeln, Aufstützen (Abb. 2.44a, b), Klettern (Abb. 2.44c), Handball spielen, ein

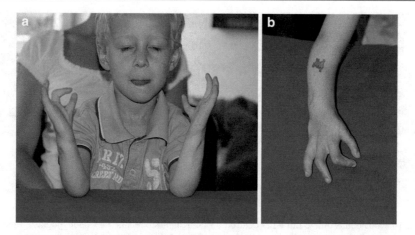

Abb. 2.42 **a, b** Patient im Alter von 5 Jahren, Z. n. Handgelenksaufrichtung und Pollizisation beidseits. (© Kinderkrankenhaus Wilhelmstift, mit freundlicher Genehmigung)

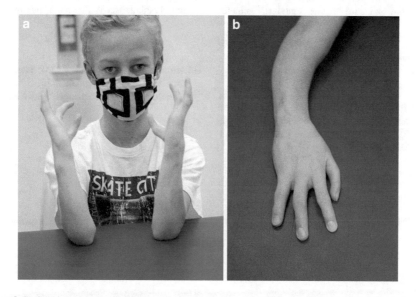

Abb. 2.43 **a, b** Patient im Alter von 13 Jahren, Z. n. Handgelenksaufrichtung und Pollizisation beidseits, sowie konstanter Schienentherapie zur Verhinderung von Rezidiven und zur Aufdehnung der Finger 3–5. (© Kinderkrankenhaus Wilhelmstift, mit freundlicher Genehmigung)

Musikinstrument erlernen. Viele Tätigkeiten sind auch durch Verwendung von Hilfsmitteln möglich, bzw. lassen sich mit Hilfsmitteln (Kap. 7) leichter umsetzen, wie das Spielen eines Musikinstrumentes, Laufrad oder Fahrrad fahren.

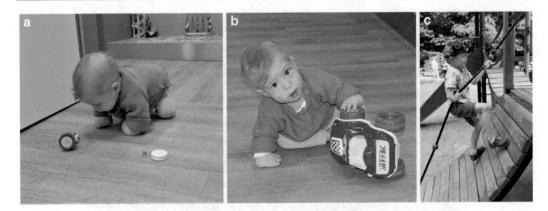

Abb. 2.44 **a** 14 Monate alter Junge mit RLD beidseits, Daumenaplasie rechts, Daumenhypoplasie links und Finger-beugekontrakturen beidseits, präoperativ. Die Hände befinden sich 90° nach radial abgewinkelt neben der Elle, ge-krabbelt wird sich vor allem auf den Unterarmen über die ulnaren Seiten. **b** Ein Stütz erfolgt oft über die Hand-kante. **c** 5 Jahre alter Junge mit RLD und Daumenapalsie rechts, manuelle Aufdehnung des Handgelenkes seit dem 8. Lebensmonat, ohne operative Versorgung. Er zieht sich mit dem gesunden Arm hoch, der rechte Arm stabilisiert die Kletteraktion, das Seil wird im Interdigitalgriff gehalten. (© Kinderkrankenhaus Wilhelmstift, mit freundlicher Ge-nehmigung)

Literatur

Bayne LG, Kluge MS (1987) Long-term review of sur-gicaltreatment of radial deficiencies. J Hand Surg Am 12(2):169–79. https://doi.org/10.1016/s0363-5023(87)80267-8

Hülsemann W (voraussichtl. 2023): Handfehlbildungen im Kindes- und Jugendalter. In: Spies et al. (Hrsg) Unterarm und Hand. Springer, Berlin Heidelberg

Daumenhypoplasie und Daumenaplasie

3

Inhaltsverzeichnis

3.1 Klinisches Bild

Die **Daumenhypoplasie** ist eine angeborene Unterentwicklung des Daumenstrahls, die alle Strukturen wie Knochen, Muskeln und Sehnen betrifft. Das Ausmaß der Unterentwicklung reicht von einer Verkleinerung des Daumens über das Fehlen wesentlicher Teile bis zum vollständigen Fehlen des gesamten Strahls, der **Daumenaplasie.**

Die Schweregrade der Hypoplasie werden nach Blauth (Abb. 3.1), in der Modifikation von Manske eingeteilt.

- Grad I:
  Verschmächtigung des Daumens ohne klinische Relevanz. Die intrinsische Thenarmuskulatur ist gering hypoplastisch.
  Folge: gering, möglicherweise schnellere Ermüdung beim Malen oder Schreiben.
- Grad II:
  Die Thenarmuskulatur ist nicht regulär ausgebildet, die Seitenbänder des Daumengrundgelenkes sind instabil, die erste Zwischenfingerfalte ist verengt, das Skelett ist verschmälert.

Folgen: die instabilen Seitenbänder reduzieren die Kraft deutlich.
- Grad IIIA:
  Zusätzlich zu den Defiziten von Grad II kommen Anomalien der extrinsischen Muskulatur, ein instabiles Sattelgelenk durch Hypoplasie des proximalen ersten Mittelhandknochens und eine fehlende intrinsische Muskulatur hinzu (Kap. 1). Die Instabilität des Daumens limitiert die Kraft erheblich.
  Folgen: Überlastungsschmerzen mit Adduktionskontraktur.
- Grad IIIB:
  Der proximale Anteil und damit die Basis des ersten Mittelhandknochens ist nicht angelegt und das funktionell so wichtige Sattelgelenk fehlt (Abb. 3.1).
  Folgen: Der Daumen ist weitgehend funktionslos. Er kann mangels Stabilität nicht zum Greifen benutzt werden. Der Interdigitalgriff wird als Ersatz benutzt.
- Grad IV:
  Der rudimentäre Daumen ist nur häutig mit der Hand verbunden, er flottiert (=flottierender Daumen).

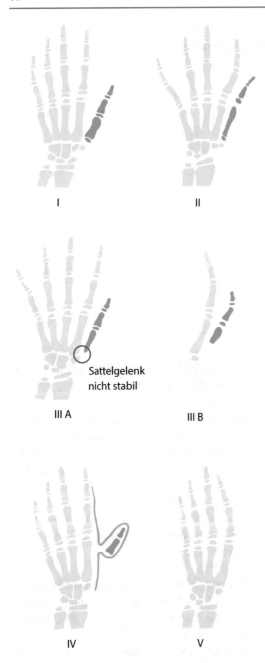

Abb. 3.1 Klassifikation der Daumenhypoplasie (Nach Blauth Blauth 1967, modifiziert nach Manske 1992. Aus Hülsemann voraussichtl. 2023)

Folge: der Daumen ist völlig funktionslos.
- Grad V:
  vollständige Aplasie des Daumenstrahls, das Skaphoid ist verkleinert.

Die Daumenhypoplasie kann isoliert oder als Teil einer komplexeren Fehlbildung auftreten,

zum Beispiel einem radialen longitudinalen Reduktionsdefekt (Kap. 2).

3.2 Behandlung

Nach klinischer Untersuchung erfolgt je nach Schweregrad der Daumenhypoplasie eine **operative Therapie**. Ab einer Daumenhypoplasie Grad IIIB gilt in Europa die Pollizisation des Zeigefingers als beste Methode, einen funktionierenden Daumen in einem Schritt aufzubauen. Oft fällt es den Eltern schwer, den vorhandenen, aber funktionslosen Daumen entfernen zu lassen und sich für die Zeigefinger-Pollizisation zu entscheiden. Präoperativ kann bei äußerlich vorhandenem, aber nicht funktionierendem Daumen (Abb. 3.2a, b) eine Funktionsanalyse durch Ergo- oder Physiotherapeuten sinnvoll sein, um den Eltern bei der Entscheidungsfindung zu helfen. Wird der Daumen beim Greifen vollständig ausgespart und nur im Seitgriff = Interdigitalgriff gegriffen, entspricht der Befund dem eines nicht angelegten Daumens. In vielen Fällen entwickelt sich eine Rotation des Zeigefingers in angedeutete Opposition und die zweite Zwischenfingerfalte weitet sich spontan (Abb. 3.2b). Der Zeigefinger übernimmt bereits in Ansätzen die Funktion des Daumens. Der Hinweis auf diese Anpassung kann den Eltern bei der Entscheidung helfen, den Zeigefinger operativ auf die Daumenposition umsetzen zu lassen. Eine Pollizisation erweitert die Greifmöglichkeiten erheblich. So werden z. B. Präzisions- und Grobgriffe erst möglich (Kap. 1).

3.2.1 Operative Therapie

- Grad I:
  Keine operative Therapie nötig
- Grad II und IIIA:
  Bei teils nicht angelegter Thenarmuskulatur und Instabilität des Daumengrundgelenkes durch Seitenbandinsuffizienz kann beides mittels **Opponensplastik** durch Transposition der Flexor-digitorum-superficialis-IV-Sehne verbessert werden. Gleichzeitig wird die erst Zwischenfingerfalte durch eine

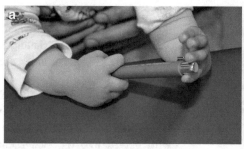 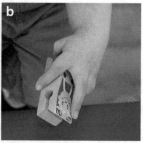

Abb. 3.2 **a** 16 Monate altes Mädchen mit Daumenhypoplasie IIIB rechts und Daumenaplasie bei radialem longitudinalem Reduktionsdefekt links. Aufgrund der hochgradigen Daumenhypoplasie kann das Mädchen den Stift nur im Interdigitalgriff halten. Der Daumen der rechten Hand wird vollständig ausgespart und weist keine Funktion auf. **b** 2-jähriges Mädchen. Aufgrund des funktionslosen hypoplastischen Daumens ist der Interdigitalgriff zur dominanten Greifform geworden. Der Zeigefinger weist eine angedeutete Opposition auf. (© Kinderkrankenhaus Wilhelmstift, mit freundlicher Genehmigung)

einfache oder doppelte **Z-Plastik** oder einen **Rotationsdehnungslappen** vom Handrücken geweitet.

- Grad IIIB, IV und V:
  Bei einer Instabilität oder einem nicht Vorhandensein des Daumensattelgelenks erfolgt in den meisten Fällen eine **Pollizisation,** um ein bestmögliches funktionelles Resultat zu erhalten. Bei der Pollizisation wird der hypoplastische Daumen reseziert. Der Zeigefingerstrahl wird verkürzt und in Pronation und Palmarduktion in die Daumenposition gestellt.

3.2.2 Operationstechniken

3.2.2.1 Opponensplastik
Die oberflächliche Ringfingerbeugesehne (Flexor-digitorum-superficialis-IV-Sehne = FDS 4) wird am Ringfinger abgesetzt, nach proximal zum Handgelenk zurückgezogen, um die FCR-Sehne herumgeführt und zum 1. Mittelhandknochen transponiert. Ein Schenkel der FDS Sehne wird durch einen Knochenkanal nach ulnar gezogen und in definierter Vorspannung am 1. Mittelhandknochen fixiert. Dann werden beide Schenkel zur Stabilisierung der Seitenbänder an der Grundgliedbasis inseriert (Abb. 3.3). Dadurch wird eine Zirkumduktion

ermöglicht, die Abduktion und Opposition verbessert und das Daumengrundgelenk stabilisiert.

3.2.2.2 Z-Plastik
Eine **Z-Plastik** ist eine Z-förmige Hautinzision, wobei der Hautlappen mit der Subkutis zur Gegenseite transponiert und vernäht wird. Dies verlängert die Haut.

3.2.2.3 Rotationsdehnungslappen
Durch Mobilisierung eines dorsalen Hautlappens vom Handrücken wird Haut in die

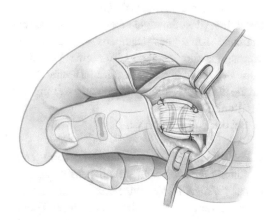

Abb. 3.3 Die oberflächliche Ringfingerbeugesehne wurde zum 1. Mittelhandknochen transponiert. Zur Stabilisierung des Grundgelenks wird jeweils ein Schenkel auf der radialen Seite und nach Durchzug durch einen Knochenkanal auf der ulnaren Seite auf die Seitenbänder augmentiert. (Aus Hülsemann voraussichtl. 2023)

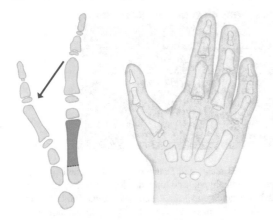

Abb. 3.4 a Darstellung der Pollizisation = der Umsetzung des Zeigefingers in die Daumenposition. Das Zeigefingermittelgelenk wird zum neuen Daumengrundgelenk (roter Pfeil), das Grundgelenk zum neuen Pseudo-Sattelgelenk. Der Mittelhandknochen des Zeigefingers wird durch Resektion des mittleren Anteils deutlich gekürzt (roter Anteil). **b** Der Zeigefinger wird in 90 bis 110° Rotation auf der Basis des zweiten Mittelhandknochens fixiert. Der neue Daumen steht in 20 bis 30° Radialduktion und 40° Palmarduktion und damit in Opposition zum Ringfinger. (Aus Hülsemann voraussichtl. 2023)

Zwischenfingerfalten gezogen und so effektiv geweitet.

3.2.2.4 Pollizisation

Ab einer Daumenhypoplasie Grad IIIB sind die Instabilität des Sattelgelenkes und die zu erwartende Kürze des Daumens am Ende des Wachstums eine Indikation für eine **Pollizisation**. Bei einer Hypoplasie Grad IV und V ist sie die *einzige* Möglichkeit zur Verbesserung der Greiffunktion.

Bei der Pollizisation wird:

- der Zeigefinger durch Resektion des mittleren Anteils seines Mittelhandknochens verkürzt,
- das Zeigefingergrundgelenk zum neuen Pseudosattelgelenk, das ehemalige Zeigefingermittelgelenk zum neuen Daumengrundgelenk (Abb. 3.4a, b),
- der Mittelhandknochenkopf in Überstreckung mit der Gelenkskapsel vernäht, um eine Hyperextension auf Höhe des neuen Sattelgelenkes zu vermeiden.

- der Zeigefinger in 90 bis 110° Rotation auf der Basis des zweiten Mittelhandknochens fixiert. Es wird also kein Sattelgelenk mit zwei Freiheitsgraden wie in einer normalen Hand gebildet.
- der neue Daumen in 20 bis 30° Radialduktion und 40° Palmarduktion gestellt und damit in Opposition zum Ringfinger. Die Strecksehne wird gerafft und die Beugesehnen (M. flexor digitorum profundus / M flexor digitorum superficialis) der spontanen Schrumpfung überlassen.

Bei den Interossei gibt es folgende operative Möglichkeiten:

Nach Buck-Gramcko:

- Beide Interosseusmuskeln werden von ihren Seitenzügeln abgetrennt und nach der knöchernen Einstellung in neuer Kürze wieder miteinander vernäht. Sie sollen damit die nicht angelegten M. abductor und M. adductor ersetzten.

Aufgrund der ausgeprägten Narbenbildung wurde die Operationstechnik in manchen Zentren nach Empfehlung von Mennen geändert:

- Die Interosseusmuskulatur wird nicht von ihrem Ansatz abgelöst, sondern der spontanen Verkürzung überlassen.

Extensoren und Flexoren sind aufgrund der spontanen Schrumpfungen nach der Operation noch nicht ausbalanciert, dieses ist erst nach ca. 3–6 Monaten abgeschlossen. Das Kennen der Operationstechnik ist wichtig für die richtige und effektive Nachbehandlung.

3.2.3   Operative Nachbehandlung

3.2.3.1 Nachbehandlung Opponensplastik

Ruhigstellung in einer Unterarm-Holhand-Daumengipsschiene für 4 Wochen bei weiter Wickelung der 1. ZFF, gefolgt von weiterer Ruhigstellung in einer Daumengipsschiene für 2 Wochen. Anschließend zwei- bis dreimal pro Woche **manuelle Therapie,** um das neue Greifmuster zu trainieren: alle Oppositionsübungen, die Daumenspitze soll alle Fingerkuppen und dann das Kleinfingergrundglied erreichen (Kap. 1/Kapandji-Index).

Es erfolgt eine intensive **Narbenbehandlung** ab der sechsten postoperativen Woche (Kap. 7).

Manuelle Therapie

In den ersten vier Wochen wird der Daumen durchgängig in einer Gipsschiene ruhiggestellt. In dieser Zeit sollte der Patient zu folgenden Übungen angeleitet werden:

- aktive Bewegung der Finger 2–5 in die kleine und große Faust sowie den Lumbrikalisgriff, der Fokus sollte dabei auf dem Ringfinger liegen,
- um einer Beugekontraktur durch den Narbenzug vorzubeugen mehrmals tägliche Dehnung des Ringfingers in Extension passiv sowie aktiv,
- mit der nicht betroffenen Hand aktive Flexion im Ringfingermittelgelenk mit gleichzeitiger Opposition des Daumens. Dabei gedankliche Übertragung der Bewegung auf die betroffene Seite. Dies führt zu einer Anregung des kognitiven Motors, um die Bewegung auf der betroffenen Seite besser anzubahnen.

Nach Abschluss der dritten Woche kann mit einer ergotherapeutischen Übungsbehandlung begonnen werden. Diese sollte zunächst noch ohne Belastung stattfinden. Die Schiene darf nur während der Übungsphasen abgenommen werden.

Im Fokus stehen dabei:

- Anbahnung der aktiven Opposition: der Patient führt mit dem Ringfinger eine Flexion durch und imaginiert dabei die Opposition des Daumens. Nach und nach wird aus der Vorstellung eine assistive und dann eine aktive Bewegung.
- Aktive Beugung in beiden Ringfingermittelgelenken und gleichzeitige Opposition des Daumens auf beiden Seiten,

- aktive Mobilisation des Handgelenkes,
- Narbenbehandlung, um Adhäsionen entgegenzuwirken,
- aktive Bewegungsanbahnung von Radialduktion und Palmarduktion,
- Beübung des physiologischen Einsatzes des Daumens, Opposition zu den Fingerbeeren der Finger 2–5 und im Verlauf zum Kleinfingergrundgelenk.

Ab der 7. postoperativen Woche muss die Schiene nur noch bei Belastungs- oder Gefährdungssituationen getragen werden. In die Behandlung können nun folgende Übungen aufgenommen werden:

- lastfreie aktive und passive Oppositionsübungen,
- Halte- und Greifübungen von leichten Gegenständen,
- aktive Beübung der Feinkoordination,
- zur Unterstützung der Opposition kann eine Opponensschlaufe mit zum Beispiel einem NRX-Tape (Kap. 8) zu Hilfe genommen werden (Abb. 3.5a, b).

Ab der 10. postoperativen Woche ist eine vollständige Mobilisation ohne Einschränkungen möglich:

- isometrische Kräftigungsübungen in Abduktion sowie Opposition,
- dynamische Kräftigungsübungen in Abduktion sowie Opposition,
- weiterhin Beübung der Feinmotorik und Feinkoordination.

▶ Zusätzlich sollte die Händigkeit des Kindes während der Nachbehandlung nicht aus den Augen verloren werden. Ist die operierte Hand die dominante Hand, sollte frühzeitig mit Übungen für die Grafomotorik begonnen werden.

3.2.3.2 Nachbehandlung Pollizisation

Ruhigstellung des Daumens in Abduktion und Opposition zum Ring- und Mittelfinger für

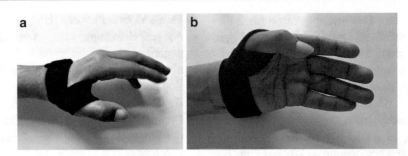

Abb. 3.5 **a** Anlage einer Opponensschlaufe 7 Wochen nach Opponensplastik zur assistiven Übung der Opposition. Diese Schlaufe (NRX-Tape) unterstützt den Patienten, indem sie den Daumen in Palmarduktion hält. **b** Ansicht von palmar, der Daumen steht in Palmarduktion vor dem Zeigefinger, sodass mit dem Patienten feinmotorische Übungen durchgeführt werden können. (© Kinderkrankenhaus Wilhelmstift, mit freundlicher Genehmigung)

10 Tage im Verband. Etwa ab dem 7. bis 10. postoperativen Tag zusätzliche Ruhigstellung mittels Daumengipsschiene für weitere vier Wochen.

Ab der fünften postoperativen Woche erfolgt mehrmals am Tag eine intensive **Narbenbehandlung.**

Die **manuelle Therapie** beginnt unmittelbar nach der handchirurgischen Kontrolle fünf Wochen postoperativ zwei- bis dreimal pro Woche, um das neue Greifmuster zu trainieren.

Je nach Befund ist eine **Schienenbehandlung** mit einer thermoplastischen Schiene nötig. Diese Behandlung wirkt der Narbenschrumpfung und damit der Verengung der 1. Zwischenfingerfalte entgegen und stabilisiert die gewünschte Oppositionsstellung.

Ruhigstellung

Der neue Daumen muss für fünf Wochen in Abduktion und Opposition zum Mittel- und Ringfinger gewickelt werden. (Abb. 3.6a–d). Ab etwa dem 10. postoperativen Tag, nach deutlichem Rückgang der Schwellung, unterstützt eine kleine Gipsschiene an der dorsalen Seite des gesamten Daumenstrahls die Ruhigstellung. Der Verband wird nach Anlage der Gipsschiene für weitere 3–4 Wochen belassen und erst dann entfernt.

▶ Die Weichteile der ersten Zwischenfingerfalte schwellen postoperativ an. Die stärkste Schwellneigung wird in den ersten vier bis sechs Tagen beobachtet. Aufgrund des Umfangs des operativen Eingriffs können Spannungsblasen (Abb. 3.7) durch oberflächliche Durchblutungsstörungen am mobilisierten Hautlappen entstehen. Die Hand muss vor allem in den ersten 10 Tagen nach der Operation ruhig gehalten und am Tage auf Herzniveau, z. B. durch eine Schlaufe, hochgebunden werden. So kann sich das Kind bewegen und mit der nicht operierten Hand spielen. Es ist wenig eingeschränkt und die operierte Hand wird geschützt und hochgelagert.

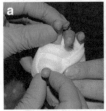 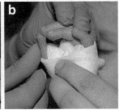 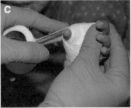 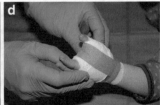

Abb. 3.6 **a–d** Der neue Daumen wird nach der Operation in die bestmögliche Opposition und Abduktion gewickelt. Grund- und Endgelenk dürfen nicht überstreckt werden. (© Kinderkrankenhaus Wilhelmstift, mit freundlicher Genehmigung)

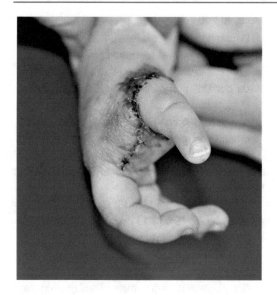

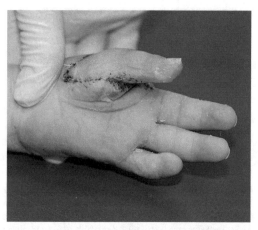

Abb. 3.8 Der Daumen steht fünf Wochen postoperativ in Adduktion aufgrund ungenügender breiter Wickelung. (© Kinderkrankenhaus Wilhelmstift, mit freundlicher Genehmigung)

Abb. 3.7 12. Tag postoperativ. Die Hand ist geschwollen, es haben sich kleine Spannungsblasen gebildet. (© Kinderkrankenhaus Wilhelmstift, mit freundlicher Genehmigung)

Nach der fünften postoperativen Woche und Entfernen des Verbandes, muss vor der ersten Behandlung eine Befundkontrolle durchgeführt werden:

- Trophik der Narbe,
- Weichteilschwellung,
- Stellung des Daumens,
- passive und aktive Bewegungsausmaße von Daumengrund und -endgelenk,
- Status quo der vom Kind genutzten Greifformen.

Die manuelle Therapie und eine evtl. Schienenbehandlung richten sich nach der operativen Therapie und dem postoperativen Befund.

Die **Narbenbehandlung** nach Pollizisation stellt eine Herausforderung dar. Narben nach Pollizisation neigen zu einer extremen Festigkeit und zu Kontrakturen. Eine Narbenbehandlung startet ab der fünften postoperativen Woche nach Entfernung des Gipsverbandes. Die Haut ist zu dem Zeitpunkt sehr trocken und verkrustet (Abb. 3.8). Das mehrmals tägliche Auftragen einer Fettcreme unterstützt die Regeneration der Haut und erleichtert das Abtragen der Krusten.

Die Narbenmobilisation erfolgt mehrmals täglich (z. B. nach jedem Wickeln) auf und neben der Narbe mit kreisenden Bewegungen. Dabei wird der neue Daumen mit der Haltehand in bestmöglicher Opposition und Abduktion gehalten. Eine Überstreckung des Daumengrundgelenkes muss unbedingt verhindert werden.

▶ Der kräftige Narbenzug nach Pollizisation ist Folge der umfangreichen Operation und der großflächigen Präparation der Hautweichteile.

Zusätzlich zur Narbenmassage ist die manuelle Dehnung zur Weitung der ersten Zwischenfingerfalte unerlässlich, um Adduktionskontrakturen entgegenzuwirken (Abb. 3.8 und 3.9).

Um die erste Zwischenfingerfalte zu dehnen:

- greift der Therapeut die Hand des Kindes von der ulnaren Handkante aus, sodass er Handgelenk und 3. Metakarpale gut fixieren kann,
- mit der anderen Hand wird das Metakarpale 2 gegriffen und Richtung Palmarduktion gedehnt (Abb. 3.9).
- Der Daumen des Therapeuten liegt dabei palmar auf Höhe des neuen MP-Gelenkes, der Zeigefinger dorsal distal des MP-Gelenkes

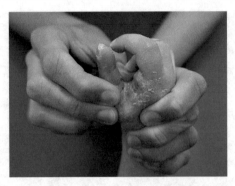

Abb. 3.9 3 Jahre alte Junge nach Pollizisation. Der Daumen befindet sich 5 Wochen nach der Operation in ungenügender Abduktion. Die Narbenmassage und das Aufdehnen der ersten Zwischenfingerfalte erfolgen durch starken Zug und Manipulation. Eine Hyperextension in den Grundgelenken muss durch Fixierung durch den Therapeuten verhindert werden. (© Kinderkrankenhaus Wilhelmstift, mit freundlicher Genehmigung)

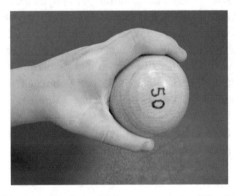

Abb. 3.10 Ergebnis 2 Jahre postoperativ. Die Dehnung sowie die Schienenbehandlung waren erfolgreich. Das Kind kann auch sehr große Gegenstände greifen. (© Kinderkrankenhaus Wilhelmstift, mit freundlicher Genehmigung)

und der Mittelfinger dorsal proximal des MP-Gelenkes.

▶ Der Therapeut muss den Daumen während der Manipulation in Opposition halten und

sowohl das Neo-Sattelgelenk als auch das Daumengrundgelenk fixieren, um den Daumen nicht in die Radialduktion zu drängen bzw. das Grundgelenk nicht zu überstrecken, da der Daumen sonst einen Großteil seiner Opposition verliert.

Ein Abstützen, Krabbeln etc. ist dem Kind erlaubt und muss nicht unterbunden werden.

Die **Manuelle Therapie** startet parallel zur Narbenbehandlung.

Zur Verbesserung der Flexion im **Daumengrundgelenk** (Abb. 3.11) werden folgende passive und aktive Bewegungen durchgeführt.
Passiv:

- der Daumen wir vom Therapeuten mit der Haltehand von ulnar in einer guten Oppositionsstellung fixiert, dabei liegt der Daumen des Therapeuten palmar proximal des Daumengrundgelenkes. Die restlichen Finger umschließen dorsalseitig den Daumen in einer guten Palmarduktion.
- Der Zeigefinger der anderen Hand wird dorsal proximal des Daumenendgelenkes des

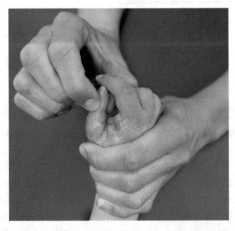

Abb. 3.11 5 Wochen postoperativ nach Entfernung des Verbandes. Die Haut ist trocken, die Narben gerötet und die passive Beweglichkeit des Grundgelenkes eingeschränkt. Das Daumengrundgelenk wird in die Flexion gedehnt. (© Kinderkrankenhaus Wilhelmstift, mit freundlicher Genehmigung)

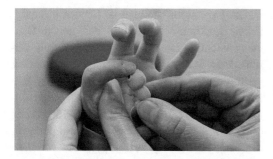

Abb. 3.12 Nach der passiven Dehnung wird das Kind dazu angeleitet, das neu erlangte Bewegungsausmaß auch aktiv zu üben. Um zunächst eine gezielte Ansteuerung des Grundgelenks zu erreichen, muss die Hand gehalten werden. (© Kinderkrankenhaus Wilhelmstift, mit freundlicher Genehmigung)

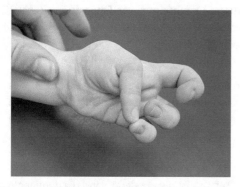

Abb. 3.13 2 Jahre nach Pollizisation. Das Daumengrundgelenk kann vom Kind optimal flektiert werden. Eine Opposition zur Kleinfingerbeere ist möglich. Dies entspricht einem Kapandji von 6. (© Kinderkrankenhaus Wilhelmstift, mit freundlicher Genehmigung)

Kindes aufgelegt und drückt so das Daumengrundgelenk in Flexion.

Aktiv (Abb. 3.12 und 3.13):

- der neue Daumen wird vom Therapeuten mit der Haltehand von radial in einer guten Opposition gehalten, dabei liegt der Daumen des Therapeuten palmar proximal des Daumengrundgelenkes,
- das Kind führt eine aktive Flexion im Daumengrundgelenk aus. Dazu benötigt es evtl. einen kleinen Anreiz, wie zum Beispiel das Kitzeln eines Kuscheltieres.

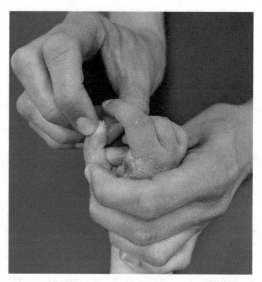

Abb. 3.14 Passive Dehnung des Daumenendgelenks in die Flexion. (© Kinderkrankenhaus Wilhelmstift, mit freundlicher Genehmigung)

Zur Verbesserung der Flexion im **Daumenendgelenk** (Abb. 3.14) werden folgende passive und aktive Bewegungen durchgeführt.

Passiv:

- der Daumen wird wie oben beschrieben vom Therapeuten in guter Opposition fixiert,
- die Haltehand rutscht dabei etwas weiter nach distal, sodass der Daumen des Therapeuten palmar proximal des Daumenendgelenkes liegt,
- in dieser Position wird das Daumenendgelenk über den haltenden Daumen des Therapeuten in Flexion gedehnt (Abb. 3.14).

Aktiv:

- der Neo-Daumen des Kindes wird radial vom Therapeuten in guter Opposition auf Höhe der ersten Phalanx fixiert,
- der Daumen des Therapeuten liegt dabei palmar, proximal des Daumenendgelenk (Abb. 3.15),
- das Kind wird nun aufgefordert, das Daumenendgelenk zu flektieren (Abb. 3.15). Der

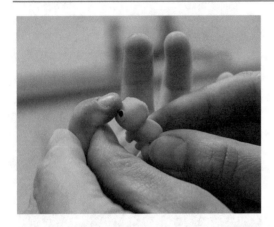

Abb. 3.15 Nachdem die passive Dehnung stattgefunden hat, wird das Kind motiviert, die aktive Ansteuerung zu üben. Um zunächst eine gezielte Ansteuerung des Endgelenkes zu erreichen, muss die Hand gehalten werden. (© Kinderkrankenhaus Wilhelmstift, mit freundlicher Genehmigung)

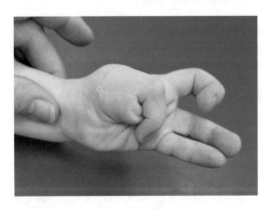

Abb. 3.16 2 Jahre postoperativ. Die Flexion im Grund- sowie Endgelenk ist endgradig, eine Opposition zum Kleinfingergrundgelenk ist möglich. Dies entspricht einem Kapandji von 10. (© Kinderkrankenhaus Wilhelmstift, mit freundlicher Genehmigung)

Therapeut fixiert dabei das Grundgelenk, um eine selektive Flexion im Daumenendgelenk anzubahnen. Dies kann auch durch Kitzeln eines Kuscheltieres passieren.

Alle diese Übungen sollten mehrmals am Tag durchgeführt werden, um die Beweglichkeit und Kraft des neuen Daumens zu trainieren und den Neo-Daumen im motorischen Kortex des Gehirns auszubilden (Abb. 3.16).

Die Oppositionsstellung ist für den bestmöglichen funktionellen Einsatz des neuen Daumens wichtig. Die Kinder müssen durch verschiedene Materialien dazu motiviert werden, vielfältige Greifformen mit dem Daumen auszuüben, z. B. Spitzgriff, Pfenniggriff, Schlüsselgriff, Dreipunktgriff und bilaterale Tätigkeiten (Abb. 3.17a–c). Der Seitgriff/Interdigitalgriff, den die Kinder vor der Operation verinnerlicht haben, muss umtrainiert werden. Nutzt das Kind im Behandlungsverlauf den Daumen nicht, können mithilfe eines Tapes Mittel- und Ringfinger (evtl. auch der Kleinfinger) aneinander gewickelt werden (Abb. 3.18a, b). Das Benutzen des neuen Daumens stimuliert die sensomotorische Hirnrinde und fördert somit das bewusste Durchführen der Opposition. Zusätzlich soll die Handgelenksstreckung mit dem Kind geübt werden.

▶ Zusätzlich sollte die Händigkeit des Kindes während der Nachbehandlung nicht aus den Augen verloren werden. Diese kann durch die lange Ruhigstellung beeinflusst worden sein. Häufig dauert es ein paar Tage, bis die Kinder die betroffene Hand wieder im Alltag einsetzten. Ist die operierte Hand die dominante Hand, sollte frühzeitig mit Übungen für die Grafomotorik begonnen werden.

Sensorische Stimulationen zur Verbesserung der Wahrnehmung des neuen Daumens sowie des Tastsinnes können zum Beispiel mit Bürste, Pinsel, Vibration, Schwamm oder durch Schatzsuche in warmem oder kaltem Raps, Kirschkernen, Kieselbädern und Spielen im Sand erfolgen.

Verschiedene auf das Alter abgestimmte Greifübungen und bimanuelle Tätigkeiten zur Verbesserung des physiologischen Einsatzes und der Abduktion können mit Bauklötzen, Steckbrettern, Kartenspielen, Brettspielen, Ton, Perlen, Knete, Bastelarbeiten, großen Bällen, Stapelbechern, großen Murmeln für die Murmelbahn und Umfüllspielen mit verschieden großen Behältern durchgeführt werden.

Nutzt das Kind auch weiterhin den Interdigitalgriff, sollten die Finger solidarisiert wer-

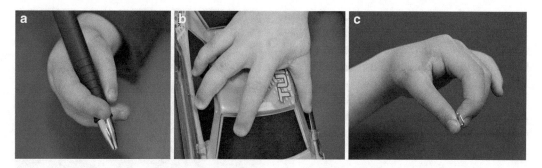

Abb. 3.17 a, b Neo-Daumen 7 Monate postop. Der Feingriff zum Halten eines Stiftes ist möglich, jedoch noch ungeschickt. Auch große Gegenstände können gegriffen werden. Die Greifkraft wird weiter gestärkt. **c** Feinste Griffe können gezielt mit dem Daumen ausgeführt werden. (© Kinderkrankenhaus Wilhelmstift, mit freundlicher Genehmigung)

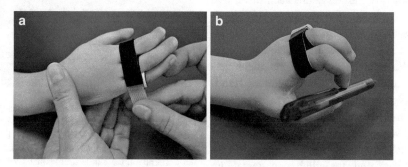

Abb. 3.18 a, b Die Finger 3–5 werden mit einem Buddy Loop® fixiert, um den Interdigitalgriff zu unterbinden. Der Einsatz des Spitzgriffes soll vom Kind im Alltag stetig geübt werden. (© Kinderkrankenhaus Wilhelmstift, mit freundlicher Genehmigung)

den. Dies nimmt dem Kind die Möglichkeit, in alte Greifmuster zurückzufallen. Reicht die Fixierung der Grundphalangen nicht, können die Finger auch auf Höhe der Mittelphalangen solidarisiert werden. Die Solidarisierung kann für mehrere Stunden oder auch den ganzen Tag aufrechterhalten werden. Die Fixierung kann zum Beispiel durch ein Buddy Loop® (Abb. 3.18a, b), NRX®-Tape oder Peha-Haft® (Kap. 8) geschehen. Mit der Zeit automatisiert sich der Spitzgriff und das Kind legt den Interdigitalgriff ab, der Spitzgriff wird sicher eingesetzt.

Schienenbehandlung

Ist die erste Zwischenfingerfurche narbig verengt und/oder steht der Daumen in ungenügender Opposition (Abb. 3.19), kann der Befund durch eine Schiene deutlich verbessert werden.

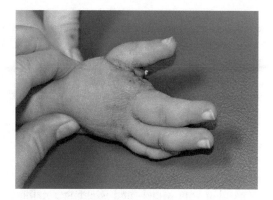

Abb. 3.19 5 Wochen nach Pollizisation. Der Neo-Daumen steht zu sehr in der Handebene in zu geringer Opposition zum Mittel- und Ringfinger. Der Narbenzug ist ausgeprägt und zieht den Daumen in die Adduktion. (© Kinderkrankenhaus Wilhelmstift, mit freundlicher Genehmigung)

Vor dem Bau der thermoplastischen Schiene werden die Narben durch Verschieben der Hautschichten so gut wie möglich gelockert und der Daumen in die gewünschte Position (20 bis 30° Radialduktion/40° Palmarduktion) massiert. Das Aufdehnen braucht Zeit, um die Stellung deutlich zu verbessern und eine gute Ausgangsposition für einen optimalen Schienensitz zu schaffen.

- Der Haltende fixiert die Finger 3–5 und den proximalen Unterarm.
- Der Ellenbogen des Kindes befindet sich zur besseren Stabilisierung auf einer Unterlage, die Finger 3–5 werden leicht nach distal und dorsal gezogen, um ein Verdrehen des Handgelenkes zu verhindern und um das Handgelenk in 20–30° Streckung zu stellen.
- Damit die Schiene gut sitzt und nicht verrutscht, umfasst sie den gesamten Handrücken bis zum distalen Unterarm, das Handgelenk, die Handkante und den Daumen.
- Sie wird von dorsal tief in die erste Zwischenfingerfalte bis palmarseitig zum ersten Mittelhandknochen und zusätzlich von dorsal um den ersten Mittelhandknochen bis zum Daumgrundglied modelliert (Abb. 3.21a, b).

Dabei wird während des Modellierens Druck ausgeübt:

- palmar proximal des Daumengrundgelenkes (grüner Pfeil),
- palmar proximal des Mittelfingergrundgelenkes (gelber Pfeil),
- dorsal auf das Daumengrundglied (blauer Pfeil).

Gleichzeitig

- wird der gesamte Daumenstrahl in die Opposition zum Mittel- und Ringfinger geführt (Abb. 3.20) (schwarzer Pfeil).

Dadurch wird der Daumen in die bestmögliche Abduktion und Opposition zum Mittel- und

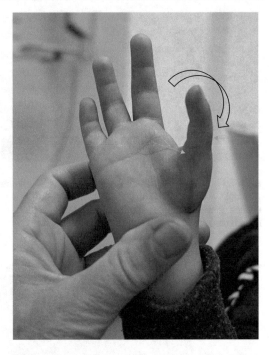

Abb. 3.20 Die farbigen Pfeile weisen auf die Druckpunkte hin, die in der Schiene berücksichtigt werden müssen. Der schwarze Pfeil zeigt die Bewegung des Daumens in die Opposition während der Anfertigung der Schiene an. (© Kinderkrankenhaus Wilhelmstift, mit freundlicher Genehmigung)

Ringfinger gestellt und eine Überstreckung im Daumengrundgelenk verhindert.

Die Handkante wird von der Schiene umschlossen, um das Ausweichen der Hand nach ulnar zu verhindern. Eine Polsterung der Schiene palmarseitig um den Daumen und die Fingergrundgelenke 3–5 ist sinnvoll, um Druckstellen bedingt durch die Rückstelltendenz durch den Narbenzug entgegenzuwirken (Abb. 3.21a, b).

Die Schiene muss auf Höhe des ersten Mittelhandknochens auf der Palmarseite zu öffnen sein, um das Anziehen zu erleichtern, die Blutgefäße nicht zu komprimieren und bei möglicher Schwellung der Hand nach handtherapeutischen Maßnahmen Platzreserven zu nutzen. Je nach Narbenzug wird die Schiene in den ersten Wochen über 12 bis 20 h getragen, danach für noch mindestens 3 Monate in der Nacht. Ist eine Silikonbehandlung der Narben nötig, erfolgt

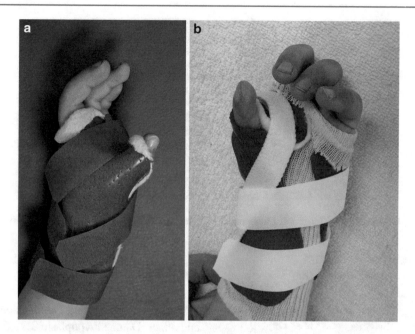

Abb. 3.21 **a** Die Schiene umfasst den Handrücken und den proximalen Unterarm. **b** Sie wird in die Hohlhand geführt und von dorsal nach palmar um den Neo-Daumen gelegt, um ihn in bestmöglicher Abduktion und Opposition zu schienen. Die Handkante wird umschlossen, um eine Ausweichen nach ulnar zu verhindern. Die Schiene ist palmar am ersten Mittelhandknochen offen, um bei Schwellung Raum zu geben. (© Kinderkrankenhaus Wilhelmstift, mit freundlicher Genehmigung)

diese durch eine dünne, elastische Silikonfolie, die sich der kleinen Hand optimal anpasst oder durch ein Silikongel (Kap. 6). In einigen Fällen ist eine Silikonpelotte aus HTV-Silikon ratsam (Kap. 6). Ein Trikotschlauchverband unter der Schiene schützt die zarte Haut der Kinder (Kap. 8). Bei der Behandlung mit Silikongel sollte er häufig ausgetauscht werden, um Hautirritationen zu verhindern.

Unterarmschiene nach Pollizisation

- **Hand- und Fingerposition in der Schiene:**
  Hand 1: Finger 3–5 werden nach distal und dorsal gezogen.
  Hand 2: fixiert den Unterarm und den Ellenbogen.
- **Schienenfassung:**
  Ca.2/3 des Umfangs von Unterarm und Hand werden eingefasst. Dorsalseitig vollständiger Umschluss.
  Die Hohlhand wird ausmodeliert, der „neue" Daumenstrahl bis zum Endgelenk ummantelt, die Handkante umschlossen.

- **Druckpunkte:**
  Palmar: Hohlhand, Grundgelenke des Mittelfingers und des Neo-Daumens, distaler Unterarm
  Dorsal: Handrücken und distaler Unterarm, „neuer" erster Mittelhandknochen und „neues" Daumengrundglied Radialseitig: „neuer" Daumenballen
  Ulnarseitig: Handkante
  Cave: Überstreckung in den Grundgelenken des Mittelfingers und des Neo-Daumens verhindern
- **Empfohlene Materialien:**
  – Thermoplastisches Material 2.0 mm
  – Schlauchverband 2,5 oder 5 cm breit (Kap. 8)
  – Klettband
  – Flauschband
  – Randpolster (Kap. 8)
  – Evtl. Polster zwischen den Schienenkanten (Kap. 8)

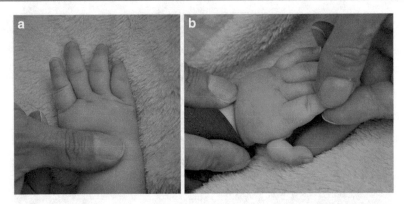

Abb. 3.22 **a, b** 9 Monate alter Junge mit Daumenaplasie rechts und Daumenhypolasie Blauth IV links. (© Kinderkrankenhaus Wilhelmstift, mit freundlicher Genehmigung)

Cave: Beim Anmodellieren der Schiene in die Opposition gerät der neue Daumen leicht in die Adduktion, wenn nicht gleichzeitig die erste Zwischenfingerfalte aufgedehnt wird. Während des Aufdehnens der ersten Zwischenfingerfalte muss der Daumen palmar proximal des Daumengrundgelenkes nach dorsal gedrückt und das Daumengrundglied nach palmar gedehnt werden, um eine Überstreckung im Daumengrundgelenk zu verhindern.

3.2.4 Behandlungsbeispiel

9 Monate alter Junge mit Daumenaplasie rechts und einer Daumenhypoplasie Blauth IV links (Abb. 3.22a, b).

Beidseits wurde der Zeigefinger pollizisiert: im Alter von fast zwei Jahren auf der linken Seite (Abb. 3.23a) und im Alter von zweieinhalb Jahren auf der rechten Seite.

Fünf Wochen nach der Pollizisation links erfolgte eine handchirurgische Wund- und Stellungskontrolle. Die Eltern wurden in die Narbenbehandlung eingewiesen, die Ergotherapie erfolgte für mehrere Wochen intensiv 2 bis 3mal pro Woche. Der Junge erhielt eine thermoplastische Schiene, die den Daumen über

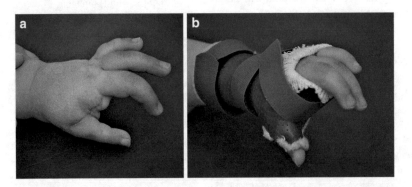

Abb. 3.23 **a** 2-jähriger Junge. 5 Wochen nach Entfernung des hypoplastischen Daumens und Pollizisation des Zeigfingers links. **b** Aufgrund des Narbenzuges und zur Optimierung der Position des Neo-Daumens wurde eine Schiene angepasst. Der Daumen steht in der Schiene in bestmöglicher Abduktion und Opposition. (© Kinderkrankenhaus Wilhelmstift, mit freundlicher Genehmigung)

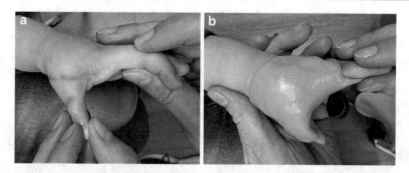

Abb. 3.24 **a** Die Narbe ist etwas eingesunken, verhärtet und kaum verschiebbar. **b** Zur Anfertigung einer HTV-Silikonpelotte wird ein Abdruck mit Zwei-Phasen-Silikon genommen. Der Neo-Daumen wird dabei in die bestmögliche Abduktion und Opposition zum Mittelfinger gestellt. (© Kinderkrankenhaus Wilhelmstift, mit freundlicher Genehmigung)

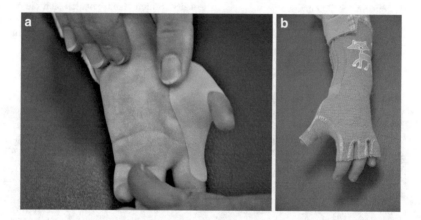

Abb. 3.25 **a** Die HTV-Silikonpelotte wird über den Daumen in die erste Zwischenfingerfalte gelegt. Alle Narben sind in der Pelotte eingefasst. Die Pelotte führt den Neo-Daumen in die gewünschte Abduktion- und Opposition. **b** Ein nach Maß angefertigter Kompressionshandschuh drückt die Pelotte eng an die Haut, damit die Pelotte ihre Wirkung voll entfalten kann. (© Kinderkrankenhaus Wilhelmstift, mit freundlicher Genehmigung)

Nacht in eine optimale Oppositions- und Abduktionsstellung schient (Abb. 3.23b).

Fünf Monate postoperativ steht der Daumen in gewünschter Oppositions- und Abduktionsstellung. Da die Operationsnarbe weiterhin stark zog (Abb. 3.24a), wurde ein Abdruck aus Zwei-Phasen-Silikon genommen und eine HTV-Silikonpelotte gefertigt (Abb. 3.24b). Zusätzlich wurden die Maße der Hand für die Anfertigung eines Kompressionshandschuhs genommen.

Damit die HTV-Silikonpelotte maximal wirken kann (Abb. 3.25a), wird zusätzlich ein Kompressionshandschuh angefertigt, der die Pelotte eng an die Narbe drückt. Durch einen eingenähten Reißverschluss kann der Handschuh leichter über die Pelotte gezogen werden. (Abb. 3.25b). Die Versorgung wird über Nacht getragen.

Nach viermonatiger Silikon- und Kompressionsbehandlung ist die Narbe weich, elastisch und abgeblasst (Abb 3.26).

Derselbe Junge im Alter von drei Jahren nach beidseitiger Pollizisation. Die Narben an der rechten Hand sind 7 Monate postoperativ noch im Umbau begriffen. Die Narben der linken Hand sind weich und elastisch. Die Neo-Daumen stehen in guter Abduktions- und Oppositionsstellung (Abb. 3.27). Die Neo-Sattelgelenke sind stabil.

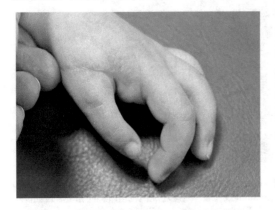

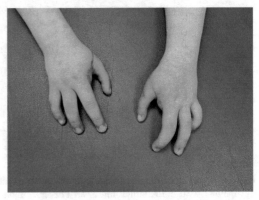

Abb. 3.26 2 ½-jähriger Junge. Nach viermonatiger Silikon- und Kompressionsbehandlung ist die Narbe weich, elastisch und abgeblasst. (© Kinderkrankenhaus Wilhelmstift, mit freundlicher Genehmigung)

Abb. 3.27 Rechte Hand 7 Monate und linke Hand 15 Monate postoperativ. Die Neo-Daumen stehen in guter Abduktion und Opposition zu den Mittelfingern. An der rechten Hand befinden sich die Narben noch in der Umbauphase. Links sind diese schon weich und elastisch. (© Kinderkrankenhaus Wilhelmstift, mit freundlicher Genehmigung)

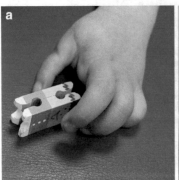

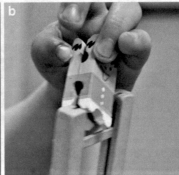

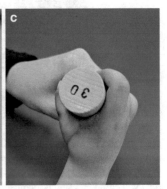

Abb. 3.28 a–c Präzisions- und Kraftgriffe können mithilfe der „neuen" Daumen durchgeführt werden. (© Kinderkrankenhaus Wilhelmstift, mit freundlicher Genehmigung)

Es werden Präzisionsgriffe (Abb. 3.28a, b) wie auch Kraftgriffe (Kap. 1) mithilfe der „neuen" Daumen durchgeführt. Der Lenker des Laufrades wird sicher mit beiden Händen gefasst und kleine Becher sicher mit einer Hand im Grobgriff gehalten. Der Kapandji-Index (Kap. 1) kann beidseits bis 6 durchgeführt werden. Die Hände können einzeln einen runden Gegenstand von 3 cm leicht umschließen (Abb. 3.28c).

Literatur

Blauth W (1967) The hypoplastic thumb. Arch Orthop Unfallchir 62:225–246

Hülsemann W (voraussichtl 2023) Handfehlbildungen im Kindes- und Jugendalter. In: Spies et al (Hrsg) Unterarm und Hand. Springer, Berlin

Manske PR, McCarroll HR (1992) Reconstruction of the congenitally deficient thumb. Hand Clin 8:177–196

Kamptodaktylien und multiple Fingerbeugekontrakturen

4

Inhaltsverzeichnis

Kamptodaktylien und multiple Fingerbeugekontrakturen kommen in verschiedenen Schweregraden und Ausprägungen vor. Sie können einen oder mehrere Finger an einer oder beiden Händen betreffen.

Sie treten häufig isoliert auf, können aber auch Teil einer komplexen Fehlbildung oder einer syndromalen Erkrankung sein.

Die Kamptodaktylie und die multiplen Beugekontrakturen werden wie die Thumb-in-Palm-Deformität den Dysplasien zugeordnet. Dysfunktionale Zellen führen bereits während der Schwangerschaft und im weiteren Wachstum zu Bewegungseinschränkungen der Fingergelenke.

4.1   Klinisches Bild

Der Begriff Kamptodaktylie stammt aus dem Griechischen: kampto = ich beuge und daktylos = Finger und bezeichnet eine Beugekontraktur des Mittelgelenkes der Finger 2 bis 5. Am häufigsten ist der Kleinfinger einer oder beider Hände betroffen, seltener ein anderer Finger (Abb. 4.1a, b). Die Kamptodaktylie zeigt sich am häufigsten im Säuglingsalter als Frühform = infantile Form und seltener, bei weniger als 20 %, als Spätform = juvenile Form in der Präpubertät.

In der Regel nimmt die Beugefehlstellung im Wachstum des Kindes langsam zu, kann sich während eines Wachstumsschubs aber auch rasch verschlechtern. In seltenen Fällen bleibt die Beugekontraktur stabil.

Die genaue Pathogenese ist unbekannt und scheint multifaktoriell zu sein.

Als Ursache kommen

- veränderte, verkürzte oder unvollständig ausgebildete oberflächliche Beugesehnen (FDS),
- an falscher Stelle inserierende Lumbrikales (Kap. 1),
- verdickte Cleland- und Grayson-Ligamente infrage.

Vermutlich treten als Folge

- geschwächte Streckaponeurosen (Kap. 1),
- verkürzte palmare Haut (Abb. 4.2a),
- verkürzte Mittelgelenkskapseln auf.

Die Beugekontraktur des Mittelgelenkes wird oft durch Hyperextension im Grundgelenk kompensiert (Abb. 4.2a, c).

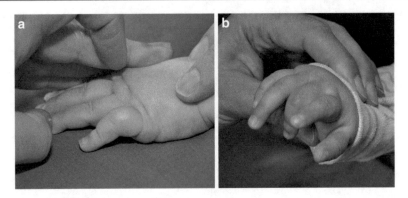

Abb. 4.1 **a** 10 Monate altes Mädchen mit Kamptodaktylie des Kleinfingers. **b** 11 Monate altes Mädchen mit Kamptodaktylie des Mittelfingers. (© Kinderkrankenhaus Wilhelmstift, mit freundlicher Genehmigung)

Radiologisch sind bei den schweren Formen folgende typische Knochenveränderungen zu erkennen:

- verschmälerter und abgeflachter Grundgliedkopf,
- ein nach palmar geneigter Grundgliedhals,
- eine Verbreiterung der Mittelgliedbasis (Abb. 4.2b).

Je später die Therapie beginnt, desto ausgeprägter sind sowohl die Knochenveränderungen als auch die Schrumpfung der Kapseln. In einigen Fällen kommt eine Rotationsfehlstellung im Grundgelenk hinzu (Abb. 4.2c). Die kompensatorische Hyperextension im

Grundgelenk verstärkt sich, die palmare Haut verkürzt sich weiter. Im Laufe des Wachstums verändern sich bei intensiver früher Therapie und Streckbarkeit der Finger die Knochenveränderungen positiv (Netscher et al. 2015).

Bereits im Säuglingsalter ist beim passiven Strecken des Mittelgelenkes ein unterschiedlicher Widerstand fühlbar. Ist ein harter Anschlag im Mittelgelenk zu spüren, deutet dies auf mehr als nur eine Dysbalance zwischen Streck- und Beugesehnen hin (Abb. 4.3a). Dagegen lassen ein federndes Gelenk und ein geringer Widerstand eine Dysbalance als Hauptursache vermuten (Abb. 4.3b). Dieses kann durch den Tenodese-Test überprüft werden (Abb. 4.3c, d).

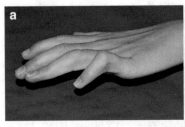
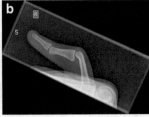
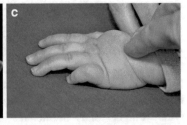

Abb. 4.2 **a** 11 Jahre altes Mädchen. Ausgeprägte Kamptodaktylie des Kleinfingers mit kompensatorsicher Hyperextension im Grundgelenk und flügelfellartiger Verkürzung der palmaren Haut. Zusätzlich besteht eine geringe Kamptodaktylie des Ringfingers. **b** Röntgenbild einer 13-jährigen mit Subluxationsstellung im Endgelenk und typischen Knochenveränderungen des Kleinfingermittelgelenkes: ein verschmälerter und abgeflachter Grundgliedkopf, ein nach palmar geneigter Hals und eine verbreiterte Mittelgliedbasis. **c** 10 Monate altes Mädchen. Kamptodaktylie mit Rotationsfehlstellung des Kleinfingers und Hyperextension im Grundgelenk. (© Kinderkrankenhaus Wilhelmstift, mit freundlicher Genehmigung)

Der **Tenodese-Test** basiert auf der Anatomie der Beuger und Strecker, deren Spannung aufeinander abgestimmt ist. Wird das Handgelenk gebeugt, erfolgt eine passive Streckung der Finger. Wird das Handgelenk gestreckt, kommt es zur passiven Beugung der Finger.

Daraus folgt für die Untersuchung bei Kamptodaktylie:

Kann bei gebeugtem Handgelenk und/oder Grundgelenk das Mittelgelenk in Streckung gebracht werden, weist dies auf eine Sehnenverkürzung der Beuger hin.

Dieses Wissen ist für die manuelle Therapie und die Schienenbehandlung von Bedeutung.

4.2 Behandlung

Die Behandlung der infantilen Kamptodaktylie beginnt im Säuglings- oder Kleinkindalter, die Behandlung der juvenilen Form unmittelbar nach Diagnosestellung. Im frühen Kindesalter sind die Strukturen noch weich und elastisch. Dadurch können wesentlich schneller Erfolge erzielt und einer Schrumpfung des Kapsel-Band-Apparates entgegengewirkt werden.

Manuelle Therapie und Schienenbehandlung stehen in der Behandlung an erster Stelle. Sie sollten mindestens ein Jahr lang durchgeführt werden. Die Compliance der Eltern und Kinder ist von großer Bedeutung. Besonders dann, wenn über eine Operation entschieden werden soll, da der Erfolg der Operation stark von der Nachbehandlung abhängt (Foucher 2006). Eine Operation ist erst nach erfolgloser konsequenter konservativer Therapie und bei funktionell störendem Streckdefizit von über 60° indiziert.

▶ Je **früher** und **konsequenter** die konservative Behandlung erfolgt, desto erfolgsversprechender!

4.2.1 Therapiekonzept

Behandlungsvorschlag bei Kindern mit einer infantilen Kamptodaktylie:

(Die Therapie der juvenile Form beginnt bei Punkt 4).

1. Die manuelle Therapie erfolgt ab den ersten Lebenstagen und wird fortwährend weitergeführt.
2. Eine statische Schienentherapie mit einer thermoplastischen Schiene oder dem sogenannten Glove-Splint erfolgt etwa ab dem 8. Lebensmonat.
3. Eine dynamische Finger-Schiene kann die manuelle Therapie am Tag etwa ab dem zweiten Lebensjahr unterstützen.
4. Eine erweiterte manuelle Therapie durch die Eltern und das Kind erfolgt etwa ab dem Grundschulalter ergänzt durch gezielte aktive Übungen zur Stärkung der Muskulatur.

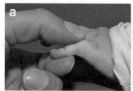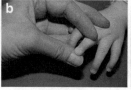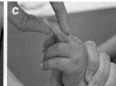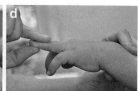

Abb. 4.3 a 10 Monate altes Mädchen mit Kamptodaktylie des Kleinfingers mit hartem Anschlag im Mittelgelenk. **b** 14 Monate alter Junge mit Kamptodaktylie des Mittelfingers. Das Mittelgelenk kann passiv vollständig gestreckt werden. **c** 18 Monate alter Junge mit Beugekontrakturen der Finger 2 bis 5. Der Tenodese-Test zeigt, dass eine Verkürzung der Beuger vorliegt. Beim Überstrecken des Handgelenkes ist keine vollständige Streckung des Fingers möglich. **d** Volle Streckbarkeit der Finger bei gebeugtem Handgelenk. (© Kinderkrankenhaus Wilhelmstift, mit freundlicher Genehmigung)

5. Wenn trotz der Behandlungen eine Operation nötig ist, muss die postoperative Nachbehandlung intensiv und nach Wundheilung bzw. nach Entfernen des gelenkfixierenden Kirschner-Drahtes erfolgen.

6. In einigen Fällen tritt die Kamptodaktylie an einer Hand an mehr als einem Finger auf bzw. es bestehen multiple Beugekontrakturen an allen dreigliedrigen Fingern einer oder beider Hände. In diesen Fällen erfolgt eine intensive manuelle Behandlung und Schienentherapie. Die Schienen müssen wegen der erforderlichen Einzelfingerfassung von Orthopädietechnikern gefertigt werden.

▶ Behandlungsbeispiele abhängig vom Klinischen Bild und Schweregrad – am Ende des Kapitels dargestellt.

In der Anfangsphase bedarf es bis zur deutlichen Verbesserung des Streckdefizites einer intensiven Therapie.

Während der Wachtumsschübe kann es nötig sein, die konservativen Behandlungen wieder aufzunehmen, um ein Rezidiv zu verhindern. Diese Information erhalten die Patienten und Eltern zu Beginn der Behandlung. Verschlechtert sich das Streckdefizit trotz fortlaufender manueller Therapie, kann vorübergehend eine erneute Schienenbehandlung indiziert sein.

▶ Eine therapeutische Anleitung beginnt im Säuglingsalter und wird im Laufe des Wachstums überprüft und wenn nötig angepasst.

4.2.2 Manuelle Therapie

Beschreibung am Beispiel einer Kamptodaktylie am Kleinfinger.

4.2.2.1 Manuelle Aufdehnung

Bei der **manuellen Aufdehnung** des Kleinfingers wird zuerst das Handgelenk mit der Haltehand in 20–30° Extension fixiert, um die Beugesehne vorzudehnen (Abb. 4.4a). Die Haltehand des Therapeuten fixiert das Handgelenk und die Handkante des Kindes, um ein Ausweichen zu verhindern. Gleichzeitig wird das Grundgelenk des zu behandelnden Fingers fixiert, um eine Hyperextension zu vermeiden (Abb. 4.4b, c).

Der Zeigefinger der Funktionshand wird dorsal und proximal des Mittelgelenkes aufgelegt (Abb. 4.4b). Er drückt den betroffenen Finger nach palmar, damit das Grundgelenk in Beugung steht.

> In dieser Position streckt sich das Mittelgelenk bei einer tendinogenen Kontraktur automatisch, da sich die Beugesehnen entspannen. Bei einer arthrogenen Ursache bleibt das Gelenk fest (Abb. 4.4c).

Im nächsten Schritt stützt der Daumen der Funktionshand von palmar das Fingermittelglied (Abb. 4.4c). Das Mittelgelenk wird durch den gegensätzlichen Druck von Zeigefinger und Daumen gedehnt (Abb. 4.4d). In dieser Position wird der betroffene Finger im Grundgelenk langsam in die 0° Stellung gestreckt, dabei verstärkt sich die Dehnung auf das Mittelgelenk erheblich (Abb. 4.4e). Der Finger wird nun für einige Sekunden gehalten. Es folgen Wiederholungen.

▶ Bei der Kamptodaktylie ist das manuelle Aufdehnen für den Therapieerfolg wichtig und soll mehrmals am Tag erfolgen. Es ist sinnvoll, das Aufdehnen in den Alltag einzubauen und bei Säuglingen und Kleinkindern z. B. nach jedem Wickeln durchzuführen.

Cave: Bei der gesamten Aufdehnung muss darauf geachtet werden, dass weder das Grund- noch das Endgelenk in Hyperextension gebracht werden.

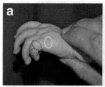 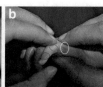 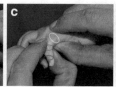 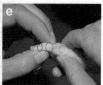

Abb. 4.4 a 7 Monate altes Mädchen mit Kamptodaktylie des Kleinfingers. Das Handgelenk wird in leichter Streckung fixiert. **b** Die Haltehand fixiert zusätzlich die Handkante, um eine Ausweichbewegung zu verhindern. **c** Der Zeigfinger der Funktionshand drückt von dorsal das Grundgelenk in Beugung. Der Daumen stützt das Mittel- und Endglied von palmar. Der Druckpunkt ist dabei fokussiert auf das palmare Mittelglied, um eine Hyperextension im Endglied zu vermeiden. **d** Das Mittelgelenk wird durch den gegensätzlichen Druck von Daumen und Zeigefinger gedehnt. e Der Druck auf das Mittelgelenk wird gehalten und in dieser Position das Grundgelenk bis zur 0° Stellung gestreckt, dadurch wird die Dehnung des Mittelgelenks intensiviert. Legende: Grundgelenk – weiß umkreist, Mittelgelenk – blau umkreist, Endgelenk – rot umkreist. (© Kinderkrankenhaus Wilhelmstift, mit freundlicher Genehmigung)

4.2.3 Glove-Splint, Schienen- und Orthesentherapie

4.2.3.1 Glove-Splint

Um das manuelle Aufdehnen zu unterstützen, wird ca. ab dem 8. Lebensmonat mit der Schienentherapie begonnen. Schienen für Säuglinge und Kleinkinder, die „nur" einen Finger einfassen sollen, stellen uns Behandelnde vor eine große Herausforderung:

- die Schiene soll nicht verrutschen,
- Druckstellen auf der zarten, weichen Haut müssen vermieden
- und das Abziehen der Schienen durch das Kind verhindert werden.

Um diese Probleme zu lösen, wurde der **Glove-Splint** für die Behandlung von Kamptodaktylien sowie Beugekontrakturen einzelner Finger im Säuglingsalter entwickelt. Er besteht aus einem Kompressionshandschuh und einer kleinen thermoplastischen Schiene (Abb. 4.5a–c). Der Kompressionshandschuh hält mit der aufgenähten Tasche die Schiene in der gewünschten Position und polstert die Schiene gegenüber der zarten Haut ab. Die Schiene umfasst nur die Gelenke des zu behandelnden Fingers, die übrigen Finger bleiben frei.

▶ Die Versorgung mit einem Glove-Splint erfolgt in Kooperation mit einem Orthopädiehaus – im Regelfall übernehmen Orthopädie-

techniker das Fertigen des Handschuhs und der Handtherapeut die Schienenanpassung

Anfertigungsschritte für den Glove-Splint
Beschreibung am Beispiel einer Versorgung des Kleinfingers.

Für die Fertigung eines Glove-Splints werden mehrere Arbeitsschritte benötigt:

1. Maßnehmen von Hand und Unterarm,
2. Fertigen einer Umrisszeichnung,
3. Zusatzinformationen erfassen,
4. Fertigen der kleinen thermoplastischen Schiene,
5. Fotografieren der Hand mit und ohne Schiene,
6. Kommunikation mit dem Hersteller.

▶ **Glove-Splint:**
Der Handschuh wird von Firmen produziert, die medizinische Kompressionshandschuhe herstellen. Die Kooperation erfolgt (in Deutschland) über ein Orthopädiehaus (Kap. 8).

Anfertigung des Handschuhs
Zusatzinformationen siehe Maßblatt (Tab. 4.1).

1. Maß nehmen:

Alle Maße erfolgen locker, ohne Zug auf Hautniveau (Abb. 4.6a, c). Einzige Ausnahme ist die gleichzeitige Behandlung von Narbengewebe (Abb. 4.6b).

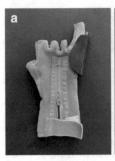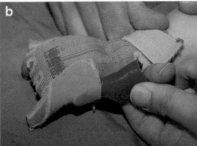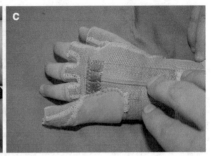

Abb. 4.5 **a** Kompressionsstrumpf mit aufgenähter elastischer Tasche, daneben eine kleine thermoplastische Schiene. **b** Die kleine thermoplastische Schiene wird in die elastische Tasche gesteckt. **c** Die Schiene liegt eng an der Handkante und dem Kleinfinger an. Mittels des Reißverschlusses kann der Handschuh leichter angezogen werden. (© Kinderkrankenhaus Wilhelmstift, mit freundlicher Genehmigung)

- Längenmaße:
Die Stulpe reicht vom Handgelenk bis maximal zur Hälfe des Unterarms, bei Kleinstkindern bis zum Alter von 18 Monaten ist sie ca. 6 cm lang. Das Zwischenmaß der Stulpe liegt etwa auf der Höhe von 3–4 cm. Die Länge der Handinnenfläche wird vom Handgelenk bis zu der Zwischenfingerfalte/Interdigitalhaut zwischen dem 3. und 4. Finger (= längstes Maß) erhoben. Die nicht betroffenen Finger werden von der Zwischenfingerfalte bis zu den Mittelgelenken gemessen – nicht kürzer, da der Stoff nach proximal zieht. Das Daumenmaß reicht tief von der ersten Zwischenfingerfalte bis zum Daumenendgelenk, das Maß der ersten Zwischenfingerfalte tief von der ersten Zwischenfingerfalte bis zum Zeigefingermittelgelenk. Der Kleinfinger wird vollständig bis zur Fingerspitze in bestmöglicher Streckung gemessen. Je nach Beugekontraktur des Kleinfingers wird dieser zusätzlich der Länge nach von dorsal und palmar gemessen. Dies ist erst ab einer Beugekontraktur von 60° nötig.

- Umfangsmaße:
Die Umfänge am Unterarm werden am Handgelenk, am Zwischenmaß und am Ende der Stulpe gemessen (Abb. 4.6c). Bei sehr „speckigen" Kindern sollte das Abschlussmaß sehr locker auf Hautniveau gemessen werden. Der Mittelhandumfang wird auf Höhe der Grundgelenke gemessen und die Fingerumfänge an deren dickster Stelle (in der Regel leicht proximal der Mittelgelenke) (Abb. 4.6a). Der Kleinfinger benötigt ein zusätzliches Umfangsmaß proximal des Endgelenkes.

- Zusätzliche Maße:
Um das Anziehen des Handschuhs zu erleichtern, ist ein am Handrücken aufgenähter Reißverschluss zu empfehlen, der bis zum Handrücken reicht (Abb. 4.5b, c). Ein Klettverschluss am Ende des Reißverschlusses polstert den Schieber ab und beugt Kratzverletzungen vor (Abb. 4.5b). Der Reißverschluss wird aufgenäht und nicht eingenäht. Dadurch schützt der Stoff die zarte Haut vor dem Druck des Reißverschlusses.

Reißverschlusslänge = Handflächenlänge + Stulpenlänge – 2cm

▶ Alle Fingermaße sind Hautmaße. Sie werden locker, ohne Zug gemessen. Einzige Ausnahme ist eine gleichzeitige Behandlung von hypertrophen Narben (Kap. 6).

Zu empfehlende Materialien:

- für den Handschuh: Nature gestrickt
- für die Tasche: Skin.
Dieses elastische und gleichzeitig feste Material erlaubt das Einlegen der Schiene und verhindert ein Verrutschen.

Tab. 4.1 Informationen zur Verwendung des Maßblatt

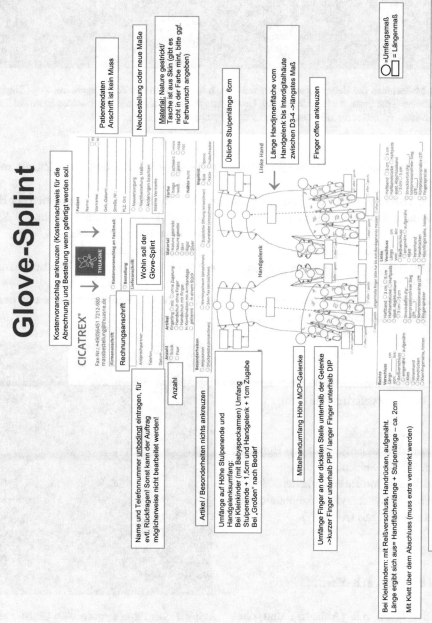

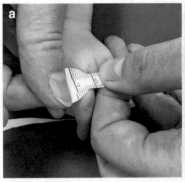 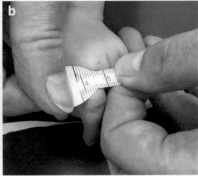 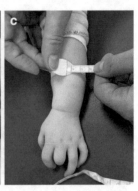

Abb. 4.6 a Maßnehmen des Zeigefingers auf Hautniveau. **b** Maßnehmen des Zeigefingers mit Zug. Die Differenz beträgt bei diesem Kind 2mm. **c** Maß nehmen des Unterarmes auf Hautniveau am gewünschten Ende der Stulpe. (© Kinderkrankenhaus Wilhelmstift, mit freundlicher Genehmigung)

Die Herstellung inklusive des Postweges beträgt etwa zwei Wochen.

Wenn der Therapeut diese Art Versorgung die ersten Male durchführt, empfehlen wir:

- Erst den Handschuh fertigen zu lassen.
- Die Schienenposition auf dem angezogenen Handschuh anzuzeichnen.
- Den markierten Handschuh und die Schiene an die Herstellungsfirma zurückzuschicken.

2. Fertigen der Umrisszeichnung:

Nach dem Maßnehmen wird eine Umrisszeichnung der Hand gefertigt. Sie dient:

- der Kontrolle der Maße,
- der Informationsweitergabe an den Hersteller über den Sitz der Schiene,
- Kennzeichnung von Besonderheiten oder Pathologien z. B. Syndaktylien, Amputationen,
- Position eines Zügels (Abb. 4.7).

Zusatzinformationen:

Der Hersteller (Kap. 8) benötigt:

- Fotos der Hand mit (Abb. 4.7) und ohne Schiene,
- Grad der Beugekontraktur des zu behandelnden Fingers,

- Gewünschte Position eines Zügels mit Foto (Abb. 4.7),
- Besonderheiten oder Pathologien der Hand,
- Lieferadresse, Liefertermin, Kontaktinformationen für Nachfragen,
- Name des Patienten,
- Material und Farbe des Handschuhs und der Tasche,
- Position des Reißverschlusses und des Klettbandes,

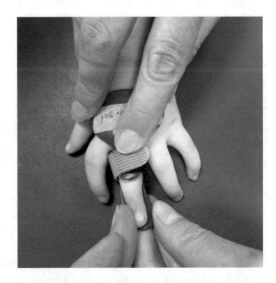

Abb. 4.7 Der Zügel zwischen dem Grund- und Mittelgelenk verbindet die dorsale Schiene mit der palmaren Schiene und wird in dieser Position an den Handschuh genäht. Dieses Foto ist eine wichtige Information für den Schienenhersteller. (© Kinderkrankenhaus Wilhelmstift, mit freundlicher Genehmigung)

- Ort der Öffnung der Tasche (meist an der Handkante) (Abb. 4.5b),
- Fotos werden per Mail unter Beachtung des Datenschutzes an den Hersteller geschickt.

> **Cave:** Datenschutz: Die Eltern müssen eine Einverständniserklärung unterzeichnen, damit die Daten und Fotos des Kindes an den Hersteller des Handschuhs geschickt werden dürfen

Anfertigen der thermoplastischen Schiene

Für die kleine Schiene, die nur den zu behandelnden Finger schient, wird für Kleinkinder und Säuglinge thermoplastisches Material der Stärke 2,0 mm verwendet. Zu empfehlen ist unperforiertes Material zum besseren Bearbeiten der Kanten.

Die Schiene umfasst:

- in der Längsausrichtung von dorsal den gesamten Kleinfinger bis zum Ende des Mittelhandknochens (Abb. 4.8b),
- in der Breite den Kleinfinger vollständig um das Grundglied (Abb. 4.8b),
- die Hohlhand und Handfläche bis zum Mittelhandknochen des Ringfingers, ohne die Thenarmuskulatur bzw. das Handgelenk zu behindern (Abb. 4.8a).

Es ist darauf zu achten, dass alle anderen Gelenke außerhalb des Kleinfingers eine freie Beweglichkeit haben. Das Handgelenk erhält eine vollständige Bewegungsfreiheit.

Wichtig für die optimale Fertigung der Schiene ist ein schnelles Arbeiten und ein konsequentes Festhalten der zu behandelnden Hand. Durch das Halten des Handgelenkes in Streckung und der Finger 2 bis 4 unter Zug, ist die Hand für den Schienenbauer in der optimalen Position (Abb. 4.9a).

Die Schiene wird sanft um den Finger und um die Handkante geformt, aber nicht hineinmodelliert. Das zarte Gewebe ist weich und wäre sonst zu starkem Druck ausgesetzt (Abb. 4.9b). Während des Modellierens wird der Kleinfinger durch den Schienenbauer von palmar geschient und von dorsal durch den Gegendruck in Streckung gebracht. Der dorsalseitige Druck distal des Mittelgelenkes erfolgt, ohne das Schienenmaterial zu berühren (Abb. 4.9b). Beim Anmodellieren muss darauf geachtet werden, dass sich das Grund- und auch das Endgelenk in 0° Stellung befinden und nicht überstreckt werden (Abb. 4.9b). Außerdem darf der Kleinfinger nicht in die Ulnardeviation gedrängt werden. Es ist wichtig, beim Modellieren eng am Ringfinger zu bleiben.

> **Cave:** Sowohl das Grund- als auch das Endgelenk müssen in der Schiene in 0° Stellung eingefasst werden. Durch das enge Anlegen an den Nachbarfinger während des Anmodellierens werden Deviationen verhindert.

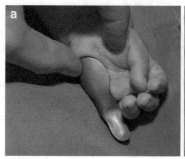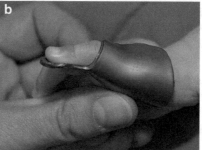

Abb. 4.8 a Thermoplastische Schiene von palmar. Sie umfasst die Hohlhand vom Mittelhandknochen des Ringfingers bis zur Fingerspitze des Kleinfingers und die Handkante nach dorsal (Kanten noch unbearbeitet). **b** Schiene von ulnar. Sie endet proximal des Mittelgelenkes (Kanten noch unbearbeitet). (© Kinderkrankenhaus Wilhelmstift, mit freundlicher Genehmigung)

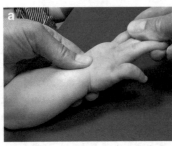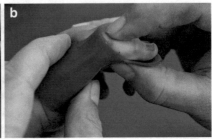

Abb. 4.9 a Greifen des Handgelenks und der Finger. Das Handgelenk wird fixiert und die Finger 2–4 sanft nach distal gezogen, damit eine Kleinfingerschiene modelliert werden kann. **b** Anmodellieren einer Kleinfingerschiene. Sanft wird das Material mit einer Hand um das Grundglied und die Handkante modelliert. Der Daumen der anderen Hand drückt das Mittelgelenk mithilfe des Gegendrucks des Zeigefingers, der proximal des Mittelgelenks aufliegt, in die Streckung. (© Kinderkrankenhaus Wilhelmstift, mit freundlicher Genehmigung)

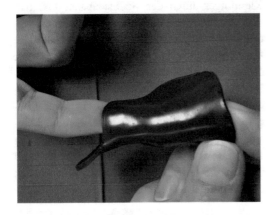

Abb. 4.10 Die thermoplastische Schiene wird auf der dorsalen Seite in Höhe des Mittelgelenkes nach dorsal modelliert („hochgetulpt"), sodass kein Druck auf dem Mittelgelenk entsteht. (© Kinderkrankenhaus Wilhelmstift, mit freundlicher Genehmigung)

Nach dem Anmodellieren werden die Kanten bearbeitet. Im Bereich des Fingermittelgelenkes wird die Schiene minimal „hochgetulpt" (Kap. 8), um eine dorsale Druckstelle zu vermeiden (Abb. 4.10). Die Schiene wird gekennzeichnet per Post zum Hersteller geschickt.

Lieferung des Glove-Splints

Ca. zwei Wochen nach der Bestellung ist der Handschuh fertiggestellt und ausgeliefert.

Den Eltern wird die Handhabung folgendermaßen erklärt:

- Der Handschuh wird ohne Schiene angezogen. Er muss tief in die Zwischenfinger-

falte hinuntergezogen werden, damit sich die Tasche an richtiger Position befindet.
- Der Reißverschluss wird geschlossen.
- Die Schiene wird nun in die kleine Tasche gesteckt (Abb. 4.5b) und so weit wie möglich nach distal geschoben. Sie muss eng an der Handkante anliegen (Abb. 4.11a, b). Steht sie an der Handkante ab, muss die Schiene Richtung Handfläche und Handrücken so weit gekürzt werden bis sie optimal passt.
- Der Reißverschluss wird geöffnet und der Handschuh erneut nach proximal gezogen, da durch das Einstecken der Schiene der Handschuh nach distal verrutscht.
- Nun befindet sich die Schiene in der richtigen Position, was durch Palpieren des Mittelgelenks kontrolliert wird.
- Aufgrund der distalen Taschennaht ist der Handschuh am Kleinfinger etwas länger als das angegebene Maß.
- Bevor die Eltern mit ihrem Kind nach Hause gehen, sollte der Handschuh für ca. eine Stunde getragen werden, um die Haut auf Druckstellen überprüfen zu können.
- Ist eine Druckstelle am Mittelgelenk entstanden, muss die Schienenposition erneut kontrolliert und evtl. das „Austulpen" verstärkt werden (Abb. 4.10).
- Der Handschuh wird während der ersten 3 bis 4 Tage tagsüber für einige Stunden getragen, damit sich die Hand an die Kompression gewöhnen kann.

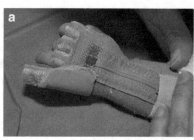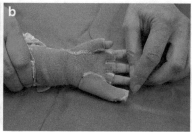

Abb. 4.11 **a** Glove-Splint mit integrierter thermoplastischer Schiene. **b** Die Schiene steckt in der Tasche und liegt eng an der Handkante an. Die übrigen Finger und das Handgelenk sind durch den Handschuh in ihrer Bewegung nicht eingeschränkt. (© Kinderkrankenhaus Wilhelmstift, mit freundlicher Genehmigung)

- Die Eltern müssen wissen, dass durch die Kompression die Finger zu Beginn etwas kälter sein können als auf der Gegenseite.
- Schwellen die Finger an, sollte der Handschuh leicht vorgedehnt werden.
- Nach der Eingewöhnungszeit wird der Handschuh 8 bis 12 h während des Nachtschlafs getragen.
- Der Handschuh muss mindestens ein- bis zweimal pro Woche bei maximal 40° gewaschen werden, um den engen Sitz zu gewährleisten. Weichspüler und Trockner sind nicht erlaubt, da sie dem Gewebe schaden (Waschanleitung liegt immer bei). Die thermoplastische Schiene muss vor dem Waschen entfernt werden, da sie durch Hitze verformt wird.
- Je nach Alter, Wachstumsschüben und Verbesserung der Kontraktur benötigt das Kind alle 3 bis 8 Monate eine Neuversorgung.

> **Glove-Splint**
> - **Handposition des Haltenden:**
>   Hand 1: Finger 2–4 werden fixiert und leicht nach distal gezogen
>   Hand 2: Das Handgelenk und der distale Unterarm werden fixiert
> - **Druckpunkte der Schiene:**
>   Palmar = von der Handfläche bis zur Fingerspitze
>   Dorsal = vom Handrücken bis proximal des Mittelgelenkes

> - **Empfohlene Materialien** (Kap. 8):
>   - Maßblatt
>   - Maßband
>   - Lineal
>   - Stift
>   - Fotoapparat/Handy
>   - Thermoplastisches Material 2,0 mm, selten 3,2 mm
>   - Evtl. Zügel zur Fixierung der Schienenteile bei Kamptodaktylie 3&4

Versorgung der Zeige-, Mittel- und Ringfinger

Eine Kamptodaktylie der übrigen Finger ist wesentlich seltener als die des Kleinfingers. Die Therapie ist aber ähnlich. Jeder Finger benötigt ein individuelles Anpassen.

Glove-Splint für den Zeigefinger

Die Schiene für den Zeigefinger wird ähnlich wie beim Kleinfinger um den Finger modelliert (Abb. 4.12). In der Handfläche und am Handrücken läuft die Schiene mit zwei kleinen „Flügeln" um den Daumen weiter nach proximal aus, um einen ausreichenden Hebel zu gewährleisten. Dadurch wird die Bewegung des Daumens nicht eingeschränkt. Die Öffnung der Schienentasche befindet sich auf Höhe der ersten Zwischenfingerfalte halbmondförmig, groß genug, um die Schiene um den Daumen führen und in der Tasche platzieren zu können (Abb. 4.13a, b).

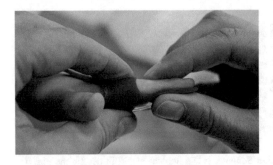

Abb. 4.12 Die Schiene wird um den Zeigefinger modelliert, dabei werden die beiden proximalen „Flügel" Richtung Handrücken ausgestrichen (Kanten noch unbearbeitet). (© Kinderkrankenhaus Wilhelmstift, mit freundlicher Genehmigung)

Glove-Splint für den Mittelfinger

Für den Mittelfinger wird jeweils ein Schienenanteil von palmar und von dorsal benötigt (Abb. 4.14a, b). Ein Zügel verbindet diese beiden Teile miteinander. Da bei kleinen Fingern

nicht viel Platz vorhanden ist, muss der Zügel am Handschuh so dicht wie möglich an die Zwischenfingerfalte genäht werden, um auch den dorsalen Schienenanteil vollständig zu umschließen (Abb. 4.14c, d). Die Thenarmuskulatur sowie die Grundgelenke des Klein-, Ring- und Zeigefingers werden durch die Schiene nicht eingeschränkt. Der Reißverschluss befindet sich an der Kleinfingerseite.

Glove-Splint für den Ringfinger

Eine kleine thermoplastische Schiene wird palmarseitig von der Ringfingerspitze bis zur Handfläche um die Handkante modelliert. Sie verläuft weiter dorsalseitig über den Handrücken bis zum Mittelgelenk des Ringfingers. Der Kleinfinger wird vollständig ausgespart (Abb. 4.15). Da durch den Druck der Kontraktur die Schienenanteile auseinandergedrückt werden, benötigt diese Schiene, wie

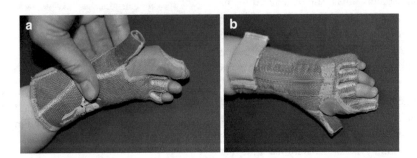

Abb. 4.13 Die Schiene umrahmt das Daumengrundgelenk ohne den Daumen in seiner Bewegung einzuschränken. Die Öffnung der Tasche befindet sich in der ersten Zwischenfingerfalte. (© Kinderkrankenhaus Wilhelmstift, mit freundlicher Genehmigung)

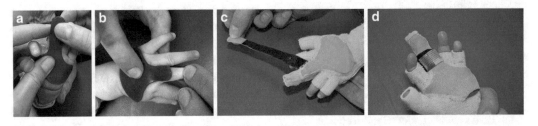

Abb. 4.14 a Palmarer Schienenanteil zur Schienung des Mittelfingers (Kanten noch unbearbeitet). **b** Dorsaler Schienenanteil zur Schienung des Mittelfingers (Kanten noch unbearbeitet). **c** Der Zügel ist an dem Handschuhstoff zwischen dem Grund und Mittelgelenk so dicht wie möglich an der Zwischenfingerfalte befestigt. **d** Der Zügel umschließt den Finger mit sanftem Zug und verbindet die Schienenanteile. An der Taschenöffnung muss noch das Taschenmaterial um das Schienenende gelegt werden. Dadurch wird verhindert, dass die Schiene nach proximal verrutscht. (© Kinderkrankenhaus Wilhelmstift, mit freundlicher Genehmigung)

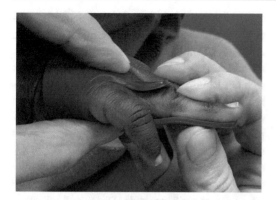

Abb. 4.15 Thermoplastische Schiene zur Schienung des Ringfingers (Kanten noch unbearbeitet). Durch die Führung um die Handkante sind die Schienenteile miteinander verbunden. Ein noch nicht vorhandener Zügel wird die beiden Schienenteile auf Höhe des Fingergrundgliedes miteinander verbinden. (© Kinderkrankenhaus Wilhelmstift, mit freundlicher Genehmigung)

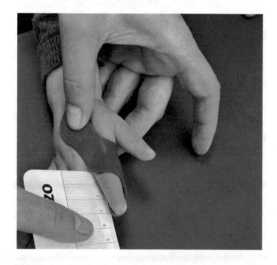

Abb. 4.16 Die Schiene wird an den Finger und das Lineal in die Zwischenfingerfalte gelegt. Diese Information dient dem Handschuhhersteller als Kontrolle bei der Fertigung der Taschennaht. (© Kinderkrankenhaus Wilhelmstift, mit freundlicher Genehmigung)

auch die Schiene für den Mittelfinger, einen Zügel. Der Zügel hält die Schienenanteile zwischen dem Grund- und Mittelgelenk zusammen. Das Grundgelenk des Kleinfingers benötigt eine großzügige Aussparung.

Zusatzinformationen

- Ein Foto, das sowohl die Länge des Fingers als auch die jeweiligen Schienenlängen auf-

zeigt, hilft dem Hersteller, die Tasche an richtiger Stelle zu platzieren (Abb. 4.16).
- Der Zügel zur Verbindung der Schienenanteile kann nur an den Handschuhstoff, jedoch nicht an den Stoff der Tasche genäht werden, da sonst die Naht das Einlegen der Schiene behindert. Um den Finger zwischen den Schienenanteilen zu fixieren, muss der Zügel zwischen dem Grund- und Mittelgelenk platziert werden bzw. sehr dicht an der Zwischenfingerfalte. Ein zirkuläres Umfassen des Fingers ist für die Festigkeit wichtig, daher sollte das Material des Zügels leicht elastisch und klettbar sein sowie am Ende einen Klett beinhalten. Die Elastizität des Zügelmaterials ist von großer Wichtigkeit, da die Durchblutung des Fingers immer gewährleistet sein muss. Der Zügel wird mitgeliefert. Es eignet sich z. B. ein Buddy loop®, der auf die entsprechende Länge gekürzt wird bevor er mit dem Schienenmaterial verschickt wird (Kap. 8).
- Einige Kinder können schon früh den Reißverschluss selber öffnen. Um dieses zu verhindern, verbindet ein Band den extra dafür eingenähter Haken-Ösen-Verschuß mit dem Schieber (Abb. 4.17).

> **Cave:** Der Zügel zur Fixierung der Schienenanteile muss aus leicht elastischem Material sein, damit die Durchblutung des Fingers nicht beeinträchtigt wird

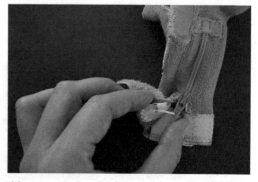

Abb. 4.17 Ein Band zwischen dem Schieber des Reißverschlusses und dem Haken des Haken-Ösen-Verschlusses verhindert das Öffnen des Reißverschlusses durch das Kind. (© Kinderkrankenhaus Wilhelmstift, mit freundlicher Genehmigung)

4.2.3.2 Dynamische Finger-Streckorthesen

Dynamische Finger-Streckorthesen unterstützen die nächtliche Schienenbehandlung bei starken Kontrakturen und spätem Behandlungsbeginn. Es gibt verschiedene dynamische Finger-Streckorthesen, auch Drei-Punkt-Quengelschienen genannt. Sie üben durch ein Federsystem einen kräftigen Druck auf das Mittelgelenk in die Streckung aus (Abb. 4.18b). Die Druckpunkte befinden sich palmar auf dem Grundgelenk und proximal des Endgelenkes, dorsal proximal des Mittelgelenkes auf dem Grundglied. Das Endgelenk darf durch die Schiene nicht überstreckt werden. Diese Schienentherapie wird im Intervall mindestens 2 bis 3mal am Tag für 15 bis 30 min durchgeführt. Lässt die Quengelung nach, sollte der Zug der Feder verstärkt werden.

> **Cave:** Die Drei-Punkt-Extensionsschiene darf nur am Tag getragen werden, da durch den starken Zug nach einiger Zeit die Durchblutung beeinträchtigt wird.

Einige Drei-Punkt-Extensionsschienen haben mit ihren halbschaligen Führungen des Mittel- und Endstücks wie die von Ruck Medical-Tec© (Kap. 8) den Vorteil, den Finger aus seiner Rotationsstellung zu führen bzw. während des Aufdehnens eine Rotation im Grund- und Mittelgelenk zu verhindern (Abb. 4.19a–d). Um einer Ulnardeviation im Grundgelenk entgegenzuwirken, kann der Kleinfinger mit einem Zügel, z. B. einem Buddy loop®, am Ringfinger fixiert werden (Abb. 4.19d). Der Zügel befindet sich am Ring- und Kleinfinger so weit wie möglich proximal auf Höhe der Grundglieder. So wird eine bestmögliche Stabilisierung des Kleinfingergrundgelenks nach radial erreicht. Wird der zu behandelnde Finger nach einigen Sekunden etwas röter als die anderen Finger, ist der Federdruck gut. Verfärbt sich der Finger bläulich oder wird er weiß, muss der Druck unbedingt reduziert werden. Die Tragezeit wird langsam gesteigert. Die Durchblutung muß während der Zeit vor allem bei kleineren Kindern immer wieder überprüft werden.

4.2.3.3 Thermoplastische statische Nachtlagerungsschiene

Die **thermoplastische statische Nachtlagerungsschiene** kann etwa ab dem vierten Lebensjahr den Glove-Splint ablösen. Die Nachtlagerungsschiene wird aus 3,2 mm dickem thermoplastischem, unperforiertem Material gefertigt. Dünneres Material wird durch die Kontraktur verbogen. Die Schiene wird wie die Schiene für den Glove-Splint um den Finger modelliert. Einziger Formunterschied liegt darin, dass die Schiene von palmar um die erste Zwischenfingerfurche reicht und dorsal ca. auf Höhe des dritten Mittelhandknochens endet (Abb. 4.20a–d). Ein Zügel am Handrücken und um das Kleinfingergrundglied verbindet die

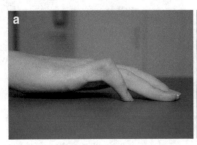
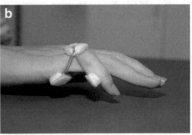

Abb. 4.18 a Starke Beugekontraktur des Kleinfingers einer 16-jährigen mit flügelartiger Verkürzung der palmaren Haut. **b** Behandlung mit einer Drei-Punkt-Quengelschiene. (© Kinderkrankenhaus Wilhelmstift, mit freundlicher Genehmigung)

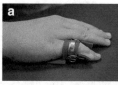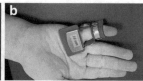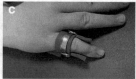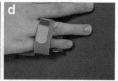

Abb. 4.19 **a** dynamische Finger-Streckortehese von Ruck an der Hand einer Fünfjährigen. **b** Orthese von palmar. **c** Der Kleinfinger neigt dazu, während des Aufdehnens im Grundgelenk nach ulnar abzudriften. **d** Ein Zügel, der den Kleinfinger mit dem Ringfinger verbindet, verhindert die Ulnardeviation. (© Kinderkrankenhaus Wilhelmstift, mit freundlicher Genehmigung)

Schienenanteile miteinander. Für den Zügel am Finger sollte ein weiches, dünnes Material benutzt werden, um Scheuerstellen an den anliegenden Fingern zu vermeiden (Kap. 8). Ist das Schienenmaterial beim Modellieren zu dünn geworden oder ist die Kraft der Beugekontraktur zu stark, kann es durch ein Bundmaterial, z. B. Orficast® verstärkt werden (Abb. 4.20a, b) (Kap. 8). Neigt das Endgelenk zur Überstreckung, kann mit einer Zügelschlaufe, die bis zur Fingerspitze reicht, der Finger in der Schiene fixiert werden (Abb. 4.20d).

Zum Anmodellieren der Schiene wird das Kind gebeten, die Finger in den Grundgelenken leicht zu beugen, um einer Überstreckung des Grundgelenks während der Schienenanfertigung vorzubeugen. So kann das Gelenk in entspannter Handhaltung in die 0° Position gebracht werden. Die entspannte Handhaltung verhindert zudem eine Ulnardeviation im Grundgelenk. Der Klein-finger wird eng an den Ringfinger anmodelliert. Ein Zügel drückt den Finger in die Schiene bzw. verhindert das Herausrutschen. Bei Rotationstendenz des Fingers kann ein weicher Zügel (Kap. 8) auf Höhe des Endgelenkes dieser Tendenz entgegenwirken.

4.2.3.4 Statische Nachtlagerungsschiene bei positivem Tenodese-Test

Ein positiver Tenodese-Test deutet auf eine pathologische Verkürzung der extrinsischen Beugesehnen hin. In diesem Fall wird der Unterarm mit eingefasst. Das Handgelenk wird in der Schiene in ca. 30° Extension gehalten, um die Flexoren zu dehnen. Die halbschalige Schiene wird palmar bis zur Hälfte des Unterarms verlängert. Weitere Zügel proximal des Handgelenkes und am proximalen Ende der Schiene fixieren die Schiene am Unterarm.

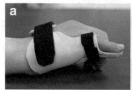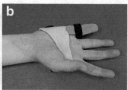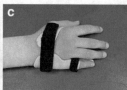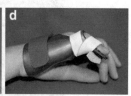

Abb. 4.20 **a** Thermoplastische Fingerschiene mit Hohlhandeinfassung und Zügel um den Kleinfinger. **b** Die Schiene wird palmar mit einem zusätzlichen Bundmaterial verstärkt, um eine Verbiegung durch die Kraft der Kontraktur zu verhindern. **c** Ein Zügel am Kleinfinger fixiert diesen in der Schiene. **d** Mit einer Zügelschlaufe wird das Grundglied und das Endgelenk in der Schiene fixiert. Diese Schlaufe wird angewandt, wenn das Endgelenk zur Überstreckung neigt. (© Kinderkrankenhaus Wilhelmstift, mit freundlicher Genehmigung)

Thermoplastische statische Nacht-lagerungsschiene

- **Handposition des Haltenden:**
  Hand 1: Finger 2 bis 4 werden fixiert und leicht nach distal gezogen.
  Hand 2: das Handgelenk und der distale Unterarm werden fixiert.
- **Druckpunkte der Hohlhandschiene:**
  Palmar = von der Handfläche bis zur Fingerspitze
  Dorsal = vom Handrücken bis proximal des Fingermittelgelenkes
  Radial = erste Zwischenfingerfalte
  Ulnar = Handkante bis zum Kleinfingermittelgelenk

Dorsal = vom Handrücken bis proximal des Fingermittelgelenkes, zusätzlich über Klettverschlüsse am Handrücken, proximal des Handgelenkes und am proximalen Ende der Schiene
Radial und ulnar = eine halbschalige Form verhindert das Ausweichen der Hand nach radial oder ulnar
- **Empfohlene Materialien** (Kap. 8):
  – Thermoplastisches Material 3,2 mm
  – Bundmaterial zur Verstärkung der Schiene auf der palmaren Seite (z. B. Orficast)
  – Flauschband
  – Klettverschluss

Statische Nachtlagerungsschiene bei positivem Tenodese-Test

- **Handposition des Haltenden:**
  Hand 1: Finger 2 bis 4 werden fixiert und leicht nach distal gezogen
  Hand 2: der proximale Unterarm wird fixiert
- **Druckpunkte der Hohlhandschiene:**
  Palmar = vom Unterarm bis zur Fingerspitze

4.2.3.5 Orthesentherapie

Kommen an mehreren Fingern Beugekontrakturen vor (Abb. 4.21a), erfolgt neben der intensiven manuellen Behandlung die **Orthesentherapie**.

Die manuelle Behandlung wird an allen betroffenen Finger durchgeführt. Sie ist für den Behandlungserfolg äußerst wichtig, da nur durch manuelle Therapie die maximale Streckung der Mittelgelenke erreicht werden kann. Aktiv werden bei älteren Kindern die Übungen zur Kräftigung der extrinsischen sowie intrinsischen Mus-

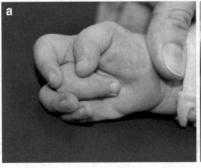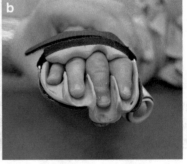

Abb. 4.21 a 10 Monate altes Mädchen mit Beugekontrakturen aller Finger, am ausgeprägtesten ist die Beugekontraktur am Mittelfingermittelgelenk. **b** Orthese zur Behandlung der multiplen Fingerbeugekontrakturen. Die unterschiedlichen Fingerkontrakturen werden von palmar ausgeglichen, das verdickte Fingermittelgelenk des Mittelfingers erhält zusätzlich eine großzügige Aussparung in der dorsalseitigen Pelotte. Die Finger werden auch seitlich unterstützt, um einer Deviation entgegenzuwirken. Dieses ist beim Zeigefinger noch nicht vollständig möglich. Nach einer Tragezeit von 20 min wurde der Mittelfinger livide, durch dezentes Wegschleifen des Schienenmaterials wurde der Kontraktur leicht nachgegeben, die Durchblutung fand daraufhin ausreichend statt. (© Kinderkrankenhaus Wilhelmstift, mit freundlicher Genehmigung)

kulatur übernommen. Der Fokus steht auf dem Üben der selektiven Extension im Mittelgelenk mit Block des Grundgelenkes sowie dem Lumbrikalisgriff (Abschn. 4.2.4). Wenn Achsabweichungen vorliegen, sind je nach Befund Übungen für die Abduktion bzw., Adduktion in den Grundgelenken notwendig.

Die nächtliche Orthesentherapie unterstützt auch hier die manuelle Therapie. Aufgrund der für den korrekten Sitz erforderlichen Einzelfingerfassung werden zur Herstellung einer solchen Orthese die Fähigkeiten und technischen Möglichkeiten eines Orthopädietechnikers benötigt. Die Unterarmorthese mit Einzelfingerfassung fasst immer alle dreigliedrigen Finger mit ein, auch wenn ein Finger nicht betroffen ist, da die Umlenkrollen der Fingerpelotte radial- und ulnarseitig Platz benötigen (Abb. 4.21b). Die Orthese wird aus Streifi-Flex und/oder Carbon gefertigt und umfasst schalenförmig den Unterarm sowie die Hand von palmar. Unterschiedlich starke Fingerbeugekontrakturen werden von palmar ausgeglichen. Die dorsalseitige Pelotte drückt die Finger auf Höhe der Fingergrundglieder in die Orthese. Die Pelotte gleicht nur geringe Höhendifferenzen der Fingergrundglieder aus. Zwischenfingerführungen verhindern Haut-an-Haut-Kontakte und das Abgleiten der Finger zur Seite. Die Fingergrund- und -endgelenke dürfen nicht überstreckt werden. Sie bleiben in Streckung bis leichter Beugung von 10°. Die Fingermittelgelenke werden soweit wie möglich, aber schmerzfrei in der Orthese aufgedehnt. Der proximale Orthesenanteil umfasst die Unterarmlänge zu etwa 2/3, um einen ausreichenden Hebel zu erzielen. Die dorsalen Verschlüsse befinden sich an den Fingergrundgliedern, proximal des Handgelenkes und am proximalen Ende der Orthese. Manchmal wird ein Verschluss über den Handrücken benötigt. Die Orthese wird nach Gipsabdruck oder 3D-Scan gefertigt (Kap. 8).

Unterarmorthese mit Einzelfingereinfassung

- **Hand- und Fingerposition in der Orthese:**
  Handgelenk – Aufdehnung nach dorsal (bis maximal 30° Extension).
  Finger 2 bis 5 – maximales Aufdehnen der Mittelgelenke. Die Grund- und Endgelenke bleiben in 0° bis 10° Beugung in Einzelfingerfassung mit Fingerstegen.
  Daumen wird in Funktionsstellung, bzw. in sanfter Abduktion eingefasst.

- **Ortheseneinfassung:**
  Ca. 2/3 des Umfangs von Unterarm und Hand werden von palmar eingefasst.
  Der Unterarm ist von der Länge ca. 2/3 eingefasst, die Hand vollständig.

- **Druckpunkte:**
  Palmar: vom Unterarm bis zur Fingerspitze. Unterschiedliche Fingerkontrakturen werden von palmar über die Orthese ausgeglichen
  Dorsal: Verschluss auf Höhe des distalen Unterarms dicht am Handgelenk, Halterung am proximalen Unterarm, Fingerpelotte zwischen Grund- und Mittelgelenken/auf Höhe der distalen Grundglieder

- **Empfohlene Materialien** (Kap. 8):
  - Streifi-Flex
  - Carbonspange
  - Umlenker
  - Gurtband mit Klettverschluss
  - Fingerpelotte

Cave: Keine Deviation und Hyperextension in den Grundgelenken. Unterschiedliche Fingerbeugekontrakturen müssen in der Orthese über die palmare Seite ausgeglichen werden. Die dorsale Fingerpelotte kann nur geringe Unterschiede ausgleichen.

4.2.4 Erweiterte manuelle Therapie

Da muskuläre Dysbalancen zu einem Großteil an der Fehlstellung des Mittelgelenkes beteiligt sind, sollten aktive Übungen das passive Aufdehnen ergänzen. Ab dem Grundschulalter können die Übungen mit dem Kind trainiert werden.

Bei den meisten Kindern und Jugendlichen ist bei der aktiven Streckung des betroffenen Fingers

- eine Hyperextension im Grundgelenk,
- eine Achsabweichung nach ulnar,
- eine Rotation Richtung Daumen,

meistens in Kombination zu beobachten.

Ist dies der Fall, sollten aktiv nicht nur die Extensoren mit Blick auf das PIP-Gelenk aktiv beübt werden, sondern auch die Interosseus- und Lumbrikalismuskeln.

Bei älteren Kindern und Jugendlichen wird vor Übungsbeginn der Tenodese-Test durchgeführt. Ist er positiv, sollte das Handgelenk beim Üben in Extension gehalten werden, da so die Beugesehnen maximal gedehnt werden.

Therapievorschläge für die erweiterte manuelle Therapie:

4.2.4.1 Beüben der extrinsischen Muskulatur

- Der Patient fixiert das Grundgelenk mit der nicht betroffenen Hand in 0° Stellung und streckt den betroffenen Finger aktiv im Mittelgelenk (Abb. 4.22a, b). Dabei muss darauf geachtet werden, dass der Kleinfinger dicht am Ringfinger liegt. Der Finger wird in der Streckung für 10 bis 20 s gehalten. Diese Übungen sollten täglich 4–5-mal a 30 Wiederholungen ausgeführt werden.

4.2.4.2 Beüben der intrinsischen Muskulatur

- Der Finger wird in die Lumbrikalisstellung gestellt (Kap. 1). Das heißt, die Grundgelenke werden in Flexion gehalten und die Mittel- sowie Endgelenke aktiv gestreckt (Abb. 4.23). Dabei muss darauf geachtet werden, dass der Kleinfinger nicht nach ulnar abweicht, sondern am Ringfinger anliegt. Zusätzlich kann mit der nicht betroffenen Hand Druck auf das Grundglied ausgeübt werden, um die Extension im Mittelgelenk zu intensivieren.
- Ein Schwamm wird zwischen Ring- und Kleinfinger gelegt, der Kleinfinger versucht, den Schwamm an den Ringfinger zu drücken.

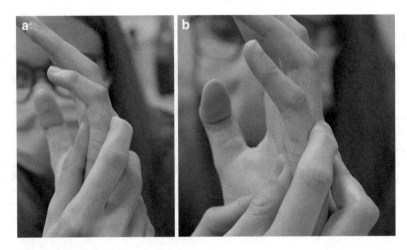

Abb. 4.22 **a** Fixieren des Grundgelenkes, um eine Hyperextension zu vermeiden. **b** Aktives Strecken im Mittelgelenk gegen den Widerstand der Haltehand. (© Kinderkrankenhaus Wilhelmstift, mit freundlicher Genehmigung)

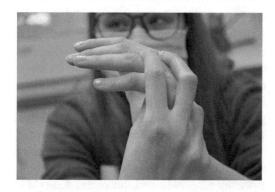

Abb. 4.23 Die Grundgelenke werden in Flexionsstellung gehalten. Das Mittelgelenk wird aktiv gestreckt und gegen die Haltehand gepresst. (© Kinderkrankenhaus Wilhelmstift, mit freundlicher Genehmigung)

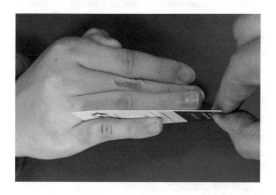

Abb. 4.24 Die Grundgelenke stehen in Flexion, die Mittel- und Endgelenke in Extension. Der Kleinfinger drückt die Visitenkarte gegen den Ringfinger und verhindert kraftvoll das Herausziehen der Karte. (© Kinderkrankenhaus Wilhelmstift, mit freundlicher Genehmigung)

Die Grundgelenke befinden sich in Flexion, um eine Hyperextension zu vermeiden und die Kräftigung direkt auf die intrinsischen Muskeln zu richten.

- Eine Visitenkarte wird zwischen den Ring- und Kleinfinger gelegt. Der Kleinfinger drückt diese mit Kraft gegen den Ringfinger. Mit der nicht betroffenen Hand wird nun versucht, die Visitenkarte herauszuziehen (Abb. 4.24). Eine leichte Beugestellung in den Grundgelenken ist wichtig, um eine Hyperextension zu vermeiden und die intrinsischen Muskeln gezielt zu kräftigen.

4.2.4.3 Training des Mittelzügels

Um die Streckübungen auf den Mittelzügel zu konzentrieren und die Seitenzügel zu blocken (Abb. 4.25a), kann eine Oval-8 Schiene angefertigt werden. Diese hält das Endgelenk in 0° (Abb. 4.25b). Auch bei dieser Streckübung muss das Grundgelenk gegebenenfalls durch die nicht betroffene Hand geblockt werden, um eine Hyperextension zu vermeiden. Im weiteren Verlauf sollte der Patient aktiv üben, die Hyperextension beim Strecken eigenständig zu unterbinden.

▶ Die Übungen bzw. Positionen werden jeweils 20 bis 30 s gehalten, 30-mal wiederholt und 4–5-mal täglich durchgeführt. Je häufiger die Übungen durchgeführt werden, desto besser sind die Ergebnisse.

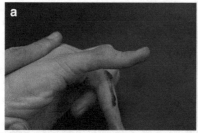
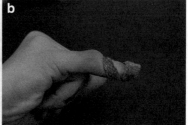

Abb. 4.25 a 12-jähriges Mädchen mit Kamptodaktylie. Das Mittelgelenk wurde durch eine intensive Schienenbehandlung aufgedehnt. Es ist eine deutliche Hyperextension im Endgelenk zu sehen bei fast vollständiger Mittelgelenksextension. **b** Die Hyperextension wurde durch einen Oval-8 Ring verhindert. Die Streckung des Kleinfingers fällt der Patientin nun deutlich schwerer. Der Fokus des Trainings ist die aktive Extension im Mittelgelenk. Da die Schiene bei Streckung einen deutlichen Druck auf die dorsale Mittelphalanx ausübt, ist diese Schiene nur eine Übungsschiene. (© Kinderkrankenhaus Wilhelmstift, mit freundlicher Genehmigung)

4.2.5   Postoperative Behandlung

Muss trotz intensiver konservativer Behandlung operiert werden, erfolgt eine Nachbehandlung nach Wundabschluss bzw. nach Entfernen eines gelenkfixierenden Kirschner-Drahtes.

4.2.5.1 Fallbeispiel

Eine fast 16 Jahre alte Patientin stellt sich vor. An der rechten Hand steht das Kleinfingermittelgelenk spontan in 90° Flexion (Abb. 4.26), der Faustschluss ist komplett. Aufgrund der therapieresistenten Kamptodaktylie erfolgt eine Operation (Abb. 4.27a, b).

Operation: Nach der queren Inzision wird das Gefäßnervenbündel dargestellt. Nerv und Arterie spannen sich bogensehnenartig an. Der ulnare Transpositionslappen

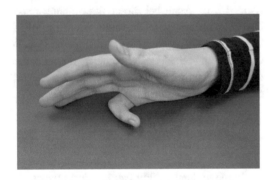

Abb. 4.26 16-jährige Patientin mit einer therapieresistenten Kamptodaktylie. Das Kleinfingermittelgelenk steht spontan in 90° Flexion, es kann mit ganz viel Kraft passiv auf 70° aufgedehnt werden. Aktiv ist keine Streckung über 90° möglich. (© Kinderkrankenhaus Wilhelmstift, mit freundlicher Genehmigung)

wird mobilisiert, die Beugesehnenscheide zwischen A2- und A3-Ringband quer eröffnet, die oberflächliche Beugesehne durchtrennt. Es folgt eine Arthrolyse mit Durchtrennung der palmaren Platte, die Arthrolyse wird bis zur freien Streckbarkeit des Mittelgelenkes durchgeführt. Aufgrund der Minderdurchblutung in der Streckstellung, bedingt durch den starken Zug auf die palmaren kurzen Blutgefäße, wird das Mittelgelenk in 40° Beugung eingestellt und mit einem K-Draht fixiert. Der ulnare Transpositionslappen wird über das Mittelgelenk geschlagen, die übrigen Hautdefekte werden durch Hauttransplantate gedeckt.

Die **manuelle Behandlung und Schienentherapie** beginnt nach Abnahme des Gipses und Entfernung des K-Drahtes, etwa ab der vierten postoperativen Woche (Abb. 4.28).

Sie sollte für mindestens vier Monate erfolgen, da der Narbenzug durch die Umbauprozesse in dieser Zeit am stärksten ist (Kap. 6). Empfohlen wird die Nachbehandlung in der Zeit der gesamten Narbenreife, d. h. für ein Jahr.

Sie konzentriert sich auf:

- die Bewegung in die Flexion und Extension,
- die Kräftigung der intrinsischen und extrinsischen Muskulatur,
- die Narbenbehandlung,
- das Verhindern eines Rezidivs.

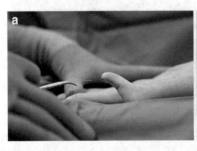
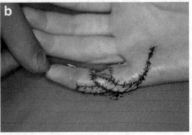

Abb. 4.27 **a** Vorbereitung des Fingers für die Operation. Ein Faden wurde bereits zur Fixierung des Fingers durch die Fingerspitze und das Nagelende geführt. **b** Am Ende der Operation. Das Mittelgelenk steht in 40° Beugung und ist mit einem K-Draht fixiert, der ulnare Transpositionslappen wurde über das Mittelgelenk geschlagen und die übrigen Hautdefekte durch Hauttransplantate gedeckt. (© Kinderkrankenhaus Wilhelmstift, mit freundlicher Genehmigung)

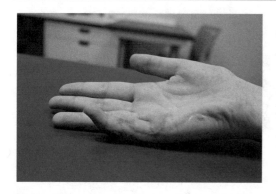

Abb. 4.28 Selbe Patientin, vierte postoperative Woche. Der fixierende K-Draht wurde entfernt. Die Narbe ist gerötet und unreif. Start der Schienentherapie und der manuellen Behandlung. (© Kinderkrankenhaus Wilhelmstift, mit freundlicher Genehmigung)

Sowohl die manuelle als auch die Schienenbehandlung sind nahezu identisch mit der präoperativen Behandlung und werden durch Narbenmassage (Kap. 6), Silikonbehandlung (Kap. 6) und Übungsschienen ergänzt.

4.2.5.2 Glove-Splint, Silikongel

Die statische Schienenbehandlung zur Kontrakturprophylaxe und Narbenbehandlung kann auch bei älteren Patienten über einen **Glove-Splint** erfolgen. Um den Glove-Splint für die Narbenbehandlung zu nutzen, muss der Umfang von Finger und Hohlhand mit leichtem Zug gemessen werden (Abb. 4.6b). Dadurch wird eine ausreichende Kompression erzielt. Die eingelegte Schiene hält den Finger in der gewünschten Streckung und wirkt dem Narbenzug und einer erneuten Kontraktur entgegen.

Ist zusätzlich eine Silikonbehandlung gewünscht, kann sie bei gleichzeitiger Behandlung mit einem Glove-Splint nur mit **Silikongel** oder einem zweiten Kompressionsstrumpf mit Silon-Tex erfolgen. Eingenähtes Silon-Tex (Kap. 6) ist im Glove-Splint nicht möglich, da nicht gleichzeitig Silon-Tex von innen und die Schienentasche von außen angebracht werden können. Effektiver als das Silikongel ist ein zweiter Kompressionsstrumpf mit Silon-Tex, der abwechselnd mit dem Glove-Splint getragen wird.

4.2.5.3 Kompressionsstrumpf mit Silon-Tex, thermoplastische Schiene

Als Variante können auch ein **Kompressionsstrumpf mit Silon-Tex** (Kap. 6) und eine über dem Handschuh angebrachte **thermoplastische Schiene** verwendet werden (Abb. 4.38a–c). Nach Entfernung des K-Drahtes muss für vier Monate die Schienung des Fingers für etwa 16 h erfolgen. Danach kann die Tragezeit auf die Dauer des Nachtschlafs reduziert und das Silikon je nach Beschaffenheit der Narbe weggelassen werden.

Nach Entfernung des K-Drahtes muss die manuelle Therapie (Abschn. 4.2.4) mindestens 4–5 mal am Tag für vier Monate intensiv durchgeführt werden, um eine gute Beweglichkeit und Kräftigung des Fingers zu erzielen.

4.2.5.4 Dynamische Flexionsschiene

Um die manuelle Behandlung zu unterstützen, können Schienen sowohl zum Üben der Flexion (Abb. 4.29a, b) als auch der Extension (Abb. 4.30a, b) angefertigt werden. Diese **dynamische Flexionsschiene** fixiert das Grundgelenk und zieht das Mittelgelenk in die Beugung. Durch den Zügel kann die Kraft der Beugequengelung reguliert werden.

4.2.5.5 Relativ-Motion-Splint

Ein **Relativ-Motion-Splint** kann für aktive Streckübungen des Mittelgelenks gefertigt werden (Abb. 4.30a, b). Durch die Blockierung des Kleinfingergrundgliedes wird die Überstreckung des Kleinfingergrundgelenks verhindert. Aus dieser Position heraus wird das Kleinfingermittelgelenk aktiv in Streckung gebracht. 6 Monate postoperativ kann das Mittelgelenk aktiv bis auf 20° extendiert und bis 70° flexiert werden (Abb. 4.31a, b).

4.2.6 Behandlungsbeispiele

4.2.6.1 Kamptodaktylie des Mittelfingers

Dieser Säugling wurde uns im Alter von 5 Monaten vorgestellt. Der kleine Junge zeigt eine Kamptodaktylie des Mittelfingers. Passiv konnte

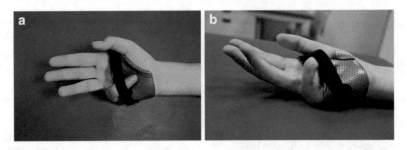

Abb. 4.29 a, b Dynamische Flexionsschiene zum Beüben der Flexion des Mittelgelenkes. Durch den Zügel wird die Kraft der Beugequengelung reguliert. (© Kinderkrankenhaus Wilhelmstift, mit freundlicher Genehmigung)

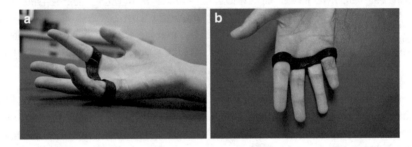

Abb. 4.30 a Relativ-Motion-Splint für aktive Streckübungen des Mittelgelenks. Aus der leichten Flexionsstellung des Kleinfingergrundgelenks wird der Finger aktiv in Streckung gebracht. Der Block dorso-proximal des Mittelgelenks führt zu einer besseren aktiven Streckung des Gelenkes. **b** Der Relativ-Motion-Splint verhindert die Überstreckung des Kleinfingergrundgelenks bei den Extensionsübungen. (© Kinderkrankenhaus Wilhelmstift, mit freundlicher Genehmigung)

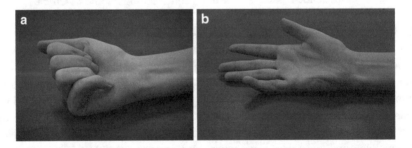

Abb. 4.31 a, b Selbe Patientin. Kontrolle 6 Monate postoperativ, Das Mittelgelenk kann aktiv bis auf 20° extendiert und bis 70° flexiert werden. Passiv ist die Extension bis auf 0° und die Flexion bis auf 80° möglich. (© Kinderkrankenhaus Wilhelmstift, mit freundlicher Genehmigung)

das Mittelgelenk nur bis 90° aufgedehnt werden. Bei passiver Aufdehnung war ein starker Beugesehnenzug vom Mittelgelenk bis zur Hohlhand zu erkennen (Abb. 4.32a).

Zunächst wurde mit einer intensiven manuellen Behandlung durch Physiotherapeuten und Eltern begonnen. Ab dem 10. Lebensmonat er-

hielt der kleine Junge für ein Jahr Glove-Splints zur nächliche Aufdehnung des Mittelfingers.

Nach diesem Jahr wurde bei einem noch vorhandenen passiven Streckdefizit von 20° nur noch die manuelle Therapie fortgeführt (Abb. 4.32b).

Im Alter von vier Jahren benötigte der Junge aufgrund einer Verschlechterung während eines

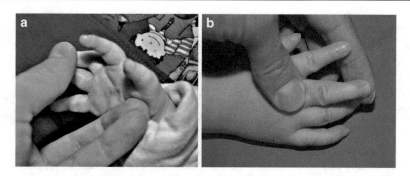

Abb. 4.32 **a** 5 Monate alter Junge mit Kamptodaktylie des Mittelfingers. Das Mittelgelenk ist auch passiv nur bis 90° aufdehnbar. Deutlich spannt sich die verkürzte palmare Haut bis in die Hohlhand an. **b** Im Alter von 2 Jahren besteht nach intensiver manueller Therapie und Schienenbehandlung nur noch ein Streckdefizit von 20°. (© Kinderkrankenhaus Wilhelmstift, mit freundlicher Genehmigung)

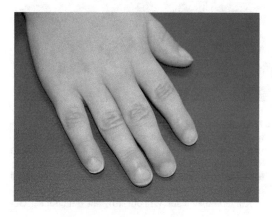

Abb. 4.33 Im Alter von fast 5 Jahren. Wegen einer Verschlechterung im Wachstumsschub wurde die manuelle Therapie im Alter von vier Jahren für 6 Monate durch eine Nachtlagerungsschiene unterstützt. Der Finger konnte danach aktiv bis 20° gestreckt werden. Passiv war mit Druck eine vollständige Streckung möglich. (© Kinderkrankenhaus Wilhelmstift, mit freundlicher Genehmigung)

Behandlung wurde in all der Zeit 2 × am Tag durchgeführt.

4.2.6.2 Kamptodaktylie des Kleinfingers

Im Alter von 22 Monaten sahen wir diesen Jungen mit einer Kamptodaktylie des rechten Kleinfingers (Abb. 4.34a).

Passiv konnte der Finger im Mittelgelenk nur bis 80° aufgedehnt werden. Die manuelle Therapie begann am selben Tag, die Behandlung mit dem Glove-Splint zwei Wochen später.

Nach 9-monatiger Behandlung verblieb ein passives Streckdefizit von 30° (Abb. 4.34b). Die Schienenbehandlung wurde für ein Jahr, die manuelle Behandlung bis ins Grundschulalter fortgeführt (Abb. 4.34c). Im Alter von 7 Jahren konnte der Finger aktiv vollständig gestreckt werden.

▶ Erfolge können nur bei konsequenter manueller Dehnungs- sowie aktiver Übungsbehandlung en erzielt und gehalten werden

Wachstumsschubes eine thermoplastische Schiene für die Nacht.

Nach einer 6-monatigen Behandlung verblieb ein aktives Streckdefizit von 20°, passiv war der Finger voll streckbar (Abb. 4.33). Die manuelle

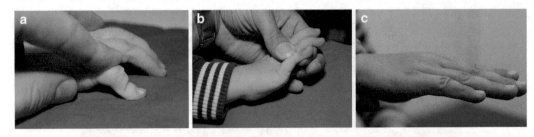

Abb. 4.34 **a** 22 Monate alter Junge mit Streckdefizit im Mittelgelenk von passiv 80° mit hartem Anschlag. **b** Die Kontraktur des Mittelgelenkes konnte nach konsequenter Behandlung über 9 Monate auf ein passives Streckdefizit von 30° reduziert werden. **c** Im Alter von 7 Jahren ist das Kleinfingermittelgelenk aktiv und passiv voll streckbar. (© Kinderkrankenhaus Wilhelmstift, mit freundlicher Genehmigung)

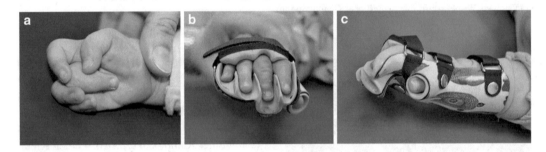

Abb. 4.35 **a** 10 Monate altes Mädchen mit Beugekontrakturen aller Finger, am ausgeprägtesten am Mittelfingermittelgelenk. **b** Die unterschiedlichen Fingerkontrakturen werden von palmar ausgeglichen, das verdickte Fingermittelgelenk des Mittelfingers erhält zusätzlich eine Aussparung in der dorsalseitigen Pelotte. Die Finger werden auch seitlich unterstützt, um einer Deviation entgegenzuwirken. Nach einer Tragezeit von 20 min wurde der Mittelfinger livide, durch dezentes Wegschleifen des Schienenmaterials wurde der Kontraktur nachgegeben, die Durchblutung fand daraufhin ausreichend statt. **c** Der Daumen wird in der Schiene mit eingefasst, um die Hohlhand zu weiten. Das Handgelenk steht in 30° Extension, um die Beuger zu dehnen. (© Kinderkrankenhaus Wilhelmstift, mit freundlicher Genehmigung)

4.2.6.3 Multiple Beugekontrakturen

Dieses Mädchen wurde im Alter von 10 Monaten vorgestellt. Die rechte Hand wies Beugekontrakturen der Finger 2 bis 5 auf. Der Mittelfinger war vollständig in die Hohlhand eingeschlagen. Das Mittelgelenk war auch passiv nicht aufzudehnen. Es verblieb ein Streckdefizit von 100° (Abb. 4.35a).

Der Zeigefinger zeigte neben der Beugekontraktur im Mittelgelenk eine Ulnardeviation auf Grundgelenkshöhe. Die Hohlhand konnte passiv nicht vollständig geweitet werden.

Die manuelle Behandlung begann am selben Tag. Die Orthesenanpassung erfolgte drei Wochen später, nachdem die manuelle Therapie den Befund schon leicht verbessert hatte.

In der Orthese wurden die Finger 2 bis 5 mittels Einzelfingerfassungen geschient und die unterschiedlichen Kontrakturen der Finger von palmar ausgeglichen. Das verdickte Mittelfingermittelgelenk erforderte eine großzügige Aussparung in der dorsalen Pelotte (Abb. 4.35b). Der ulnaren Deviation des Zeigefingers wurde durch die hohe Fingerführung von radial leicht entgegengewirkt.

Der Daumen erhielt eine Einfassung, um die Hohlhand auch in der Breite vollständig aufzudehnen (Abb. 4.35b, c). Das Handgelenk wurde in 30° Extension gestellt, um die Beuger zu dehnen (Abb. 4.35c).

Nach 4-monatiger Behandlung benötigte das Mädchen aufgrund verminderter Kontrakturen und einer Größenzunahme der Hand eine neue Schiene. Die Hohlhand konnte zu diesem Zeitpunkt passiv vollständig aufgedehnt und alle Finger aktiv besser gestreckt wer-

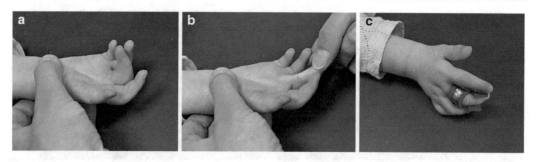

Abb. 4.36 a Spontan steht der Mittelfinger in 90° Beugung. **b** Alle Mittelgelenke mit Ausnahme des Mittelfingers können passiv vollständig aufgedehnt werden. Der Mittelfinger kann passiv bis 70° gestreckt werden. Es ist ein deutlicher Zug von der Hohlhand zur Mittelfingerspitze zu erkennen. **c** Eine dynamische Finger-Streckorthese unterstützt die manuelle Behandlung am Tag. Sie kann nur 10 min am Stück getragen werden, da sich die Durchblutung (trotz der leichten Einstellung der Feder) schnell verringerte. (© Kinderkrankenhaus Wilhelmstift, mit freundlicher Genehmigung)

den (Abb. 4.36a, b). Passiv konnten alle Finger mit Ausnahme des Mittelfingers mit Kraft vollständig aufgedehnt werden (Abb. 4.36b). Aktiv wurde die Hand wesentlich besser genutzt. Spontan standen Zeige-, Ring- und Kleinfinger noch in leichter Beugung. Beim bimanuellen Greifen störte der Mittelfinger durch seine verbliebene Beugestellung. Um das Aufdehnen des Mittelfingermittelgelenkes zu intensivieren, wurde die Behandlung durch eine dynamische Finger-Streckorthese tagsüber ergänzt. Im Fall dieses kleinen Mädchens konnte die Finger-Streckorthese nur 10 min am Stück getragen werden, da sich die Durchblutung trotz des geringen Zuges der Feder nach kurzer Zeit verschlechterte (Abb. 4.36c) (Kap. 8).

Nach 14-monatiger konsequenter konservativer Behandlung sind mit Ausnahme des Mittelfingers alle Finger frei aufdehnbar. Der Mittelfinger verbleibt in einer Beugekontraktur von 90° und einer maximalen Aufdehnung von 50° bei sehr festem Anschlag im Mittelgelenk sowie starkem Zug der Haut und der Beugesehne. Der palmare Raum zwischen dem Grund- und Mittelgelenk hat sich kaum vergrößert. Im Alter von zwei Jahren wird der Mittelfinger operativ korrigiert (Abb. 4.37a, b).

Es erfolgt eine Arthrolyse mit Durchtrennung der Beugesehnenscheide, eine Tenolyse der oberflächlichen und tiefen Beugesehne, eine Arterio- und Neurolyse des radialen und ulnaren Gefäßnervenbündels, die Eröffnung der palmaren Platte und eine Teilablösung des M. lumbricalis. Der aufwendigen Operation folgt eine intensive Nachbehandlung.

Aufgrund der verzögerten Wundheilung kann erst 10 Wochen postoperativ mit einer Kompressionsbehandlung mit Silon-Tec zur Behandlung der Narben begonnen werden (Abb. 4.38a-c) (Kap. 6). Über dem Handschuh wird eine kleine thermoplastische Schiene, die den Finger in bestmöglicher Streckung hält, getragen (Abb. 4.38b, c), die Fixierung erfolgt mit

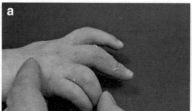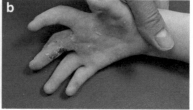

Abb. 4.37 a Spontan steht der Mittelfinger in 40° Flexion. **b** 8 Wochen postoperativ. Es sind noch Krusten palmarseitig des Mittelfingers vorhanden. (© Kinderkrankenhaus Wilhelmstift, mit freundlicher Genehmigung)

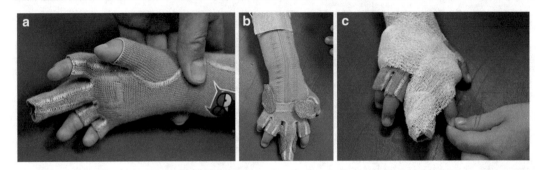

Abb. 4.38   **a** Ein Kompressionshandschuh mit eingenähtem Silon-Tec behandelt die Narben. **b** Eine kleine thermoplastische Schiene aus Orficast® schient den Finger in Extension. **c** Mittels Peha-haft® wird die Schiene an der Hand fixiert, durch den leichten Zug nach radial soll der Ulnardeviation im Grundgelenk entgegengewirkt werden. Diese Versorgung wird ca. 12 h über den Nachtschlaf getragen. (© Kinderkrankenhaus Wilhelmstift, mit freundlicher Genehmigung)

Peha-haft® (Abb. 4.38c) (Kap. 8). Aufgrund der leichten Ulnarduktion des Mittelfingers im Grundgelenk, wird dieser durch das Peha-haft® nach radial gezügelt. Die Versorgung wird ca. 12 h über den Nachtschlaf getragen, am Tag bleibt die Hand zur Beübung und zum Spielen frei. Das Kind erhält Physiotherapie.

Literatur

Guy Foucher MD (2006) 6 Boulevard Edwards Strasbourg, France 67000 IFSSH@aol.com

David TN MD (2015) 6624 Fannin Street, Suite 2730 Houston Texas 7730, netscher@bcm.dedu

Arthrogrypose

5

Inhaltsverzeichnis

5.1   Symptombild

Arthrogrypose ist keine spezifische Diagnose, sondern ein **Symptombild**, das bei mehr als 300 Krankheitsbildern gefunden wird. Charakterisiert ist dieses Krankheitsbild durch angeborene, nicht progressive (= fortschreitende) Einschränkungen der Gelenkbeweglichkeit bis hin zur Gelenksteife bedingt durch fehlende, veränderte und/oder unterentwickelte Muskulatur. Die betroffenen Muskeln sind durch Binde- oder Fettgewebe ersetzt (Mundlos und Horn 2014). Aktive Bewegungen, die für die Gelenkformung notwendig sind, können nicht durchgeführt werden. Die Kinder kommen mit Fehlstellungen der Schultern, Arme und Hände und oft auch der Hüften, Beine und Füße auf die Welt (Abb. 5.1) (Bahm 2017). Die Einschränkungen und Fehlstellungen sind sehr unterschiedlich und reichen von einem eingeschlagenen Daumen (= Thumb-in-Palm-Deformität) bis hin zur Fehlstellung zahlreicher Gelenke. Auch Organschädigungen sind möglich. Die sensible Innervation und die Wahrnehmung des Körpers sind ungestört, die zentrale Rückmeldung ist intakt, gestört ist die motorische Umsetzung (Bahm 2017).

Um das Ausmaß der funktionellen Einschränkungen besser einschätzen zu können, wird die Arthrogrypose wie folgt klassifiziert:

- klassische Arthrogryposis multiplex congenita (AMC),
- distale Arthrogrypose,
- syndromale Arthrogrypose.

Arthros	Gelenk
Gryposis	Gekrümmt
Multiplex	Mehrfach
Congenital	Angeboren

In der Literatur sind unterschiedliche Klassifikationen der AMC zu finden, die folgenden zwei erfassen den Schweregrad unter verschiedenen Gesichtspunkten:

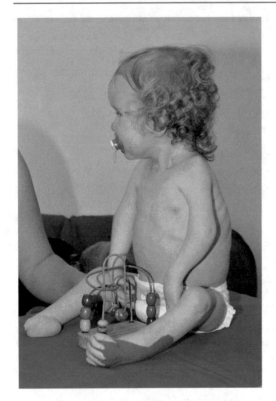

Abb. 5.1 15 Monate altes Mädchen mit einer schweren Form der Arthrogryposis multiplex congenita. (© Kinderkrankenhaus Wilhelmstift, mit freundlicher Genehmigung)

Klassifikation der Interessengemeinschaft AMC
→ orientiert sich an den **Einschränkungen im Alltag**.

- Typ 1: Es sind ausschließlich die Extremitäten betroffen.
  Unterteilt wird diese Gruppe in zwei Ausprägungsgrade:

1. Veränderungen der Hände und Füße ohne Beteiligung der proximalen Gelenke.
2. Veränderungen der gesamten Extremitäten einschließlich Ellenbogen-, Knie-, Schulter- und Hüftgelenke.

- Typ 2: Veränderungen wie bei Typ 1 plus Organfehlbildungen wie z. B. der Bauchdecke/Gastroschisis
- Typ 3: Gelenksteifen plus Fehlbildungen der Wirbelsäule und des zentralen oder peripheren Nervensystems.

Klassifikation nach betroffenem Segmentniveau
→ orientiert sich an den **Schweregraden der anatomischen Einschränkungen**.

Die Klassifikation von Brown 1980, welche von Agranovich und Lakhinal 2020 modifizierte wurde, richtet sich nach der Höhe des betroffenen Rückenmarksegments/ Myotome.

Es werden 2 Hauptformen unterschieden:

- die komplexe Form
- die isolierte Form.

Bei der komplexen Form liegt eine AMC in Kombination mit anderen Pathologien vor, wie z. B. zerebralen Störungen.

Die isolierte Form wird, dem Ausmaß wie bei Segmentverletzung der Hals- und Lendenwirbelkörper entsprechend, in vier Typen unterteilt (Tbl. 5.1) (Agranovich und Lakhinal 2020):

▶ **Myotome** sind muskuläre Ursegmente des Embryos.

Typ 1:
    [-C6-C7-]

Schulter	passiv	funktionsfähig
	aktiv	funktionsfähig oder leicht eingeschränkt
Ellenbogen	passiv	funktionsfähig oder leicht eingeschränkt
	aktiv	aktive Beugung ist eingeschränkt oder nicht möglich, aktive Supination ist eingeschränkt
Handgelenk	passiv	funktionsfähig oder leicht eingeschränkt
	aktiv	aktive Beugung bleibt erhalten, aktive Streckung ist eingeschränkt oder nicht möglich
Finger & Daumen	passiv & aktiv	funktionsfähig oder leicht eingeschränkt, einige Patienten weisen Fingerkontrakturen und ggf. eingeschränkte Abduktion des Daumens auf

Typ 2:
    [---------C5-C7--------]

Schulter	passiv	funktionsfähig oder mittelschwer eingeschränkt
	aktiv	eingeschränkt – Abduktion 30-45° - Muskulatur des Schultergürtels ist hypoplastisch
Ellenbogen	passiv	funktionsfähig oder mittelschwer eingeschränkt
	aktiv	aktive Beugung ist stark eingeschränkt oder nicht möglich, aktive Supination ist nicht möglich
Handgelenk	passiv	stark eingeschränkt, Beugekontraktur mit Ulnardeviation
	aktiv	aktive Beugung ist eingeschränkt, aktive Streckung ist eingeschränkt oder nicht möglich
Finger & Daumen	passiv & aktiv	leichte oder mittelschwere Einschränkungen, einige Patienten weisen Fingerkontrakturen auf, mögliche Thumb-in-Palm-Deformität

Typ 3:
   [--------------C5-Th1----------]

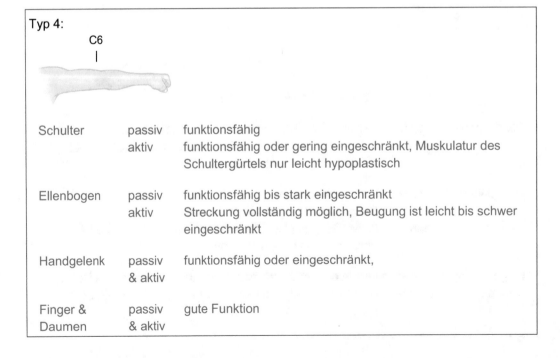

Die oberen Extremitäten stehen in Innenrotation

| Schulter | passiv | eingeschränkt |
| | aktiv | sehr stark eingeschränkt oder nicht möglich, schwerwiegende Hypoplasie oder Aplasie der Muskulatur des Schultergürtels |

| Ellenbogen | passiv | eingeschränkt oder nicht möglich |
| | aktiv | stark eingeschränkt oder nicht möglich, es besteht eine Streck- oder Beugekontraktur, aktive Supination ist nicht möglich |

| Handgelenk | passiv | stark eingeschränkt, Beugekontraktur und meist in Ulnardeviation |
| | aktiv | aktive Beugung und Streckung sind stark eingeschränkt oder nicht möglich |

| Finger & Daumen | passiv & aktiv | sehr stark eingeschränkt oder nicht möglich, Fingerkontrakturen, Symphalangismus (= Fusion von zwei benachbarten Phalangen), Thumb-in-Palm- Deformität |

Typ 4:
            C6
            |

| Schulter | passiv | funktionsfähig |
| | aktiv | funktionsfähig oder gering eingeschränkt, Muskulatur des Schultergürtels nur leicht hypoplastisch |

| Ellenbogen | passiv | funktionsfähig bis stark eingeschränkt |
| | aktiv | Streckung vollständig möglich, Beugung ist leicht bis schwer eingeschränkt |

| Handgelenk | passiv & aktiv | funktionsfähig oder eingeschränkt, |

| Finger & Daumen | passiv & aktiv | gute Funktion |

Fehlstellungen und Bewegungseinschränkungen der oberen Extremitäten

Bei schweren Formen der AMC sind die Muskeln der Schultern, Arme und Hände sowie in vielen Fällen auch der Hüften, Beine und Füße hypotroph oder atrophiert und die Gelenke weisen Beuge- oder Streckkontrakturen auf. Die Kinder haben sehr unterschiedliche Einschränkungen und Fehlstellungen. Die folgende Übersicht beschreibt Bewegungseinschränkungen der Gelenke der oberen Extremitäten von proximal nach distal.

5.1.1 Schultergelenke

Die Schultergelenke können unbeeinträchtigt bis schwer betroffen sein. In schweren Fällen liegt eine Adduktion und Innenrotation vor (Abb. 5.2a). Durch die geringe aktive Beweglichkeit ist der Bewegungsradius der Arme stark eingeschränkt. Auch passiv ist die Beweglichkeit eingeschränkt (Abb. 5.2c). Die Muskulatur ist hypotroph. Die Arme werden mithilfe der Schwerkraft durch Rumpfbewegung in die gewünschte Stellung geschwungen (Abb. 5.2b).

5.1.2 Ellenbogen

Die Ellenbogen können aktiv frei, eingeschränkt beweglich sein oder einen vollständigen Bewegungsverlust aufweisen. Die Unterarme können proniert (Abb. 5.2a–c), eine Supination aktiv nicht und passiv unvollständig möglich sein. Die Kinder helfen sich, indem sie durch Überstreckung des Rückens und Gegendruck der Hände auf einen festen Untergrund die Schultern in die Anteversion bringen und dadurch die Ellenbogen in Streckung halten. In dieser Haltung kann z. B. ein Stift geführt werden, um zu schreiben oder zu malen (Abb. 5.3a). Der Bewegungsspielraum ist auf einen sehr kleinen Raum begrenzt. Sind die Ellenbogengelenke passiv beugbar, kann eine Tischkante genutzt werden, um einen Hand-Mund-Kontakt herzustellen. Meist dient der andere Arm als Stütze oder als Gegendruck für den ausführenden Arm (Abb. 5.3b).

5.1.2.1 Beugekontraktur

Deutlich seltener besteht eine **Beugekontraktur** der Ellenbogen mit passiver Beweglichkeit in die Flexion (Abb. 5.4a-c). Aktiv ist die Bewegung stark eingeschränkt oder nicht möglich, die Arme sind proniert. Bei einer bestehenden Beugekontraktur der Ellenbogen muss während der Entwicklung des Kindes darauf geachtet werden, dass sich die Kontraktur nicht verschlimmert und dadurch der Bewegungsradius weiter eingeschränkt wird. Bei Verschlechterung kann neben der manuellen Behandlung eine Orthesentherapie indiziert sein.

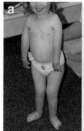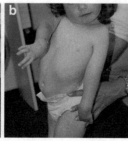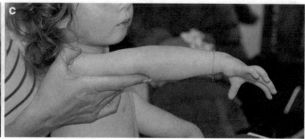

Abb. 5.2 **a**. 2-jähriges Mädchen, die Schultergelenke stehen in Adduktion und Innenrotation. Die Muskulatur ist schmächtig. **b** Die Ellenbogengelenke können passiv, aber nicht aktiv gebeugt werden. Die Unterarme stehen in Pronation, die Handgelenke in Flexion. Durch Veränderung des Schwerpunktes und Schwingungen des Oberkörpers werden die Arme passiv in eine andere Position gebracht. **c** Auch die passive Beweglichkeit der Schultergelenke ist eingeschränkt. An der Hand sind die Daumen eingeschlagen (Thumb-in-Palm-Deformität). Die Mittelgelenke der Finger 2–5 sind gebeugt, die Grundgelenke neigen zur kompensatorischen Hyperextension bei geringer aktiver Streckung. (© Kinderkrankenhaus Wilhelmstift, mit freundlicher Genehmigung)

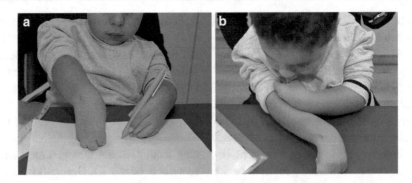

Abb. 5.3 a 5-jähriger Junge mit AMC. Durch Gegendruck zwischen Körper und Tisch wird das rechte Ellenbogen-
gelenk in Streckung gebracht und dadurch der Oberkörper stabilisiert, während die linke Hand malt. **b** Eine passive
Ellenbeugung wird durch Druck vom Oberkörper auf den linken Arm gegen den Tisch durchgeführt und ein Hand-
Mund-Kontakt hergestellt. Der Oberkörper neigt sich dabei zur Hand, der rechte Arm wird als Gegendruck genutzt.
(© Kinderkrankenhaus Wilhelmstift, mit freundlicher Genehmigung)

Wenn die unteren Extremitäten gut beweglich sind, können die Beine die Ellenbogen
beugen und so einen Hand-Mund-Kontakt ermöglichen (Abb. 5.4c). Bei guter Beweglichkeit und geschickten Füßen übernehmen diese
Handfunktionen, wie Schreiben, Zähneputzen
(Abb. 5.4d). Oft sind aber die unteren Extremitäten ebenfalls schwer betroffen, sodass diese
Kompensation entfällt (Abb. 5.1).

5.1.2.2 Streckkontraktur
Bei der schwersten Form besteht eine **Streckkontraktur** der Ellenbogen. Diese können

dann auch passiv nicht bewegt werden. Zusätzlich besteht eine schwerwiegende Hypoplasie
oder Aplasie der Muskulatur des Schultergürtels. Meist können Bewegungen durch das
Kind nur über den Rumpf auf die Arme übertragen werden. Die Unterarme befinden sich
in Pronationsstellung, die Handgelenke sind
gebeugt, die Daumen in die Hohlhand eingeschlagen und die Finger weisen Beugekontrakturen auf (Abb. 5.5a). Diese Fehlstellung lässt keinen Hand-Mund-Kontakt zu
(Abb. 5.5b). Das selbstständige Essen ist nur
sehr schwer mit gebeugtem Oberkörper und

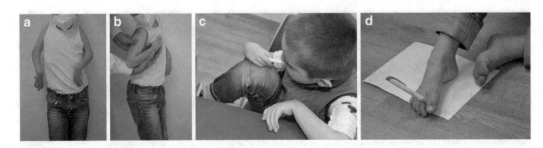

Abb. 5.4 a–b 7-jähriger Junge mit Beugekontraktur der Ellenbogen bei schwerer AMC der oberen Extremitäten.
b Passiv können die Ellenbogengelenke gebeugt werden. **c** Das rechte Bein wird genutzt, um die Hand zum Mund
zu führen. **d** Er schreibt mit seinen geschickten Füßen. (© Kinderkrankenhaus Wilhelmstift, mit freundlicher Genehmigung)

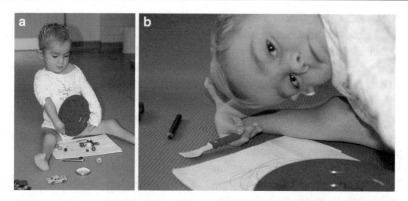

Abb. 5.5 **a** 3-jähriger Junge mit schwerer AMC. Der Schultergürtel ist hypoplastisch, die Unterarme stehen in Pronation, die Ellenbogen weisen Streck-, die Hand- und Fingergelenke Beugekontrakturen. auf. Die Muskeln der oberen und unteren Extremitäten sind hypotroph oder atrophiert. **b** Streckkontrakturen der Ellenbogen lassen keinen Hand-Mund-Kontakt zu. (© Kinderkrankenhaus Wilhelmstift, mit freundlicher Genehmigung)

einem Hilfsmittel, z. B. einer verlängerten Gabel oder Löffel möglich. Die Kinder sind vollständig auf fremde Hilfe und/oder Hilfsmittel angewiesen. Um dem Kind ein größeres Maß an Selbstständigkeit durch Erreichen einer passiven Ellenbogenbeweglichkeit zu ermöglichen, sind operative Eingriffe mit anschließender wochenlanger intensiver manueller Therapie und Schienenbehandlung unumgänglich.

▶ Eine Streckkontraktur des Ellenbogens lässt keinen Hand-Mund-Kontakt zu.

Für die Selbstständigkeit des Kindes ist eine passive Beweglichkeit des Ellenbogens von großer Wichtigkeit.

5.1.3 Handgelenke

5.1.3.1 Beugekontraktur

Die Handgelenke stehen häufig in **Beugekontraktur** (Abb. 5.6a-c). Die aktive Beugung ist stark eingeschränkt, die aktive Streckung kaum möglich. Auch passiv sind die Handgelenke schon im Säuglingsalter nicht streckbar (Abb. 5.6b).

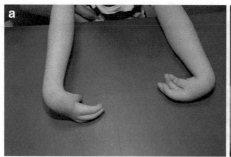
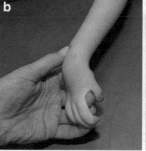
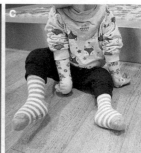

Abb. 5.6 **a** 3-jähriger Junge mit Streckkontraktur der Ellenbogen, Pronationsstellung der Unterarme, Beugekontrakturen der Handgelenke und Finger und einer Thumb-in-Palm-Deformität. **b** Die Handgelenke können auch passiv nur gering in Flexion gebracht werden. **c** 1,5-jähriger Junge mit einer schweren Form der AMC. Durch den Stütz auf die Handrücken bewegt sich der Junge über das Verrutschen des Gesäßes fort. (© Kinderkrankenhaus Wilhelmstift, mit freundlicher Genehmigung)

Können Kleinkinder mit AMC nicht laufen, bewegen sie sich durch Rutschen auf dem Gesäß fort. Dabei stützen sie sich mit der dorsalen Seite der kontrakten Handgelenke ab (Abb. 5.6c). Dies verschlimmert die Beugefehlstellung der Handgelenke. Wenn das Rutschen auf dem Gesäß die einzige aktive Fortbewegungsmöglichkeit für das Kind ist, darf sie nicht unterbunden werden.

Um einen möglichst großen Bewegungsradius der Handgelenke zu erzielen, wird bereits im Säuglingsalter die tägliche manuelle Behandlung mit einer nächtlichen Schienentherapie unterstützt. Abhängig vom Schweregrad kann durch konservative Therapie die Handgelenkstellung deutlich verbessert werden. Auch bei einer indizierten Operation sollte vorweg eine Schienentherapie das Handgelenk so weit wie möglich vordehnen.

5.1.3.2 Streckkontraktur

Kinder mit einer syndromalen Arthrogrypose wie dem Freeman-Sheldon- oder Sheldon-Hall-Syndrom weisen oftmals **Streckkontrakturen** der Handgelenke auf. Die Beugung ist nur begrenzt möglich. Diese Streckkontraktur ist nicht so schwerwiegend wie die Beugekontraktur. Eine Bewegung bis auf mindestens 0° ist aber nützlich, um fließende Bewegungen leichter zu ermöglichen, wie z. B. das An- und Ausziehen von Kleidung, Zähneputzen, sich Abtrocknen, Kämmen, Schreiben. Ein größerer Bewegungsspielraum der Handgelenke erfordert weniger Ausgleichsbewegungen der Ellenbogen und Schultern, dadurch wird die hohe Beanspruchung reduziert.

> Fehlende Bewegungsfurchen weisen auf passiv sowie aktiv eingeschränkte Gelenke hin.

5.1.4 Finger, Daumen und Mittelhand

Die gesamte Hand, Mittelhand, Daumen und Fingergelenke sind in vielen Fällen gebeugt (Abb. 5.7a). Bei dem Versuch, die Finger zu strecken, werden die Grundgelenke der Finger 2–5 und die Daumenendgelenke oftmals überstreckt (kompensatorische Hyperextensionsstellung), während die anderen Gelenke in Beugestellung bleiben (Abb. 5.2c). In schweren Fällen ist die intrinsische Handmuskulatur schwach und wenig funktionsfähig und die extrinsische Muskulatur funktionslos. Handgelenkskontrakturen verringern die Kraft und das Bewegungsausmaß der Finger zusätzlich. Durch die Verkürzung der palmaren Weichteile lässt sich die Handfläche (= Hohlhand) auch passiv nicht vollständig öffnen (Abb. 5.7b). Die Finger 2–5 können nicht oder nur unvollständig in die Flexion und Extension gebracht werden, der Faustschluss ist aktiv und passiv nicht möglich.

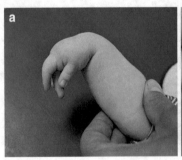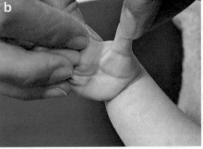

Abb. 5.7 a 4 Monate altes Mädchen. Das Handgelenk steht spontan in 70° Flexion, der Daumen steht zur Hohlhand, die Finger sind gebeugt. **b** Bei passiver Aufrichtung des Handgelenkes, des Daumens und der Finger in die Streckung wird eine palmare Spannung der Weichteile sowohl im Bereich des Daumengrundgelenkes als auch der Hohlhand sichtbar. (© Kinderkrankenhaus Wilhelmstift, mit freundlicher Genehmigung)

5.1.4.1 Passive Überstreckbarkeit der Fingergelenke

Einige Fingergelenke können neben kontrakt auch instabil sein. In vielen Fällen äußert sich die Instabilität in einer **passiven Überstreckbarkeit der Fingergelenke**. Davon sind vor allem die Grund- und Mittelgelenke der Finger 2-5 und das Endgelenk des Daumens betroffen. Einziehungen dorsal über den Mittelgelenken und dem Daumenendgelenk sind Zeichen für eine instabile palmare Platte (Abb. 5.8a, b) (Kap. 1). Um eine Verschlechterung zu verhindern, müssen während der Therapie Überdehnungen unbedingt vermieden werden. In einer Schiene werden diese Gelenke in leichter Beugung von ca. 20° eingefasst.

5.1.4.2 Windmühlenflügeldeformität

Zusätzlich können die Finger 2–5 eine sogenannte **Windmühlenflügeldeformität** aufweisen (Abb. 5.9a–c), d. h. eine ulnare Fehlstellung der Finger in den Grundgelenken (Kap. 1). Durch diese Fehlstellung wird die Kraft der Finger verringert und die Opposition schwächer, ungenauer und in Kombination mit einer schweren Thumb-in-Palm-Deformität unmöglich.

5.1.4.3 Thumb-in-palm-Deformität

Bei einer schweren Formen der **Thumb-in-Palm-Deformität** kann der Daumen aktiv nicht und passiv nur gering aus der Palmarduktion in die Radialduktion gebracht werden (Abb. 5.10a,

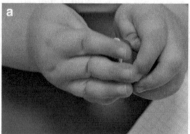
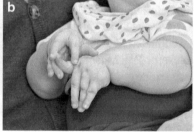

Abb. 5.8 a 22 Monate altes Mädchen mit Sheldon-Hall-Syndrom. Bei Druck auf einen Gegenstand werden die Mittelgelenke des Mittel-, Zeige- und Ringfingers der rechten Hand und das Daumenendgelenk der linken Hand überstreckt. **b** 10 Monate altes Mädchen mit Wieacker-Wolff-Syndrom. Die Finger 2-4 stehen in Windmühlenflügelfehlstellung, die Daumen weisen eine Thumb-in-Palm-Deformität auf und die Mittelgelenke von D2–5 sind überstreckbar. Der Zeigefinger der linken Hand wird allein durch leichten Druck durch den Säugling überstreckt. (© Kinderkrankenhaus Wilhelmstift, mit freundlicher Genehmigung)

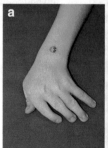
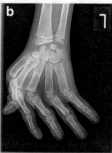
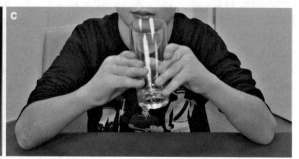

Abb. 5.9 a, b Foto und Röntgenbild eines 8-jährigen Jungen mit Freeman-Sheldon-Syndrom. Es besteht eine schwere Thumb-in-Palm-Deformität mit Überstreckung des Daumenendgelenks, einer Windmühlenflügeldeformität und einer Überstreckbarkeit der Mittelgelenke. **c** Aufgrund der Handfehlstellungen kann der Junge auch ein schmales Glas nur mit beiden Händen greifen. (© Kinderkrankenhaus Wilhelmstift, mit freundlicher Genehmigung)

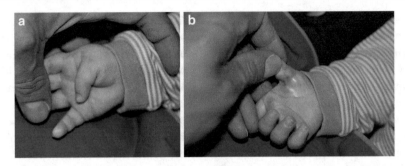

Abb. 5.10 a 10 Wochen alter Junge mit einer Thumb-in-Palm-Deformität. Der Daumen liegt in der Hohlhand und kann aktiv nicht aus der palmaren Fehlstellung heraus gestreckt werden. **b** Beim passiven Aufdehnen des Daumens wird eine deutliche Verkürzung der palmaren Weichteile sichtbar. Die glänzende Haut weist auf eine deutliche Spannung im Bereich des Daumengrundgelenkes hin. Der Daumen kann passiv nur ansatzweise in die Extension geführt werden. (© Kinderkrankenhaus Wilhelmstift, mit freundlicher Genehmigung)

b). Das Grundgelenk steht in Beugestellung, die palmare Haut ist deutlich verkürzt. Das Endgelenk steht oftmals bei jahrelanger unbehandelter Thumb-in-Palm-Deformität in Überstreckung (Abb. 5.9a, b). Es besteht ein Ungleichgewicht zwischen den verkürzten Beugern und den zu schwachen Streckern. Die Muskeln in der ersten Zwischenfingerfalte und des Thenars (M. interosseus dorsalis I, M. adductor pollicis, M. flexor pollicis brevis, M. abductor pollicis brevis, M. opponens pollicis) können stark verkürzt sein und teils fibrotische Anteile aufweisen (Kap. 1). Der M. flexor pollicis longus ist immer verkürzt. Unbehandelt zwingt diese Fehlstellung die Kinder, größere Gegenstände mit beiden Händen zu halten (Abb. 5.9c). Neben der manuellen Behandlung ist eine nächtliche Schienentherapie im Säuglings- und Kleinkindalter zu empfehlen. In diesem frühen Kindesalter ist der Bewegungsapparat noch weicher und elastischer als bei älteren Kindern und die Therapie erfolgreicher. Eine frühe Verbesserung der Daumenbeweglichkeit fördert außerdem die Entwicklung des Kindes durch Induktion neuronaler Verschaltungen (Kap. 1).

> Eine **fibrotische Veränderung** ist eine pathologische Veränderung des Muskelsgewebes in Bindegewebszellen und Kollagenfasern.

5.2 Bewegungsanalyse

Durch eine Bewegungsanalyse werden die betroffenen Regionen, die Ausprägung der Fehlstellungen und die vorhandene Kraft der Patienten erfasst. Es gilt, die vorhandenen motorischen Möglichkeiten und die kompensatorischen Fähigkeiten der Kinder zu erkennen und in die Behandlung mit einzubeziehen.

5.2.1 Erhebung der veränderten Physiologie im Säuglings- und Kleinkindalter

Eine **Erhebung der veränderten Physiologie im Säuglings- und Kleinkindalter** erfolgt durch Beobachten des kleinen Patienten und Gesprächen mit den Eltern. Sie werden nach den Bewegungen ihres Kindes im Alltag gefragt, um den Umfang der Erkrankung abschätzen zu können.

Je älter das Kind ist, desto besser können Aktivitäten und Partizipation zusammen mit dem Kind analysiert werden.

5.2.2 Analyse der Aktivitäten und Partizipation im Kindesalter

Um eine genaue **Analyse der Aktivitäten und Partizipation im Kindesalter** zu erhalten, können unter anderem das PEAP (Pädiatrisches Ergotherapeutisches Assessment und Prozessinstrument) (Kraus und Romein 2015) oder das COSA (Child Occupational Self Assessment) (Kramer et al. 2021) genutzt werden. Diese Assessments verschaffen dem Therapeuten nicht nur einen Überblick über die alltäglichen Probleme, sondern geben auch eine Übersicht über die Umweltfaktoren und die Bedürfnisse des Patienten.

Damit die Kinder nicht beeinflusst werden, sollten die Eltern und das Kind unabhängig voneinander befragt werden. Zumindest sollten die Eltern außerhalb des Blickfeldes ihres Kindes sitzen. Bei schwer betroffenen Kindern wird schnell deutlich, dass fast alle Bereiche im PEAP oder COSA in irgendeiner Form beeinträchtigt sind. Daher kann das Assessment helfen, den Fokus zunächst auf einen Tätigkeitsbereich oder eine gezielte Tätigkeit zu richten. Im PEAP werden die Betätigungsfelder von Kindern zwischen 5–6 Jahren und 7–8 Jahren bildhaft dargestellt. Es wird deutlich: Je schwerer die Arthrogrypose ausgeprägt ist, desto weniger kann das Kind selbstständig agieren. Die verschiedenen, auf den vorherigen Seiten beschriebenen Ausprägungsgrade können in Bezug auf Alltagstätigkeiten von Patienten und Eltern im PEAP mit

- kein Problem,
- leichtes Problem,
- deutliches Problem,
- massives Problem

bewertet werden.

Als Zweites wird die Wichtigkeit der Tätigkeit bewertet:

- nicht wichtig,
- etwas wichtig,
- wichtig,
- sehr wichtig.

<u>Im PEAP werden folgende Bereiche analysiert:</u>

Selbstversorgung
- **Essen und Trinken**
  Speisen und Getränke selbstständig zu sich nehmen, Nahrung zum Mund führen. Dazu gehört sich etwas zu trinken einzugießen, Besteck nutzen, um zum Beispiel ein Brot zu schmieren oder etwas zu schneiden.
- **An- und Ausziehen**
  Kleidungsstücke selbstständig an- und ausziehen, Knöpfe und Reißverschlüsse öffnen und schließen, eigenständiges an- und ausziehen, auch beim Sport.

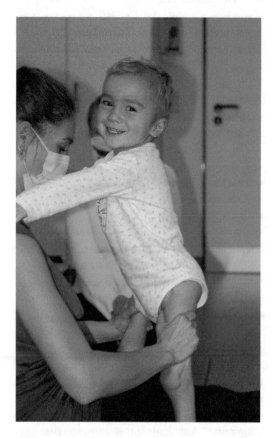

Abb. 5.11 3-jähriger Junge mit einer schweren Form der Arthrogryposis multiplex congenita während der Bewegungsanalyse. Die Mutter stabilisiert die Beine ihres Sohnes, damit er in aufrechter Position stehen kann. Die hypotrophen Arme werden von der Mutter auf ihren Schultern positioniert, um ihm einen Stütz zu ermöglichen. Selbstständig kann sich dieser Junge aufgrund der schwachen Muskulatur nicht aufrichten. (© Kinderkrankenhaus Wilhelmstift, mit freundlicher Genehmigung)

- **Toilettengang**
  Alleine zur Toilette gehen, sich an- und ausziehen, den Intimbereich säubern, die Hände
  waschen und abtrocknen.
- **Körperpflege**
  Gesicht und Hände waschen, Zähneputzen,
  Zahnpasta auf Zahnbürste auftragen, Haar
  kämmen. Beginnendes selbstständiges Du-
  schen oder Baden mit Haarwäsche.
- **Fortbewegung**
  Fortbewegen, um ein Ziel zu erreichen, Trep-
  pen steigen, Roller oder Fahrrad fahren, Roll-
  stuhl eigenständig benutzen.

Produktivität
- **Konstruieren**
  Spielen mit Bauklötzen, Steckbausteine, Puz-
  zeln.
- **Werkzeuge**
  Benutzen einer Schere, um entlang einer
  Linie zu schneiden, sichere und dosierte Stift-
  führung oder Benutzen eines Klebestiftes.
- **Kulturtechniken**
  Buchstaben schreiben, adäquate Stifthaltung,
  Aus- oder Abmalen
- **Aufgaben erledigen**
  Im Alltag Zuhause oder in der Kita helfen,
  zum Beispiel Zimmer aufräumen, Tisch de-
  cken, in der Küche helfen.
- **Interaktion in der Gruppe**
  Regeln einhalten, Rücksicht nehmen, auf An-
  weisungen reagieren, sich aktiv ins Gruppen-
  geschehen einbringen.

Freizeit und Spiel
- **Zuhören und Erzählen**
  Geschichten hören und verstehen, Erlebnisse
  verständlich berichten.
- **Körperliche Spiele durchführen**
  Aktiv an Spielen teilnehmen, zum Beispiel:
  Klettern, Werfen, Fangen, Schießen, Rennen,
  an Sportarten teilnehmen.
- **Gemeinsam Spielen**
  Brett- oder Kartenspiele, Video- oder
  Computerspiele

- **Sich selbstständig beschäftigen**
  Sich alleine in der Wohnung bewegen, um
  sich zu beschäftigen. Spielen mit Autos, Pup-
  pen, Steckbausteine, Malen.
- **Rollenspiele**
  In eine gedachte Rolle schlüpfen und diese
  ausfüllen, mit Spielmaterialien und Geräten,
  wie zum Beispiel Mutter-Vater-Kind, Bauen
  von Höhlen. Auf Wünsche der Spielpartner
  eingehen.
  (Kraus und Romein 2015)

Bei schweren Formen der Arthrogrypose ist es
besonders wichtig, die Bedürfnisse der Kinder
zu erkennen (Abb. 5.11). Dafür kann das COSA
(Child Occupational Self Assessment) zwischen
dem 8. und 13. Lebensjahr verwendet werden.
Im COSA werden Tätigkeiten nicht zusammengefasst, sondern gezielt abgefragt, wie
zum Beispiel: „Ich kann mich alleine waschen".
Das Kind kann entscheiden:

- Das kann ich gar nicht gut.
- Das kann ich nicht so gut.
- Das kann ich gut.
- Das kann ich sehr gut.

Darauf folgt, wie wichtig es dem Kind ist, diese
Tätigkeit durchführen zu können:

- Das ist gar nicht wichtig für mich.
- Das ist nicht so wichtig für mich.
- Das ist wichtig für mich.
- Das ist sehr wichtig für mich.

Aus der Diskrepanz zwischen dem, was das
Kind gar nicht gut kann und dem, was sehr
wichtig für das Kind ist, wird gefiltert, welche
Tätigkeiten gezielt geübt werden müssen oder
wo noch Bedarf an einer Hilfsmittelversorgung
besteht.
Unter anderem folgen noch Fragen wie:

„Ich kann mich bewegen wie ich möchte."
„Ich kann meine Hände gut benutzen."
Insgesamt bewertet das Kind 25 Fragen.
(Kramer et al. 2021).

5.3 Behandlungen

Nach der Analyse der Körperfunktionen und -strukturen, der Aktivitäten und der Partizipation erfolgt die darauf abgestimmte Behandlung.

Alle hier beschriebenen Therapie- und Behandlungskonzepte beziehen sich auf die oberen Extremitäten.

Eine interdisziplinäre Zusammenarbeit zwischen Ärzten, Therapeuten, Orthopädietechnikern, Eltern und Patienten ist während der gesamten Entwicklung des Kindes wichtig. Behandlungsziele müssen während des Wachstums immer wieder neu abgewogen und besprochen werden, um eine größtmögliche Selbstständigkeit und Zufriedenheit des Kindes zu erzielen.

Die Behandlungsziele sind:

- Verbesserung der Beweglichkeit,
- Verbesserung der Gelenkstellung,
- Verbesserung der Funktion und der Kraft,
- das Benutzen von Hilfsmitteln,
- Zufriedenheit und Selbstständigkeit des Kindes.

Ein tägliches Training zum Erhalt und möglichst Stärkung der Muskulatur ist vor allem bei schweren Formen der AMC erforderlich. Zudem fördert ein Hilfsmittel und das Erlernen seiner Nutzung die Entwicklung, Selbstständigkeit und damit Zufriedenheit des Kindes.

Ziel der Therapie ist es, funktionelle Einschränkungen durch Verbesserung der Stellung, der Kraft und der Beweglichkeit zu verbessern und hilfreiche Ausgleichsbewegungen zu unterstützen. Damit soll die Unabhängigkeit im alltäglichen Leben gestärkt werden.

▶ Bereits kleine Verbesserungen können große Schritte für die Patienten sein.

5.3.1 Therapiekonzept

1. Von Geburt an bzw. ab Diagnosestellung ist eine Behandlung zur Stärkung des Halte- und Bewegungsapparates sehr wichtig. Die Eltern müssen intensiv in die manuelle Behandlung eingewiesen werden und sie täglich zu Hause durchführen.

2. Ab den ersten Lebenswochen kann eine thermoplastische Schienentherapie die manuelle Behandlung der Hände unterstützen. Die Schienen dehnen die Gelenke kontinuierlich auf, meist während des Nachtschlafs. Die Gelenkstellung wird verbessert und dadurch der Bewegungsradius, die Beweglichkeit und die Kraft. Die Schienen- bzw. Orthesentherapie wird kontinuierlich dem Alter und der Ausprägung des Krankheitsbildes angepasst.

3. Zur Verbesserung der Beweglichkeit können abhängig vom Grad der Kontraktur und der Funktionseinschränkung operative Eingriffe sinnvoll sein. Postoperativ muss nach Rücksprache mit dem Operateur die manuelle Therapie schnellstmöglich wieder aufgenommen und vorübergehend intensiviert werden. In den meisten Fällen ist eine postoperative Schienentherapie notwendig, um Rezidive zu vermeiden und dem Narbenzug entgegenzuwirken.

4. Eine Hilfsmittelversorgung ist ein wichtiger Baustein. Das Kind wird mit ihnen/durch sie selbstständiger und erlernt neue Greiffunktionen. Bedarf und Nutzen sollten in Absprache mit Eltern und Kind regelmäßig (spätestens alle 2 Jahre) überprüft und angepasst werden.

5. Freeman-Sheldon- und Sheldon-Hall Syndrom zählen zu den klinischen Krankheitsbildern der syndromalen Arthrogrypose. Zwischen diesen Krankheitsbildern gibt es Ähnlichkeiten, aber auch Differenzen in Bezug auf die Gelenksfehlstellung und Weichteilveränderungen. Sowohl die manuelle Therapie als auch die Schienenbehandlung müssen daher individuell angepasst werden.

▶ Beispiele abhängig vom Entwicklungs- und Therapiestand verdeutlichen die Behandlungsschritte – siehe Ende des Kapitels.

5.3.2 Manuelle Therapie

Bei der manuellen Behandlung von Kindern mit
Arthrogrypose sind folgende Faktoren zu beachten: Ist nur eine passive Beweglichkeit vorhanden, muss diese erhalten und verbessert werden. Dadurch können die Kinder ihre Extremitäten als Hebel nutzen, um z. B. die Hand durch
Druck gegen die Tischkante zum Mund zu führen. Ist eine aktive Beweglichkeit eingeschränkt
möglich, wird die manuelle Therapie sowohl
zur Verbesserung des passiven als auch des aktiven Bewegungsausmaßes durchgeführt. Die Verbesserung des passiven Bewegungsausmaßes ist
Voraussetzung für die Verbesserung der aktiven
Beweglichkeit. Aufgrund der multiplen Gelenk-
fehlstellungen sollte der Therapeut gemeinsam
mit den Eltern analysieren, welche Gelenke zur
Förderung der Selbstständigkeit am wichtigsten
sind und sich in der Dehnungsbehandlung auf
diese konzentrieren.

▶ Um Gewebe angemessen zu dehnen, darf der
Impuls auf die Strukturen nicht zu schwach
sein. Für etwa 10 bis 20 s wird diese Dehnung
gehalten und so oft wie möglich wiederholt.
Die Dehnungsbehandlung sollte von den Eltern täglich durchgeführt werden, unter-
stützend ist eine Schienenbehandlung zur
Nacht anzuraten.

5.3.2.1 Schultergelenke

Die **Schultergelenke** müssen nicht so häufig
manuell behandelt werden, da die Beweglichkeit
in den meisten Fällen kaum eingeschränkt ist,
bzw. das Ausmaß der Bewegungseinschränkung
die Kinder im Alltag nicht beeinträchtigt.
Bei Kindern, die mit schwersten Gelenkfehl-
stellungen auf die Welt kommen, kann jedoch
eine Behandlung der Schulter notwendig werden. Die manuelle Dehnung von Schulter und
Ellenbogen ist am besten in Rückenlage durchzuführen, sie kann bei unruhigen Kindern aber
auch im Sitzen erfolgen. Aufgabe der Eltern ist
dabei, die Kinder abzulenken.

Manuelle Dehnung der Schulter
Die Bewegungsrichtungen der Schulter sind:

- die Anteversion und Retroversion in der
  Sagittalebene,
- die Abduktion und Adduktion in der Frontalebene,
- die Rotation in der Horizontalebene.

Das passive und aktive Bewegungsausmaß
wird vor der Therapie überprüft. Bei Einschränkungen der aktiven Schulterbeweglichkeit
sind eine Protraktion des Schultergürtels, eine
Innenrotation der Arme und muskuläre Atro-
phien sichtbar. Eine Behandlung der Schulter
zur passiven Bewegungsverbesserung ist nur indiziert, wenn dem Kind dadurch keine Stabilität genommen wird. Die Kinder, die nicht laufen
können und sich durch Rutschen auf dem Gesäß
fortbewegen, nutzen die Arme als Stütze, um das
Gesäß anzuheben (Abb. 5.12a, b).

Eine **Protraktion** ist das Vorwärtsführen
eines Körperteils z.B. Schulterblatt oder
Unterkiefer.

Im Fokus stehen die Anteversion und die Abduktion. Diese Bewegungsrichtungen werden
passiv vom Kind in Seitlage oder im Sitzen durch
aktive Verlagerung des Rumpfes durchgeführt.

- Der Therapeut fixiert mit der Haltehand das
  Schulterdach von kranial,
- mit der anderen Hand wird der Humerus umfasst, der Unterarm des Kindes liegt dabei auf
  dem Unterarm des Therapeuten,
- die Haltehand drückt den Schultergürtel nach
  kaudal,
- die aktive Hand führt den Arm je nach Bewegungseinschränkung in die Abduktion
  oder Anteversion,
- der Arm muss ggf. aus der Innenrotation in
  die Nullstellung gebracht werden,
- ist ein federnder Widerstand zu spüren, wird
  die Dehnung intensiviert und an diesem
  Punkt gehalten (Abb. 5.13a, b).

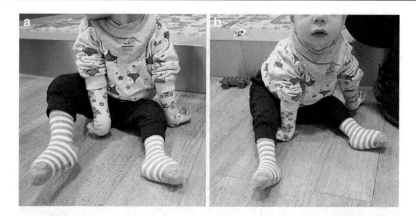

Abb. 5.12 **a** 1,5-jähriger Junge mit einer schweren Form der AMC. Der Junge stemmt sich mit den Handrücken gegen den Boden und kann so das Gesäß anheben, um sich fortzubewegen. **b** Der Schultergürtel steht in deutlicher Protraktion. (© Kinderkrankenhaus Wilhelmstift, mit freundlicher Genehmigung)

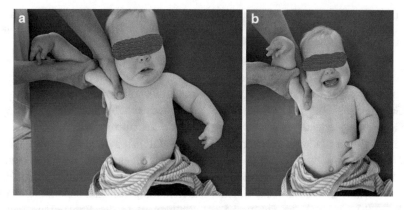

Abb. 5.13 **a** Aufdehnung der Schulter in die Abduktion. **b** Aufdehnung der Schulter in die Anteversion. (© Kinderkrankenhaus Wilhelmstift, mit freundlicher Genehmigung)

Die Verbesserung des Bewegungsausmaßes ermöglicht dem Kind einen größeren Bewegungsradius im Raum, der automatisch in den Alltag übernommen wird.

> **Cave:** Eine Behandlung der Schulter zur passiven Bewegungsverbesserung ist nur indiziert, wenn dem Kind dadurch keine Stabilität genommen wird.

5.3.2.2 Ellenbogen

Die passive Flexion der **Ellenbogen** ist für das Kind wichtig, um mit der Hand den Mund erreichen zu können. Ist die aktive Beweglichkeit eingeschränkt, nutzen die Kinder die Tischkante oder ihr Knie als Hebel, um durch Beugung des Ellenbogengelenkes den Mund zu erreichen.

Manuelle Dehnung des Ellenbogengelenkes
Zur Behandlung umfasst:

- der Therapeut mit einer Hand gelenknah den Oberarm und mit der anderen Hand den Unterarm (Abb. 5.14a),
- das Ellenbogengelenk wird je nach Bewegungseinschränkung passiv in Extension oder Flexion (Abb. 5.14b) geführt,

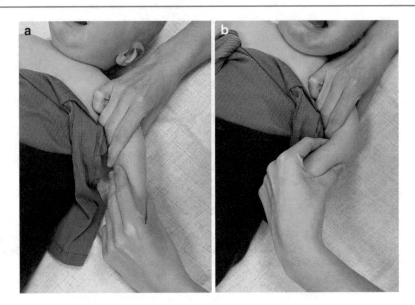

Abb. 5.14 a Dieser Junge hat keine aktive Ellenbogenbeweglichkeit. Die Ellenbogen stehen spontan in Streckung. Um das Gelenk passiv zu beugen, werden Unter- und Oberarm umfasst. **b** Der Arm wird passiv in die Flexion gebracht und dort gehalten. (© Kinderkrankenhaus Wilhelmstift, mit freundlicher Genehmigung)

- die proximale Hand hat dabei den Oberarm fest im Griff und hält ihn in neutraler Position. Die Rückenlage erleichtert das Üben, da der Oberarm auf einer Unterlage fixiert werden kann.
- Die distale Hand ist die Aktionshand und führt den Unterarm in Flexion und Supination (Abb. 5.14b) oder in Extension und Supination.

Am Ende der Bewegung wird je nach Schwere der Kontraktur ein harter oder weich federnder Anschlag gespürt. An diesem Punkt soll die Dehnung etwas intensiviert und gehalten werden. Ist ein Widerstand zu spüren, wird die Dehnung intensiviert, mindestens 10 bis 20 s gehalten und die Bewegung so oft wie möglich wiederholt, mindestens jedoch 10mal. Die Dehnungsübungen müssen von den Eltern zu Hause täglich durchgeführt werden.

5.3.2.3 Handgelenke

Die **Handgelenke** stehen bei Arthrogrypose häufig in starker Palmarflexion und sind auch passiv wenig aufdehnbar. Durch die kon-

trakte Gelenkstellung haben schon Säuglinge Schwierigkeiten, sich in Bauchlage auf die Hände zu stützen oder zu krabbeln. Auch für viele Greiffunktionen ist die optimale kraftvolle Handgelenkstellung eine Dorsalextension in ca. 40° (Kap. 1). Daher nimmt die manuelle Behandlung der Handgelenke einen sehr hohen Stellenwert in der Behandlung von AMC-Kindern ein.

Manuelle Dehnung des Handgelenks
Bei Beugekontraktur wird wie folgt verfahren:

- Mit der einen Hand wird der distale Unterarm und mit der anderen Hand die Handfläche palpiert (Abb. 5.15a).
- Die Hand am Unterarm des Kindes ist die Haltehand, die Hand an der Handfläche auf Höhe der Grundgelenke ist die Aktionshand.
- Befinden sich die Strukturen fest im Griff, wird das Handgelenk aus einer bestehenden Ulnardeviation geführt (Abb. 5.15a).
- Mit der Aktionshand wird durch leichte Traktion das Handgelenk nach dorsal aufgedehnt (Abb. 5.15b, c).

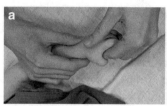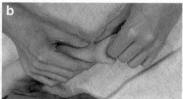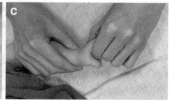

Abb. 5.15 a–c Das Handgelenk wird zuerst aus der Ulnarduktion geführt, danach erfolgt die Dehnung des Handgelenkes mit sanfter Kraft in die bestmögliche Extension. (© Kinderkrankenhaus Wilhelmstift, mit freundlicher Genehmigung)

Wichtig ist, dass der Therapeut dabei nicht die Finger, sondern die Handfläche fest greift, da sonst die Grundgelenke zu stark in Hyperextension gedehnt werden. Wird ein Widerstand gespürt, wird die Dehnung gehalten und die Übung mehrmals wiederholt.

Streckkontraktur

Bei Kindern mit Freeman-Sheldon- und Sheldon-Hall-Syndrom können zusätzlich zu den Fehlstellungen der Finger Streckkontrakuren der Handgelenke vorliegen. Diese schränken den dynamischen Einsatz der Hand im Alltag erheblich ein. Die Grifftechnik ist dieselbe wie bei der Beugekontraktur. Die Hand des Kindes wird aus der Ulnardeviation geführt und durch leichte Traktion nach palmar gedehnt und dort gehalten. Wird ein Widerstand erspürt, wird die Dehnung gehalten und die Übung mehrmals wiederholt. Wenn nötig, kann zusätzlich mit einer Beugequengelorthese behandelt werden.

5.3.2.4 Finger 2–5

Bei Kindern mit Arthrogrypose stehen die **Finger 2–5** in den Grundgelenken meist in Null-Stellung, teilweise in Ulnarduktion, gelegentlich zusätzlich in Hyperextension, seltener in Beugestellung. Aktiv ist oft nur eine Ab- und Adduktion zu beobachten. Passiv sind die Grundgelenke nur eingeschränkt in Beugung zu dehnen. Die Mittel- und Endgelenke weisen oftmals Beugekontrakturen auf. Die intrinsische Muskulatur ist atrophiert, daher abgeflacht. Die Beweglichkeit der Fingergelenke variiert von Kind zu Kind. Insgesamt ist die aktive Beweglichkeit meist stark eingeschränkt. Die Kinder nutzten daher häufig den Klemmgriff oder Seitgriff (Kap. 1).

Viele Kinder weisen zusätzlich eine Thumb-in-Palm-Deformität auf. Die unterschiedlichen Fehlstellungen der Finger erfordern unterschiedliche manuelle Techniken. Vor Übungsbeginn muss eine ausführliche Funktionsanalyse erfolgen. Im Fokus der manuellen Behandlung stehen die Gelenke, die eine Kontraktur aufweisen.

Manuelle Dehnung der Finger 2–5

Behandlung der Grundgelenke in die Beugung:

Die Grundgelenke werden gelenknah gegriffen. Dabei ist:

- die proximale Hand des Therapeuten die Haltehand. Sie fixiert den Mittelhandknochen des betroffenen Fingers auf Höhe des Köpfchens proximal des Grundgelenks im Sandwichgriff.
- Die distale Hand des Therapeuten ist die Aktionshand. Der Zeigefinger des Therapeuten wird von dorsal auf Höhe des Köpfchens des Grundgliedes gelegt.
- Die Aktionshand übt von dorsal Druck auf das Grundgliedköpfchen aus und führt das Grundgelenk in maximale Beugung.

Bei federndem Widerstand wird die Dehnung intensiviert und dann gehalten.

Dehnung der Mittelgelenke in die Streckung
- die proximale Hand des Therapeuten ist die Haltehand. Sie fixiert das Grundgelenk im Sandwichgriff von palmar und dorsal.
- Die distale Hand des Therapeuten ist die Aktionshand. Sie fixiert den betroffenen Finger des Kindes von dorsal mit dem Zeigefinger auf Höhe des Grundgliedköpfchens und von palmar mit dem Daumen auf Höhe der Mittelphalanx.
- Die Aktionshand dehnt das Mittelgelenk maximal auf, indem von dorsal Druck auf das Grundgliedköpfchen und von palmar Druck auf die Mittelphalanx ausgeübt wird.

Wird ein federnder Widerstand gespürt, wird die Dehnung intensiviert und dann gehalten.

Da sowohl die Mittel- als auch die Endgelenke häufig nicht nur ein Streck- sondern auch ein Beugedefizit aufweisen, muss die manuelle Behandlung auch in Beugung stattfinden.

Dehnung der Mittelgelenke in die Beugung
Die Mittelgelenke werden gelenknah gegriffen, dabei ist:

- die proximale Hand des Therapeuten die Haltehand. Sie fixiert das Grundgelenk des betroffenen Fingers proximal des Mittelgelenkes im Sandwichgriff.
- Die distale Hand des Therapeuten ist die Aktionshand. Der Zeigefinger des Therapeuten wird von dorsal proximal des Endgelenkes auf das Mittelgliedköpfchen gelegt.
- Die Aktionshand übt von dorsal Druck auf das Mittelgliedköpfchen aus und führt das Mittelgelenk in die maximale Beugung.

Wird ein federnder Widerstand gespürt, wird die Dehnung intensiviert und dann gehalten.

Dehnung der Endgelenke in Streckung:
Bei Beugekontrakturen im Endgelenk wird wie bei der Dehnung der Mittelgelenke verfahren, nur:

- fixiert die Haltehand das Mittel- sowie das Grundgelenk,

- der Zeigefinger der Aktionshand liegt dorsal auf dem Mittelgliedköpfchen und palmar auf der Fingerbeere des Kindes.
- Durch Druck von dorsal auf das Mittelgliedköpfchen und Druck von palmar auf die Fingerbeere wird das Endgelenk in bestmögliche Streckung gedehnt.

Dehnung der Endgelenke in Beugung
Die Haltehand des Therapeuten fixiert die Handfläche von der ulnaren Seite und hält den betroffenen Finger im Grundgelenk in Streckung. Die Aktionshand drückt die Endphalanx des Fingers in Richtung Grundphalanx in die kleine Faust.

5.3.2.5 Daumen
Die manuelle Behandlung der **Daumen** bei einer Thumb-in-Palm-Deformität stellt eine Besonderheit dar. Wichtig während der gesamten Dehnung ist, dass das Grundgelenk des Daumens nicht in eine Hyperextension gedehnt wird. Die stetige Dehnung in die Hyperextension würde zu einer Instabilität im Grundgelenk führen.

Dehnung des Daumens in die Radial- und Palmarduktion:

- die Haltehand des Therapeuten fixiert die Handfläche im Bereich der Handkante,
- die Aktionshand des Therapeuten greift mit dem Daumen auf Höhe des Sattelgelenkes/der Thenarmuskulatur des Kindes. Nun streicht der Therapeut mit Druck vom Sattelgelenk über das Grundglied bis proximal des Endgelenkes (Abb. 5.16a). So wird der Daumen in die bestmögliche Palmar- und Radialduktion gedehnt. Die Dehnung wird für 20 s gehalten und mehrfach z. B. nach jedem Wickeln, wiederholt.
- Mit dem Zeige- und Mittelfinger der Aktionshand wird der Daumen von dorsal fixiert und so eine Überstreckung im Grundgelenk verhindert. Der Zeigefinger liegt dabei distal des Grundgelenkes, der Mittelfinger proximal (Abb. 5.16a).

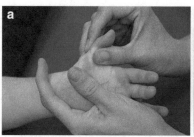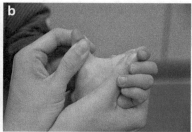

Abb. 5.16 a Der Daumen wird aus der Palmarduktion geführt. Dabei wird das Daumengrundgelenk von dorsal gestützt, um eine Überstreckung zu verhindern. **b** Durch eine fließende Bewegung vom Zeigefingergrundgelenk zur Daumenspitze wird der Daumen in die maximale Radialduktion geführt. Auch hier wird das Daumengrundgelenk von dorsal unterstützt. (© Kinderkrankenhaus Wilhelmstift, mit freundlicher Genehmigung)

- Gleichzeitig soll der Daumen der Aktionshand das Sattelgelenk des Kindes in bestmögliche Radialduktion dehnen, indem der Therapeut über die Thenarmuskulatur nicht nur in Richtung des Endgelenks streicht, sondern auch vom zweiten Mittelhandknochen weg in die Radialduktion dehnt (Abb. 5.16b).

Cave: Das Grundgelenk des Daumens darf nicht in die Hyperextension gedehnt werden. Dies würde zu einer palmaren Instabilität in diesem Gelenk führen.

5.3.3 Schienen- und Orthesentherapie

Die **Schienen- und Orthesentherapie** erfolgt ab den ersten Lebensmonaten. In den meisten Fällen werden Finger- und Handgelenke mit Schienen therapiert. Eine Ellenbogenschiene ist bei einer sich schnell verschlechternden Kontraktur des Ellenbogengelenkes indiziert. Durch Schienenversorgung und manuelle Therapie kann in der Regel eine Operation vermieden, zumindest aber der Eingriff vereinfacht werden. Beide Therapien sind vorbereitend vor einer Operation hilfreich. Postoperativ können Schienen und Orthesen das operative Ergebnis halten und eventuell noch verbessern. Sie werden individuell angepasst und ihr Nutzen regelmäßig im Konsens mit den behandelnden Ärzten, Eltern und Patienten überprüft. Im Folgenden werden anhand verschiedener Befunde unterschiedliche Schienen- und Orthesenarten beschrieben.

Cave: Schienen und Orthesen dürfen vor allem im Säuglings- und Kleinkindalter nur sehr wenig Druck auf das Gewebe ausüben. Der Druck muss gut verteilt werden, um eine Weichteilquetschung zu verhindern. Kinder mit Arthrogrypose haben durch die unterentwickelten, umgebauten Muskeln nur wenig feste Strukturen.

5.3.3.1 Ellenbogen

Statische Ellenbogen-Quengelorthese
Diese Art von Orthese dient sowohl zur Behandlung von Beuge- als auch von Streckkontrakturen (Abb. 5.17a, b). Voraussetzung ist, dass die Ellenbogengelenke passiv gedehnt werden können. Um einen größtmöglichen Effekt zu erzielen, sollte diese Orthese über Nacht in moderater Dehnung getragen werden. Ergänzt wird die Schienentherapie durch kurze Übungsintervalle am Tag in starker Dehnung bis an die Schmerzgrenze.
Diese Orthese

- verbessert die Ellenbogenbeweglichkeit in die Flexion und Extension.
Je nach Bedarf

- wird das Handgelenk in bestmöglicher Streckung gehalten,
- wird die Hohlhand aufgedehnt,
- werden die Finger 2 bis 5 in bestmöglicher Streckung gehalten und aus einer evtl. bestehenden Deviationsstellung geschient,
- wird der Daumen in bestmöglicher Palmar- und Radialduktion geschient,
- wird sie postoperativ nach einer Arthrolyse und Sehnenverlängerung angewandt.

Der Gipsabdruck wird, wenn möglich, in neutraler Stellung des distalen und des proximalen Radioulnargelenk und in 90° bzw. in bestmöglicher Beugestellung des Ellenbogens gefertigt. Das Handgelenk wird in bestmöglicher Streckung eingegipst. Die Orthese kann auch die Finger mit einfassen, wenn dies nötig ist. Die Orthese schient den Arm palmarseitig und endet, je nach Bedarf, distal des Handgelenkes, der Hohlhand oder an den Fingerspitzen. Die Orthese fasst ca. 2/3 der Länge des Oberarmes ein, ohne die Schulterbeweglichkeit einzuschränken. Die Laschen werden großflächig angebracht, damit der Druck verteilt und der Arm während der Quengelung ausreichend in der Orthese fixiert wird. Der Bereich der Ellenbeuge wird in der Orthese ausgespart, um Bewegungen zuzulassen (Abb 5.17c). Es empfiehlt sich, das Material dort „hochzutulpen" (Kap. 8), um die Weichteile nicht einzuquetschen bzw. zu führen. Sind die Ellenbogengelenke steif, wird diese Orthese postoperativ nach Kapsulotomie angewendet.

> **Cave:** Die statische Ellenbogen-Quengelorthese kann etwa ab dem dritten Lebensjahr genutzt werden. Es muss unbedingt darauf geachtet werden, dass das Kind während der Nutzung der Quengelorthese keine Ausweichbewegungen in der Schulter durchführt. Die Schwere der Schiene und der Zug in die Beugung können zu einer Verstärkung der Protraktion des Schultergürtels führen. Ist dies der Fall, sollte von der Schiene vorerst Abstand genommen werden und die manuelle Aufdehnung als Behandlung im Vordergrund stehen.

Postoperativ nach Arthrolyse des Ellenbogengelenkes und Sehnenverlängerung
Nach einer Operation unterstützt die statische Ellenbogen-Quengelorthese die manuelle

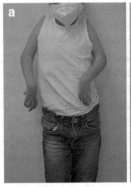 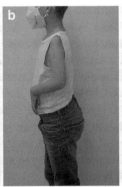 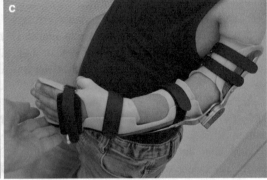

Abb. 5.17 a, b 7-jähriger Junge mit ausgeprägter Hypoplasie der gesamten Muskulatur der oberen Extremitäten. Es besteht eine Beugekontraktur der Ellenbogengelenke, links von 60° und rechts von 75°. Die passive Flexion ist bis 140° möglich. Die Hand- und Fingergelenke stehen in Beugekontraktur. **c** Mit der statischen Ellenbogen-Quengelorthese wird das Ellenbogengelenke in die Extension gequengelt. Gleichzeitig hält sie das Handgelenk und die Fingergelenke in bestmöglicher Extension und den Daumen in bestmöglicher Palmar- und Radialduktion. Diese Schiene wir nachts mit moderater Aufdehnung und am Tag für kurze Zeitintervalle mit maximaler Dehnung getragen. (© Kinderkrankenhaus Wilhelmstift, mit freundlicher Genehmigung)

Behandlung. Sie streckt die operierten Muskeln und Sehnen stufenweise durch lange Dehnung. Das Ellenbogengelenk wird in der Orthese abwechselnd in bestmöglicher Beugung und Streckung gehalten. Durch intensive manuelle Behandlung und Orthesentherapie werden Verklebungen und ein erneutes Einsteifen verhindert.

Statische Ellenbogen-Quengelorthese
- **Armposition in der Orthese:**
  Der Oberarm wird in der Länge bis zu 2/3 eingefasst, ohne die Schulterbeweglichkeit einzuschränken.
  Der Unterarm befindet sich in der Neutral-Null-Stellung.
  Das Handgelenk steht in bestmöglicher schmerzfreier Streckung.
  Wenn nötig, werden die Finger 2–5 in bestmöglicher Streckung eingefasst. Besteht eine kompensatorische Hyperextension in den Grundgelenken 2–5, werden diese in 10–20° Flexion geschient. Der Daumen steht in bestmöglicher Palmar- und Radialduktion.
- **Ortheseneinfassung:**
  Von der Hohlhand bis zum Oberarm in einer Halbschale mit Freiraum zirkulär um den Ellenbogen.
  Die Hand, der Unterarm und der Oberarm werden zirkulär oder mit breiten Laschen gefasst, um den Halt während der Quengelung zu gewährleisten.
  Am proximalen Oberarm ist die Orthese so lang wie möglich, ohne Bewegungen der Schulter einzuschränken.
  Die Finger 2–5 werden von palmar einzeln gefasst. Dadurch können unterschiedliche Kontrakturen ausgeglichen werden. Eine Druckpelotte auf Höhe der dorsalen Grundglieder fixiert die Finger in der Orthese.
  Der Daumen erhält eine palmare und ulnare Führung oder wird zirkulär gefasst.
  Fenster zur Belüftung der Haut, je nach Größe des Kindes und Weichteilbeschaffenheit.
- **Druckpunkte:**
  Palmar: Oberarm, Unterarm und Hohlhand – Achsel und der Ellenbogen werden ausgespart

Dorsal: feste Laschen über die gesamte Länge der Schiene
Radial: Führung in den Halbschalen Oberarm, Unterarm bis MHK2 bzw. Zeigefingerspitze
Ulnar: Führung in den Halbschalen Oberarm, Unterarm bis MHK5 bzw. Kleinfingerspitze
Der Daumen erhält eine Führung von palmar und ulnar
- **Empfohlene Materialien** (Kap. 8):
  - Streifi-Flex
  - Carbonspange
  - Umlenker
  - Gurtband mit Klettverschluss
  - Fingerpelotte
  - statisch dynamisches Gelenk

Cave: Die Kanten im Bereich des Ellenbogens und am proximalen Ende der Schiene müssen wegen der Weichteilverschiebung großzügig „hochgetulpt" werden (Kap. 8). Nur auf Höhe der Achsel liegt das Schienenmaterial am Oberarm an, um keine Scheuerstellen am Thorax zu provozieren.

Diese Schiene wird zur Behandlung von Kontrakturen und nach Operationen eingesetzt. Die konservative Therapie verhindert eine Verschlechterung der Kontraktur und verbessert sie in vielen Fällen. Postoperativ unterstützt sie die manuelle Behandlung durch abwechselndes Dehnen der operierten Strukturen in Flexion und Extension.

5.3.3.2 Handgelenk

Unterarmschiene mit Hohlhand- und Daumeneinfassung
Zur Aufdehnung von Handgelenk, Hohlhand und Daumen kann eine thermoplastische Nachtlagerungsschiene angefertigt werden (Abb. 5.18b). Diese Schiene ist geeignet, wenn die Finger nur sehr geringe Kontrakturen aufweisen und der Fokus auf der Beugekontraktur des Handgelenkes liegt (Abb. 5.18a). Da in vie-

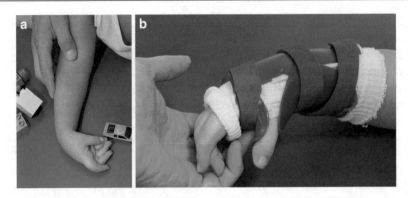

Abb. 5.18 **a** Das Handgelenk steht spontan in 60° Beugung. **b** Die thermoplastische Nachtlagerungsschiene dehnt das Handgelenk, den Daumen und die Hohlhand auf. (© Kinderkrankenhaus Wilhelmstift, mit freundlicher Genehmigung)

len Fällen eine Thumb-in-Palm-Deformität vorliegt und auch die Hohlhand eine Verkürzung aufweist, werden diese in der Schiene mit eingefasst.

Die Unterarmorthese

- hält das Handgelenk in bestmöglicher Extension und richtet es aus einer bestehenden Deviation,
- dehnt die Hohlhand auf,
- hält den Daumen in bestmöglicher Palmar- und Radialduktion

Diese Schiene dient als Nachtlagerungsschiene.

Um ein Aushebeln des Armes aus der Schiene bei einer ausgeprägten Beugekontraktur zu verhindern, ist ein dorsaler Deckel sinnvoll (Abb. 5.18b). Die Schiene wird von plamar um die ulnare Seite nach dorsal modelliert und umfasst den gesamten Unterarm, die Hohlhand und den Handrücken. Der Druck wird dadurch flächig verteilt. Zur Vermeidung von Druckstellen auf der dorsalen Seite des Handgelenkes und dem Ulnarkopf wird vor dem Modellieren ein Polster auf prominente Stellen geklebt. Nach Entfernung des Polsters bleibt ein kleiner Raum, der dem Karpus und dem Ulnakopf etwas Spiel erlaubt.

▶ Diese Schiene kann etwa ab dem dritten Lebensjahr eingesetzt werden.

Diese Art thermoplastische Schiene ist **leicht verändert** ab den ersten Lebenswochen zur Unterstützung der manuellen Therapie sinnvoll. So kann schon intensiv mit der Aufdehnung des Handgelenkes, der Hohlhand und des Daumens im Säuglingsalter begonnen werden (Abb. 5.19b). Sind auch die Finger schwer betroffen, können sie mit in die Schiene integriert werden (Abb. 5.19a). Da aber ein Anmodellieren des Schienenmaterials bei so kleinen Kindern, vor allem bei unterschiedlich starken Fingerkontrakturen, schwierig ist, kann der Fokus zuerst auf das Handgelenk, die Hohlhand und den Daumen gelegt werden (Abb. 5.19c). Der dorsale Deckel wird durch gepolsterte Zügel ersetzt, um das Einlegen der kleinen Hand zu erleichtern.

▶ Diese Schiene kann ab den ersten Lebenswochen genutzt werden.

Postoperativ nach Carpal-Wedge-Osteotomie Unterarmschiene mit Hohlhandeinfassung während der K-Draht Fixierung:
Wird eine Schiene nach einer operativen Aufrichtung des Handgelenkes, der Carpal-Wedge-Osteotomie angefertigt, fixieren Klettverschlüsse den Arm in der Schiene (Abb. 5.21a, b). Die Hand kann in diesem Fall leichter in die Schiene gelegt werden, was vor allem kurz nach der Operation zur Vermeidung von Schmerzen sinnvoll ist. Die eingebrachten K-Drähte fixieren

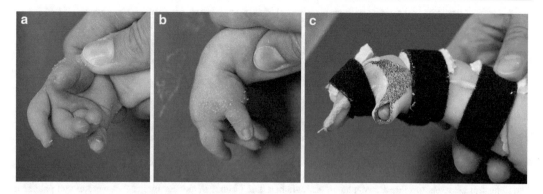

Abb. 5.19 a, b 4 Wochen altes Mädchen. Das Handgelenk steht spontan in 90° Flexion und kann passiv bis 40° Flexion aufgedehnt werden. Die Finger weisen unterschiedliche Beugekontrakturen und der Daumen eine Thumb-in-Palm-Deformität auf. Die Hohlhand ist verkürzt. **c** Die thermoplastische Nachtlagerungsschiene dehnt das Handgelenk, die Hohlhand, den Daumen und die Finger auf. Auf der dorsalen Seite wird das Weichteilgewebe durch die Streckung des Handgelenks etwas zusammengeschoben. Gepolsterte Flauschbänder fixieren die Hand und den Unterarm in der Schiene. Das Polster beugt Druckstellen auf der zarten zusammengeschobenen Haut vor, die durch das Flauschband entstehen können. (© Kinderkrankenhaus Wilhelmstift, mit freundlicher Genehmigung)

das Handgelenk (Abb. 5.20). Die Schiene muss in diesem Fall unbedingt die Grundgelenke mit einfassen, um dem Operationsbereich die nötige Ruhe zum Heilen zu geben und um die gelenkfixierenden K-Drähte zu schützen. Neigen die Grundgelenke weiterhin zur Überstreckung (Abb. 5.21a, b), werden sie täglich sanft manuell beübt. Eine Einfassung der Finger erfolgt kurz nach der Operation noch nicht, da das Kind die Schiene dauerhaft trägt und ein Benutzen der Finger möglich bleiben sollte.

Postoperativ nach Carpal-Wedge-Osteotomie Unterarmschiene mit Hohlhandeinfassung nach Entfernung der K-Drähte:
Nach der K-Drahtentfernung wird das Handgelenk in der Schiene in bestmögliche Extension gestellt. Muss das Kind die Schiene noch kontinuierlich tragen, erhält es eine Unterarmschiene mit Hohlhandeinfassung (Abb. 5.21a, b). Wird die Schiene als Nachtlagerungsschiene genutzt, erhält das Kind je nach Bedarf eine Schiene mit Hohlhandeinfassung, zusätzlich mit Daumeneinfassung oder eine Orthese mit Einzelfingereinfassung (Abb. 5.22b).

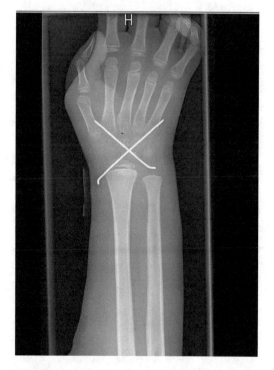

Abb. 5.20 K-Draht Fixierung von Handwurzel und Handgelenk nach Carpal-Wedge-Osteotomie bei einem 5-jährigen Patienten. (© Kinderkrankenhaus Wilhelmstift, mit freundlicher Genehmigung)

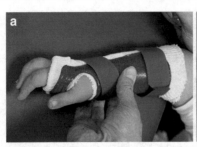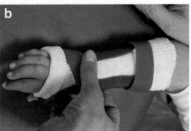

Abb. 5.21 a, b Derselbe Junge mit einer thermoplastischen Unterarmschiene mit Hohlhandeinfassung zur Fixierung des Handgelenks nach Carpal-Wedge-Osteotomie und K-Draht Fixierung. Alle Finger werden in der Zeit der K-Draht Fixierung frei gelassen, um ihre Bewegung zu ermöglichen. Die Grundgelenke der Finger 2–5 werden von palmar in der Schiene mit eingefasst, um eine ausreichende Ruhigstellung zu gewährleisten. (© Kinderkrankenhaus Wilhelmstift, mit freundlicher Genehmigung)

Unterarmschiene mit Hohlhand- und Daumeneinfassung

- **Handposition des Haltenden:**
  Hand 1: Die Finger 2–5 werden nach distal gezogen. Der Daumen des Behandlers befindet sich als Gegendruck auf dem Handgelenk, bzw. dem Handrücken
  Hand 2: fixiert den Oberarm mit Daumendruck am Ellenbogen, das Ellenbogengelenk wird gestreckt, diese Position dient als Gegendruck für Hand 1
- **Druckpunkte der Schiene:**
  Radial = vom proximalen Unterarm bis zum Grundgelenk des Zeigefingers
  Ulnar = vom proximalen Unterarm bis zum Grundgelenk des Kleinfingers
  Palmar = von den Fingergrundgelenken 2–5 bis zum proximalen Unterarm
  Dorsal = proximaler Unterarm bis proximal der Fingergrundgelenke
  Daumen = von palmar und ulnar

Unterarmschiene mit Daumen- und Fingereinfassung

- **Handposition des Haltenden:**
  Hand 1: Finger 2–5 werden von den Fingern des Behandlers nach distal gezogen. Der Daumen des Behandlers befindet sich als Gegendruck auf dem Handgelenk
  Hand 2: fixiert den Oberarm mit Daumendruck am Ellenbogen, der Ellenbogen wird gestreckt, diese Position dient als Gegendruck für Hand 1

- **Druckpunkte der Schiene:**
  Radial = vom proximalen Unterarm bis zur Zeigefingerspitze
  Ulnar = vom proximalen Unterarm bis zur Kleinfingerspitze
  Palmar = von den Fingerspitzen 2–5 bis zum proximalen Unterarm
  Dorsal = proximaler Unterarm bis proximal der Fingergrundgelenke
  Daumen = von palmar und ulnar

Postoperativ nach Carpal-Wedge-Osteotomie
Unterarmschiene mit Hohlhandeinfassung während der K-Draht Fixierung

- **Handposition des Haltenden:**
  Hand 1: fixiert die Finger 2–5, sie werden sanft nach distal gezogen
  Hand 2: fixiert den Oberarm mit Daumendruck am Ellenbogen, der Ellenbogen wird gestreckt und sanft gehalten, der K-Draht gibt die Handgelenksposition vor, ein Aufdehnen des Handgelenkes ist daher nicht möglich
- **Druckpunkte der Schiene:**
  Radial = vom proximalen Unterarm bis distal des Zeigefingergrundgelenkes
  Ulnar = vom proximalen Unterarm bis distal zum Kleinfingergrundgelenk
  Palmar = distal der Fingergrundgelenke 2–5 bis zum proximalen Unterarm
  Dorsal = Flauschbänder fixieren die Hand und den Unterarm in der Schiene

Daumen = bleibt frei

Wird diese Schiene **postoperativ nach Carpal-Wedge-Osteotomie nach Entfernung der K-Drähte** genutzt, wird das Handgelenk in die bestmögliche Extension aufgerichtet.

- **Empfohlene Materialien** (Kap. 8):
  - Thermoplastisches Material 2,0 mm oder 3,2 mm
  - Schlauchverband 2,5 oder 5 cm breit
  - Klettband
  - Flauschband
  - Randpolster
  - Evtl. Polster zwischen den Schienenkanten

Cave: Deviation und Hyperextension in den Fingergrundgelenken vermeiden. Laxe Fingergelenke in ca. 20° Beugung einfassen. Aufgrund der Weichteilverschiebung erscheinen Gelenke oft überstreckt. Zur Sicherheit sollte die Stellung der Gelenke durch Palpation überprüft werden.

5.3.3.3 Handgelenk, Finger und Daumen

Unterarmorthese mit Einzelfingereinfassung

Diese Orthese wird von Orthopädietechnikern nach Gipsabdruck gefertigt. Das Handgelenk wird in bestmöglicher Extension, die Mittel- und Endgelenke in 0° und die Grundgelenke in leichter Beugung bis maximal 0° geschient. Der Daumen wird in bestmögliche Palmar- und Radialduktion gedehnt. Diese Orthese wird postoperativ und in der konservativen Behandlung (Abb. 5.22a) ab dem sechsten Lebensmonat als Nachtlagerungsorthese angewandt. Sowohl das Handgelenk als auch alle Finger und die Hohlhand werden in dieser Orthese aufgedehnt (Abb. 5.22b).

Die Unterarmorthese

- hält das Handgelenk in bestmöglicher Extension und holt es aus einer bestehenden Ulnarduktion.
  Besteht ein Streckkontraktur des Handgelenks, wird es bis maximal 0° geschient.
- dehnt die Hohlhand auf,
- hält den Daumen in Radialduktion, das Endgelenk steht in leichter Flexion von ca. 20°, insbesondere bei bestehender Überbeweglichkeit,

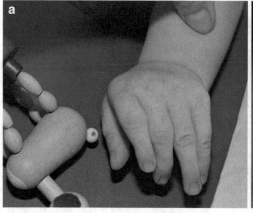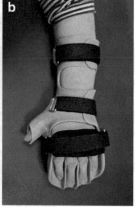

Abb. 5.22 a Einjähriger Junge mit laxem Bandapparat, einer Windmühlenflügel- und einer Thumb-in-Palm-Deformität. Das Handgelenk steht in Streckkontraktur. **b** Streifi-Flex-Orthese mit Einzelfingerfassung, Fixierung des Handgelenkes in 20° Extension und damit aus der vorbestehenden Streckkontraktur von 40° heraus. Die Grundgelenke und Mittelgelenke sind in 20° Flexion geschient, der Zeigefinger steht in der Schiene noch in einer leichten Ulnarduktion, die Finger 3–5 konnten vollständig aus ihrer Ulnarduktion aufgerichtet werden, der Daumen steht in bestmöglicher Palmar- und Radialduktion. (© Kinderkrankenhaus Wilhelmstift, mit freundlicher Genehmigung)

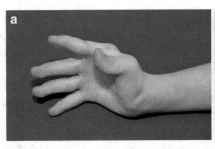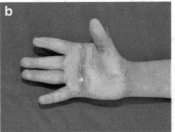

Abb. 5.23 a 8-jähriger Junge mit verkürzten Fingerbeugern von Daumen und Fingern, deutliche Hautspannung in der Hohlhand und im Bereich des Daumengrundgelenks. Alle Finger können weder aktiv noch passiv vollständig gestreckt werden. Das Daumengrundgelenk steht in Beugung, das Daumenendgelenk in kompensatorischer Hyperextension. **b** 6 Wochen postoperativ nach palmarem Release der Finger 2–5 durch Hautverlängerung in der Hohlhand durch Vollhauttransplantate. Aufrichtung des Daumens durch vorübergehende K-Drahtfixierung. (© Kinderkrankenhaus Wilhelmstift, mit freundlicher Genehmigung)

- fasst die Finger 2 bis 5 in bestmöglicher Streckung und korrigiert eine Ulnarduktion. Bei Hyperextensionsstellung der Grundgelenke werden diese in ca. 20° Flexion eingefasst. Weisen die Mittelgelenke einen laxen Bandapparat auf, werden sie ebenfalls in ca. 20° Flexion geschient.

Diese Orthesen werden vor dem Schlafengehen angebracht.

▶ Diese Schiene kann etwa ab dem sechsten Lebensmonat eingesetzt werden.

Postoperativ nach palmarem Release der Langfinger durch Hautverlängerung in der Hohlhand

Erfolgte ein palmares Release mit Verlängerung der Haut im Bereich der Hohlhand zur besseren Streckung der Finger und Vollhautdeckung (Abb. 5.23a, b), wird eine Unterarmorthese mit Einzelfingereinfassung nach Wundheilung angepasst. Vor der Anpassung sollten die Narben und vor allem das Vollhauttransplantat begutachtet werden, um ggf. eine Kompressionsbehandlung (Kap. 6) in die Orthesentherapie zu integrieren. Bei zusätzlicher Kompressionsversorgung muss der Abstand zwischen Orthese und Hand weiter sein. Dieser Abstand kann während des Fertigens des Gipsabdrucks für das Gipsmodell mit doppelt gelegten Schlauchverbänden geschaffen werden (Abb. 5.24).

Oft kann ein operatives palmares Release durch frühzeitige manuelle Behandlung und Schienentherapie im Säuglings- bzw. Kleinkindalter verhindert werden.

Unterarmorthese mit Einzelfingereinfassung
- **Hand- und Fingerposition in der Orthese:**
  Handgelenk – bestmögliche Aufrichtung nach dorsal bis maximal 30°, bei einer Streckkontraktur wird das Handgelenk nach palmar bis maximal 0° geschient.
  Finger 2–5 – Aufdehnung aller Grund-, Mittel- und Endgelenke (bis maximal 0° / bei laxen Gelenken in ca. 20° Beugung).
  Daumen – Aufdehnung in Palmar- und Radialduktion.
- **Ortheseneinfassung:**
  Mindestens 1/2 des Umfangs von Unterarm und Hand werden eingefasst, Orthesenlänge mindestens 2/3 des Unterarmes bis ca. 1 cm über den Fingerspitzen (wachstumsbedingt). Der Daumen wird ca. zu 2/3 eingefasst oder vollständig umschlossen.
- **Druckpunkte:**
  Palmar: Unterarm bis Fingerspitzen. Fingerbeugekontrakturen werden von palmar durch die Orthese ausgeglichen, der Daumen wird durch Druck von palmar und ulnar aus der Fehlstellung herausgedehnt.
- Dorsal: feste Pelotte auf Höhe des Handgelenkes, Halterung am proximalen Unter-

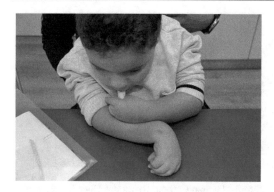

Abb. 5.24 5-jähriger Junge mit einer schweren Form der AMC. Die gesamte Muskulatur ist hypotroph, die Schultern weisen eine Adduktion und eine Innenrotation auf, die Ellenbogen können passiv, aber nicht aktiv flektiert werden. Die Unterarme stehen in Pronation, die Handgelenke in Flexion, die Daumen weisen eine Thumb-in-Palm-Deformität auf, die Finger sind flektiert, die Hohlhand verkürzt. (© Kinderkrankenhaus Wilhelmstift, mit freundlicher Genehmigung)

arm, Fingerpelotte zwischen Grund- und Mittelgelenken.
- **Empfohlene Materialien** (Kap. 8):
  - Streifi-Flex
  - Carbonspange (wenn nötig)
  - Umlenker
  - Gurtband mit Klettverschluss
  - Fingerpelotte

Cave: Deviation und Hyperextension in den Fingergrundgelenken vermeiden, bei palmaren laxen Fingergelenken sollen diese in 10–20° Beugung eingefasst werden.

Statische Handgelenks-Quengelorthese mit Einzelfingereinfassung

Diese Handgelenksquengelorthese dehnt die Finger, die Hohlhand und das Handgelenk in der Nacht auf (Abb. 5.24). Zusätzlich wird sie am Tag als Übungsorthese zur maximalen Aufdehnung des Handgelenkes genutzt. Während der Nachtlagerung wird das Gelenk so weit in Streckung bzw. Beugung gebracht, bis eine Dehnung, aber kein Schmerz zu spüren ist. Am Tag erfolgen kurze Übungseinheiten, die das Hand-

gelenk für einige Minuten bis zu einer halben Stunde bis zur Schmerzgrenze aufdehnen (Abb. 5.25a–c). Diese Übungseinheiten sollten mehrmals am Tag wiederholt werden.

Diese Orthese:

- verbessert die aktive und passive Handgelenkstreckung,
- dehnt die Hohlhand auf,
- richtet die Finger 2 bis 5 aus einer bestehenden Deviation auf und hält sie in bestmöglicher Streckung,
- hält den Daumen in bestmöglicher Palmar- und Radialduktion,
- dient zur Vorbereitung einer Carpal-Wedge-Osteotomie.

Aufgrund einer starken Kontraktur des Handgelenkes hebeln sich Hand und Unterarm bei der Quengelung leicht aus der Orthese heraus. Das wird durch eine feste, großflächige Fixierung distal und proximal des Handgelenkes verhindert. Die Finger erhalten eine Einzelfingerfassung von palmar und eine Pelotte von dorsal. Dadurch werden die Finger auf Höhe der Grundphalanx in der Schiene fixiert. Der Daumen wird auf der palmaren und ulnaren Seite umschlossen. Das Aufdehnen erfolgt langsam und abhängig von der Reaktion des Kindes (Abb. 5.25a–c).

Durch die Quengelung in Streckung werden die Weichteile am dorsalen Handgelenk zusammengeschoben (Abb. 5.26b). Daher muss das Orthesenmaterial dorsal „hochgetulpt" werden, um den Weichteilen eine Führung zu geben (Kap. 8). Ein großzügiges Entfernen des Materials ist aufgrund des veränderten Weichteilgefüges nicht zu empfehlen. Im Säuglingsalter (Abb. 5.26a) kann durch eine Stulpe aus elastischem, sanft komprimierendem Stoff ein übermäßiges Zusammenschieben der Weichteile verhindert werden (Abb. 5.26c–e) (Kap. 8). Um den Daumen beim Einlegen in die Schiene führen zu können, kann die Daumenstulpe dort lang gelassen werden (Abb. 5.26c–e). Die Finger werden in Handgelenksbeugung ohne Druck in die Schiene gelegt. Während der Aufdehnung des Handgelenkes erfolgt automatisch eine stärkere

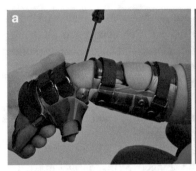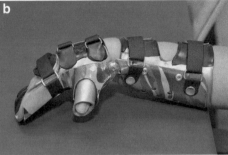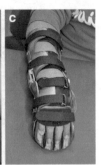

Abb. 5.25 a–c Statische-Handgelenks-Quengelorthese aus Streifi-Flex und Carbon. Durch das Quengelgelenk wird das Handgelenk in Streckung gebracht, die Einzelfingereinfassung mit der dorsalen Pelotte drückt die Finger in die Schiene, der Daumen wird von palmar und ulnar geschient. Das Handgelenk wird mehrmals am Tag für maximal 30 min in die maximale Streckung gequengelt. (© Kinderkrankenhaus Wilhelmstift, mit freundlicher Genehmigung)

Dehnung der Finger und sie werden leicht nach distal geschoben.

Diese Art Orthese kann auch mit kleinen Änderungen bei einer Streckkontraktur zur Handgelenksflexion genutzt werden. In diesem Fall muss das Schienenmaterial auf der palmaren Seite proximal und distal des Handgelenkes großzügiger ausgespart werden, um eine Beugung zu ermöglichen. Auch hier haben sich die großflächige Laschenführung über Handrücken und Finger sowie ein vollständig umschlossener Daumen bewährt, um ein Ausweichen der Hand zu verhindern.

In den meisten Fällen bedarf es noch einer zusätzlichen distalen Fingerpelotte dorsal der Mittelglieder, damit die Finger in ihrer gesam-

ten Länge in der Schiene fixiert werden und sich nicht ausheben.

▶ Diese Schiene kann etwa ab dem sechsten Lebensmonat eingesetzt werden.

Statische Handgelenks-Quengelorthese mit Einzelfingerfassung
- **Handposition in der Orthese:**
  Die Hand und die Finger liegen in entspannter Beugung in der Orthese, das Handgelenk wird aus seiner seitlichen De-

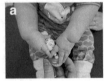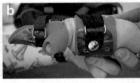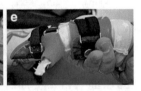

Abb. 5.26 a 7 Monate altes Mädchen (dasselbe Mädchen wie in Abb. 5.19a–c). Die Handgelenke stehen nach 6-monatiger Behandlung spontan in 50° Flexion, aktiv können sie bis auf 30° Flexion und passiv bis auf 10° Flexion gestreckt werden. Die Daumen können aktiv besser in die Palmar- und Radialduktion bewegt und die Finger vollständig gestreckt werden. Der Faustschluss ist noch eingeschränkt. Dorsal am Handgelenk wölben sich die Weichteile aufgrund der Beugekontrakturen vor. **b** Statische-Handgelenks-Quengelorthese aus Streifi-Flex und Carbon. Die prominenten Weichteile werden während der Handgelenksaufrichtung zusammengeschoben. Sie laufen Gefahr, gequetscht zu werden. **c** Eine nach Maß gefertigte komprimierende Stulpe wird über Hohlhand, Daumen und den gesamten Unterarm gezogen. **d** Durch eine lang belassene Stulpe am Daumen kann dieser leicht in die Schiene eingelegt werden. **e** Durch die Stulpe wird das Gewebe gleichmäßig komprimiert. Dadurch wird das Zusammenschieben der dorsalen Weichteile bei der Quengelung verringert. (© Kinderkrankenhaus Wilhelmstift, mit freundlicher Genehmigung)

viation geholt. Der Daumen steht in bestmöglicher Abduktion und Retroversion.

- **Ortheseneinfassung:**
  Palmar, radial- und ulnarseitig in einer
  Halbschale, mit Freiraum zirkulär um das
  Handgelenk.
  Der Unterarm wird zirkulär oder dorsalseitig mit breiten Laschen eingefasst, um
  die Fixierung während der Quengelung in
  der Orthese zu gewährleisten.
  Die Hand und der Daumen werden zirkulär
  gefasst, um Ausweichbewegungen zu ver-
  hindern.
  Die Finger erhalten von palmar eine Einzel-
  fingerfassung, durch die unterschiedliche
  Kontrakturen der Fingergelenke behandelt
  werden können. Eine Druckpelotte von dor-
  sal fixiert die Finger auf Höhe der Grund-
  glieder.
- **Druckpunkte:**
  Palmar: Unterarm und gesamte Hand, ein-
  schließlich des Daumens
  Dorsal: feste Lasche über die gesamte
  Unterarmlänge oder zwei feste Laschen am
  distalen und proximalen Unterarm und am
  Handrücken, eine dorsale Pelotte über den
  Fingergrundgliedern
  Ulnar: Daumen über die gesamte ulnare
  Länge
- **Empfohlene Materialien** (Kap. 8):
  - Streifi-Flex
  - Carbonspange
  - Umlenker
  - Gurtband mit Klettverschluss
  - Fingerpelotte
  - statisch dynamisches Gelenk, bei ganz
    kleinen Kindern werden Gelenke zur
    Behandlung von Fingern verwendet

Cave: Wird das Handgelenk in der Orthese
in Streckung gebracht, erfolgt automatisch
in der Orthese eine stärkere Dehnung der
Finger. Daher müssen diese in Handgelenksbeugestellung in entspannter Haltung eingefasst werden.

Die Kanten im Bereich des dorsalen Handgelenkes müssen wegen der Weichteilverschiebung großzügig „hochgetulpt" werden

▶ Im Säuglings- und Kleinkindalter wird für das
Handgelenk ein Gelenk zu Behandlung von
Fingern als statisch-dynamisches Gelenk genutzt. Die üblichen dynamischen Gelenke
sind zu groß für die kleinen Arme (Kap. 8).

5.3.3.4 Daumen

Unterarmschiene mit Daumeneinfassung
Besteht eine alleinige Thumb-in-Palm-Deformität (Abb. 5.27a), ist bereits im Säuglingsalter neben der manuellen Therapie eine thermoplastische Nachtlagerungsschiene sinnvoll. Der
Daumen wird in der Schiene in bestmöglicher
Radial- und Palmarduktion aufgedehnt. Dabei
dürfen Grund- und Endgelenk des Daumens
nicht überstreckt werden. Die Schiene reicht
bis zur Daumenspitze, um sowohl den Daumen
vollständig aufzudehnen als auch Druckstellen
an der Daumenspitze zu vermeiden. Die Grundgelenke der übrigen Finger werden mit eingefasst, um die gesamte Thenarmuskulatur zu
dehnen. Das Einfassen von einem Drittel bis zur
Hälfte des Unterarmes ist nötig, um das Sattelgelenk in die Radialduktion zu führen und die
Schiene insbesondere im Säuglings- und Kleinkindalter besser zu fixieren. (Abb. 5.27b, c).

Die Unterarmorthese

- dehnt die Hohlhand auf,
- hält den Daumen in bestmöglicher Palmar-
  und Radialduktion

Diese Schiene dient bei rein konservativer Behandlung als Nachtlagerungsschiene
oder postoperativ nach einem Release des Daumens als Tag- und Nachtschiene. Dabei können
hypertrophe Narben gleichzeitig durch einen
Kompressionshandschuh behandelt werden.
Auch bei einem beginnenden Rezidiv unterstützt
die Schiene die manuelle Behandlung. Hier ge-
nügt, je nach Befund und Alter des Kindes, ein
thermoplastischer C-Splint oder eine Unterarmschiene mit oder ohne Einfassung der Fingergrundgelenke.

Bei schweren Befunden kann ab dem Krabbel-
alter zusätzlich eine **Daumenhohlhandorthese**

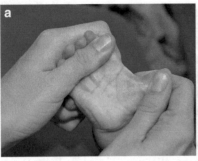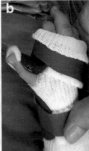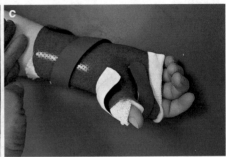

Abb. 5.27 a 7 Monate alter Junge mit einer Thumb-in-Palm-Deformität. Während des passiven Aufdehnens wird eine deutliche Weichteilspannung der gesamten Hohlhand und verstärkt über dem Daumengrundgelenk deutlich. **b** 4 Monate alter Junge. Die thermoplastische Nachtlagerungsschiene dehnt den Daumen in die bestmögliche Palmar- und Radialduktion sowie die Hohlhand maximal auf. **c** 6 Jahre alter Junge. Die thermoplastische Unterarmschiene wirkt einem Rezidiv entgegen. (© Kinderkrankenhaus Wilhelmstift, mit freundlicher Genehmigung)

aus Streifi-Flex oder Silikon angefertigt werden (Abb. 5.28b, c). Tagsüber richtet diese Orthese den Daumen auf, um das Greifen zu vereinfachen (Abb. 5.28a, c). Durch die korrigierte Daumenstellung wird der Daumen beim Krabbeln durch das Eigengewicht des Kindes automatisch aufgedehnt.

Das Material muss stabil genug sein, um den Daumen aufrichten zu können, und gleichzeitig elastisch genug, um ein Greifen zuzulassen. Mit Ausnahme des Daumengrund- und Sattelgelenks sind alle anderen Gelenke in der Orthese frei beweglich.

- **Empfohlene Materialien** (Kap. 8):
  - Thermoplastisches Material 2,0 mm oder 3,2 mm
  - Schlauchverband 2,5 oder 5 cm breit
  - Klettband
  - Flauschband
  - Randpolster
  - Evtl. Polster zwischen den Schienenkanten

Diese Schiene wird auch postoperativ nach einem operativen Release des Daumens angewandt.

Unterarmschiene mit Daumeneinfassung
- **Handposition des Haltenden:**
  Hand 1: Finger 2–5 werden nach distal und dorsal gezogen. Der Daumen des Behandlers hält den Handrücken, um das Handgelenk besser in Streckung zu stellen
  Hand 2: fixiert den proximalen Unterarm sowie den Ellenbogen auf der Unterlage
- **Druckpunkte der Schiene:**
  Radial = vom proximalen Unterarm bis zum Grundgelenk des Zeigefingers
  Ulnar = vom proximalen Unterarm bis zum Grundgelenk des Kleinfingers
  Palmar = von den Fingergrundgelenken 2–5 bis zum proximalen Unterarm
  Dorsal = proximaler Unterarm bis proximal der Fingergrundgelenke
  Daumen = von palmar und ulnar

Daumenhohlhandorthese
- **Hand- und Fingerposition in der Schiene:**
  Daumen – Stabilisierung des ersten Mittelhandknochens und des Daumengrundgelenkes in Abduktion und Retroversion, aber nur so weit, dass noch eine Opposition zu den anderen Fingern möglich ist.
  Hohlhand – die Hohlhand wird umfasst und leicht aufgedehnt
- **Schienenfassung:**
  Die Hand ist vollständig umfasst, ohne die Grundgelenke 2 bis 5 und das Handgelenk in der Bewegung einzuschränken.
  Das Daumengrundgelenk ist vollständig umfasst, das Endgelenk erhält eine freie Beweglichkeit.

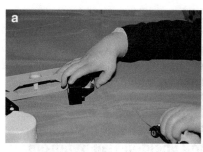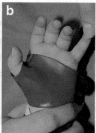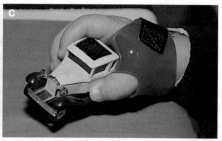

Abb. 5.28 **a** 20 Monate alter Junge mit einer Thumb-in-Palm-Deformität. Der Daumen kann aktiv aus der Hohlhand heraus gestreckt werden. Vom Kind werden die Fingergrundgelenke 2–5 in die Hyperextension und das Handgelenk in Beugung positioniert, um die Fehlstellung auszugleichen. **b** Eine Hohlhandorthese mit Daumeneinfassung stabilisiert das Daumengrundgelenk in Funktionsstellung, alle Gelenke mit Ausnahme des Daumengrund- und Sattelgelenks bleiben frei. **c** Durch die Stabilisierung des Daumengrundgelenks verbessert sich die Greiffunktion. Die kompensatorische Hyperextension der Fingergrundgelenke und die Beugestellung des Handgelenkes sind nicht mehr nötig. (© Kinderkrankenhaus Wilhelmstift, mit freundlicher Genehmigung)

- **Druckpunkte:**
  Palmar: Handkante und Mittelhandknochen bis distal des Daumengrundgelenks
  Dorsal: Handrücken
- **Empfohlene Materialien** (Kap. 8):
  - Streifi-Flex oder
  - Silikon

Cave: Verschlechterungen sind im Wachstum möglich und während eines Wachstumsschubs wahrscheinlich. Sie können in der Regel durch konservative Therapie behandelt werden. Daher sind regelmäßige Wachstumskontrollen sinnvoll.

5.3.4 Operative Therapie

Kinder und Eltern müssen wissen, dass postoperativ eine intensive manuelle Behandlung und Schienentherapie nötig ist, um das erreichte Operationsergebnis zu halten, Weichteile und Narbengewebe zu dehnen und evtl. neue Bewegungsabläufe zu erlernen. Ziel ist, ein erneutes Einsteifen der Gelenke und eine Schwächung der vorhandenen Muskulatur zu verhindern. Die postoperative Versorgung muss daher eng mit dem behandelnden Arzt abgesprochen werden.

5.3.4.1 Ellenbogen
Ellenbogenstreckkontraktur

Ist durch eine Ellenbogenstreckkontraktur ein Hand-Mund-Kontakt nicht möglich, kann durch Verlängerung der Trizepssehne und dorsale Kapsulotomie eine passive Ellenbogenbeweglichkeit hergestellt werden (Waters und Bae 2012).

Ellenbogenbeugekontraktur

Hier liegt die Indikation zur Operation in der störenden Streckhemmung des Ellenbogens. Durch Verlängerung der verkürzten Ellenbogenbeuger und eine ventrale Kapsulotomie des Ellenbogengelenkes wird eine Verbesserung bzw. Herstellung der passiven Ellenbogenstreckung erreicht.

Cave: Wird dem Kind durch die Operation der Hand-Mund-Kontakt erschwert, wird diese Operation infrage gestellt.

5.3.4.2 Handgelenk
Handgelenksbeugekontraktur

Wird durch konservative Behandlung keine ausreichende Streckung erzielt, kann das Handgelenk durch eine Carpal-Wedge-Osteotomie aufgerichtet und so in eine bessere Position zur Kraftentfaltung der Finger gebracht werden. Bei der Carpal-Wedge-Osteotomie wird dorsal und radial ein Keil aus der Handwurzel (dem Karpus) reseziert und so der Handgelenksbereich nach radial begradigt und nach dorsal gestellt. Im Vorschulalter wird die Osteosynthese der Handwurzel mittels transossärer PDS-Fäden durchgeführt, bei älteren Kindern zusätzlich mittels temporärer K-Drahtfixierung. Zusätzlich wird ein palmares Unterarmrelease durchgeführt. Die häufig verdickte Unterarmfaszie wird durchtrennt, die Handgelenksbeuger werden verlängert oder bei fibrotischem Umbau durchtrennt. Dorsal wird der proximale Anteil des ulnaren Handgelenkstreckers auf den distalen Anteil des radialen Handgelenkstrecker transponiert, um den Zug nach radial zu verstärken. Durch diese Operation wird das Handgelenk in eine funktionell günstige Mittelstellung gebracht (Abb. 5.29) (Waters und Bae 2012).

5.3.4.3 Hohlhand
Beugestellung der Hohlhand und der Finger 2–5
Zur Verbesserung der Beugestellung sowohl der Finger 2–5 als auch der Hohlhand kann ein palmares Release der Finger 2–5 durch Verlängerung der Haut in der Hohlhand sinnvoll sein.

5.3.4.4 Daumen
Thumb-in-Palm-Deformität:
Kann der Daumen trotz konservativer Behandlung nicht aus der Hohlhand herausgelöst werden und besteht zusätzlich eine Adduktionskontraktur, ist ein operatives Release sinnvoll. Dabei werden alle verkürzten Strukturen verlängert. Bindegewebig oder sehnig veränderte Anteile des M. interosseus oder des M. adductor werden durchtrennt und so die Spannung im ersten Metakarpalraum gelöst (Abb. 5.30). In der Regel ist die Daumenbeugesehne (FPL) deutlich verkürzt. Sie wird durch eine Z-Plastik auf Höhe des distalen Unterarms verlängert und das Grundgelenk temporär mit einem Kirschner-Draht in neutraler Stellung fixiert. Die Haut im Bereich des palmaren Daumengrundgelenkes

und der Hohlhand wird durch Transplantate verlängert. Die erste Zwischenfingerfingerfalte wird mit einem kombinierten Dehnungslappen vom Handrücken und einem Insellappen von der Zeigefingerseite geweitet.

5.4 Freeman-Sheldon-Syndrom und Sheldon-Hall-Syndrom

Freeman-Sheldon-Syndrom
Das Freeman-Sheldon-Syndrom (kraniokarpotarsale Dysplasie, auch Whistling-face-Syndrom genannt) wird der Arthrogrypose vom distalen Typ zugeordnet. Es ist ein meist autosomal dominantes Syndrom, das auch als Spontanmutation auftreten kann. Diese Genmutation verursacht Veränderungen im embryonalen Myosin, was bereits im Mutterleib zu Schädigungen der Muskulatur führt.

Charakteristisch sind:

- Mikrostomie: kleiner „pfeifender" Mund und ein flach wirkendes Gesicht,
- Ptosis: herunterhängende Augenlider/Lidmuskelschwäche,
- Bewegungseinschränkungen und Fehlstellungen sämtlicher Gelenke unterschiedlichen Ausmaßes.

Der Grad der körperlichen Behinderung ist sehr unterschiedlich.

Sheldon-Hall-Syndrom
Das Sheldon-Hall-Syndrom gehört zu der Arthrogrypose vom distalen Typ und gilt als Variante des Freeman-Sheldon-Syndroms.

Charakteristisch sind:

- Gelenkkontrakturen der Hände,
- Gelenkkontrakturen der Füße (ausgeprägter Talus verticalis, Klumpfuß),
- Gesichtsauffälligkeiten – ein hoher Gaumen und eine kleine Mundöffnung (Mikrostomie),
- schräg stehende Augenlider, Ptosis,
- Kleinwüchsigkeit.

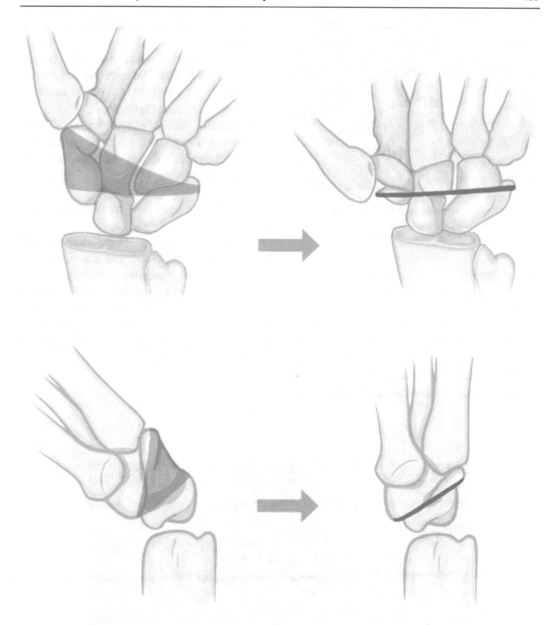

Abb. 5.29 Carpal-Wedge-Osteotomie. Aus der Handwurzel wird ein dorsaler Keil reseziert und so das Handgelenk nach radial und dorsal aufgerichtet. (© Kinderkrankenhaus Wilhelmstift, mit freundlicher Genehmigung)

Das Ausmaß der körperlichen Behinderung ist sehr unterschiedlich.

Das **Myosin** ist ein wesentlicher Bestandteil des Muskels und an der Umwandlung von Energie in Kraft und Bewegung beteiligt. Es gehört zu den Motorproteinen und ist unter anderem für die Muskelkontraktion verantwortlich.

Die Hände der Kinder mit Freeman-Sheldon- und Sheldon-Hall-Syndrom weisen charakteristische Merkmale auf, die sich von den „üblichen" Formen bei Arthrogrypose abgrenzen:

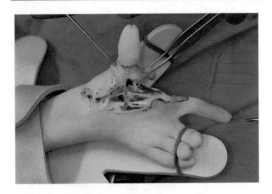

Abb. 5.30 Operatives Release bei einer Patientin mit einer Thumb-in-Palm-Deformität. (© Kinderkrankenhaus Wilhelmstift, mit freundlicher Genehmigung)

- das Handgelenk steht in Streckkontraktur und weist oft eine Ulnardeviation auf (Abb. 5.31b),
- die Daumen sind eingeschlagen (Thumb-in-Palm-Deformität) und können in den Grundgelenken nach radial rotiert sein (Abb. 5.31a), die palmare Haut ist oftmals über den Grundgelenken stark verkürzt, die

Endgelenke können eine Radialdeviation aufweisen,

- eine Windmühlenflügeldeformität hervorgerufen durch eine Ulnarduktion der Fingergrundgelenke (Abb. 5.31b) besteht in unterschiedlichsten Ausprägungen,
- die Grund- und Mittelgelenke der Finger sowie die Endgelenke der Daumen sind oftmals überstreckbar, was auf eine laxe palmare Platte hindeutet.

Die Fehlbildung kann sehr unterschiedlich ausgeprägt sein.

Von Geburt an ist eine den Haltungs- und Bewegungsapparat stärkende und die Kontrakturen verbessernde Behandlung wichtig. Bereits in den ersten Lebenswochen können thermoplastische Schienen die manuelle Therapie unterstützen und etwa ab dem sechsten Lebensmonat von Unterarmorthesen mit Einzelfingerfassung abgelöst werden.

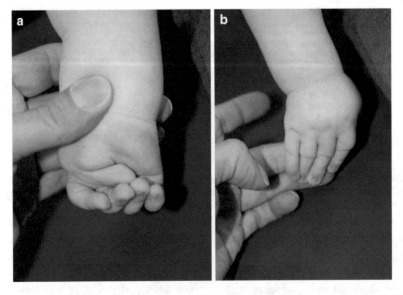

Abb. 5.31 **a** Rechte Hand eines einjährigen Jungen mit Sheldon-Hall-Syndrom von palmar. Die Hohlhand ist deutlich verkürzt, die Finger stehen in Beugung und Ulnardeviation. Es besteht eine schwere Thumb-in-Palm-Deformität, der Daumen ist im Grundgelenk rotiert. Die Grund- und Mittelgelenke der Finger sowie das Daumenendgelenk sind palmar instabil und können passiv überstreckt werden. **b** Rechte Hand von dorsal zeigt die Windmühlenflügeldeformität der Finger. (© Kinderkrankenhaus Wilhelmstift, mit freundlicher Genehmigung)

5.4.1 Handgelenke

Die **Handgelenke** bei Kindern mit einem Freeman-Sheldon- oder Sheldon-Hall-Syndrom weisen oftmals eine Streckkontraktur mit bestehender Ulnardeviation auf. Die aktive und passive Bewegung in die Flexion und Radialduktion ist begrenzt. Diese ungenügende Beweglichkeit muss durch die Ellenbogen- und Schultergelenke ausgeglichen werden, die aber oftmals ebenfalls in ihrer Beweglichkeit eingeschränkt sind. Eine frühe manuelle Therapie zur Dehnung der Handgelenke in die Flexion und Korrektur der Ulnarduktion kann bereits im Säuglingsalter durch eine Schienentherapie ergänzt werden.

5.4.2 Windmühlenflügeldeformität

Bei einer unbehandelten Windmühlenflügeldeformität kann die fortschreitende Deviation der Finger nach ulnar zu einer Überdehnung der radialen Seitenbänder führen. Die Sehnen ziehen nicht zentrisch, was die Kraft der Finger einschränkt. Die Opposition zum Daumen wird aufgrund der ulnaren Fehlstellung ineffizienter, kraftloser und bei gleichzeitiger Thumb-in-Palm-Deformität unmöglich (Abb. 5.32a, b). Ein Greifen ist oftmals nur mit beiden Händen durch-

führbar (Abb. 5.32c). Es gibt bisher keine Evidenz, die die Vorteile einer dauerhaften nächtlichen Schienenbehandlung belegen. Unsere Erfahrungen und Berichte der Eltern zeigen jedoch, dass die Kinder schon nach einjähriger Behandlung geschickter sind und eine bessere Kraft aufweisen. In dieser Zeit hat eine Aufrichtung der Grundgelenke nach radial stattgefunden und der laxe Bandapparat ist fühlbar stabiler geworden. Je nach Ausprägung ist eine nächtliche Schienentherapie für mehrere Jahre erforderlich. Eine frühe Behandlungsphase im Säuglings- und Kleinkindalter wirkt sich auch positiv auf die motorischen und rezeptiven Fähigkeiten des Kindes aus.

5.4.3 Thumb-in-Palm-Deformität

Beim Freeman-Sheldon- und Sheldon-Hall-Syndrom weisen die Kinder ähnliche anatomische Veränderungen der Daumen auf wie bei der distalen Arthrogryposis. Häufig kommt aber ein sehr eng in die Hohlhand eingeschlagener Daumen mit einer ausgeprägten Adduktion an den Zeigefinger hinzu, der nur eine geringe passive Abduktion sowie Palmar- und Radialduktion zulässt (Abb. 5.33a, 5.34a, b, 5.35a-c). In einigen Fällen kann auch eine Rotation im Grundgelenk nach radial be-

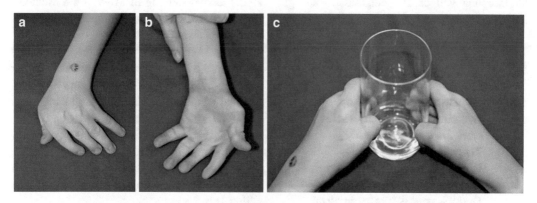

Abb. 5.32 a, b 6-jähriger Junge mit Freeman-Sheldon-Syndrom bei der Erstvorstellung. Das Handgelenk steht in 20° Extension und neigt nach ulnar, die Hohlhand ist verkürzt, die Finger stehen in einer Windmühlenflügeldeformität, der Daumen ist in die Handfläche eingeschlagen und kann weder aktiv noch passiv in Dorsalextension gestellt werden. Die Daumenendgelenke sind überstreckt. Die erste Zwischenfingerfalte ist stark verengt. **c** Aufgrund der Fehlstellungen kann ein Glas nur mit beiden Händen gehalten werden. (© Kinderkrankenhaus Wilhelmstift, mit freundlicher Genehmigung)

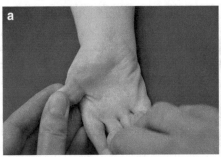
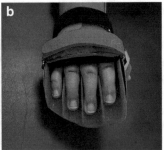

Abb. 5.33 a 22 Monate altes Mädchen mit Sheldon-Hall-Syndrom. Der Daumen kann nur sehr gering in die Palmar- und Radialduktion geführt werden. **b** Die Orthese dehnt die Hohlhand auf, den Daumen aus der Hohlhand heraus und korrigiert die Windmühlenflügelstellung der Finger, gleichzeitig schient sie das Handgelenk in Beugung. Eine leichte Beugung der Finger 2-5 in den Grund- und Mittelgelenken dient zur Stabilisierung des gelockerten palmaren Band- apparates. (© Kinderkrankenhaus Wilhelmstift, mit freundlicher Genehmigung)

stehen. Eine stark verkürzte Hohlhand ver- stärkt die Thumb-in-Plam Deformität zusätz- lich.

Manuelle Behandlungen und eine Orthesen- therapie sind ein wichtiger Schritt zur Vor- bereitung auf erforderliche Operationen der Daumen: die Hohlhand wird aufgedehnt, die Daumen ansatzweise aus der Thumb-in-Palm- Deformität geführt und die Stellung des Hand- gelenks in der Schiene korrigiert. Gleichzeitig wird der Beugekontraktur und der Windmühlen- flügeldeformität der Finger entgegengewirkt. In- stabile Grund- und Mittelgelenke der Finger die beim Freeman-Sheldon- und Sheldon-Hall-Syn- drom häufig zu beobachten sind werden in leich- ter Beugung von ca. 20° eingefasst. Dies gilt auch für das Daumenendgelenk.

5.5 Behandlungsbeispiele

5.5.1 Handgelenksstreckkon- traktur mit Ulnardeviation, verkürzter Hohlhand, Thumb-in-Palm- und Windmühlenflügeldeformität mit instabilen, laxen Grund- und Mittelgelenken der Finger und des Daumenendgelenks

Mädchen mit Sheldon-Hall-Syndrom. Erstvor- stellung im Alter von 8 Monaten. Schulter- und Ellenbogengelenke sind gut beweglich. Die Handgelenke stehen beidseits in 40° Dorsal- extension und sind passiv bis auf 10° Extension redressierbar. Aktiv ist keine Flexion möglich. Die Fingergrundgelenke stehen spontan in Fle- xion, weisen eine Windmühlenflügeldeformität auf und überkreuzen sich. Die Fingergrund- und Mittelgelenke sind instabil. Die Daumen weisen eine schwere Thumb-in-Palm-Deformität auf. Die Grundgelenke sind aktiv nicht beweglich (Abb. 5.34a, b).

Manuelle Behandlungen begannen in den ersten Lebenswochen, eine Schienentherapie ab der Erstvorstellung im Alter von 8 Monaten. Die Schienen wurden im Laufe des Wachstums kontinuierlich angepasst.

Nach 14-monatiger Behandlung kann das Mädchen die Daumen ansatzweise aktiv aus der Hohlhand führen. Die Grundgelenke der Fin- ger sind stabiler. Die Handgelenke können jetzt aktiv von 40° Extension bis 20° Extension be- wegt und Präzisionsgriffe ansatzweise durch- geführt werden. Für kraftvollere Griffe ist eine bessere Radial- und Palmarduktion der Daumen sowie eine Stabilisierung in den Mittelgelenken nötig (Abb. 5.35a-c).

Im Alter von 3 Jahren erfolgt eine opera- tive Therapie: Weitung und Vertiefung der ersten Zwischenfingerfalte mittels eines kombinierten

Rotationsdehnungs- und Insellappens vom Zeige-finger. Absetzen des M. adductor pollicis am dis-talen Anteils des 1. Mittelhandknochens, Release des M. adductor am 3. Mittelhandknochen. Ver-längerung der Daumenbeugesehne durch Z-Plas-tik. Temporäre Daumengrundgelenksarthrodese und Deckung der verbliebenen palmaren Haut-defekte mit Vollhauttransplantaten.

Nach Entfernung des K-Drahtes 6 Wochen postoperativ wurde die Schienenbehandlung fortgeführt. Zunächst erhielt die kleine Patien-tin eine thermoplastische Unterarmschiene mit Daumeneinfassung, um einer Rückstell-tendenz durch Narbenzug entgegenzuwirken (Abb. 5.27c). Die Finger wurden freigelassen, da das Tragen der Schiene bis zu 20 h pro Tag erforderlich war und ein Benutzen der Finger zum Spielen möglich bleiben sollte. Sechs Mo-nate später erfolgte das Anpassen einer Unter-armorthese mit Einzelfingerfassung aller Finger zur Nachtlagerung (Abb. 5.33b).

Im Alter von fast vier Jahren weisen beide Hände eine bessere Stabilität der Gelenke auf, die Windmühlenflügeldeformität ist nur noch gering ausgeprägt. Die Handgelenke haben einen größeren Bewegungsradius und können aktiv bis 0° flektiert werden. Die passive Deh-nung des rechten Daumens in die Radial- und Palmarduktion ist postoperativ vollständig mög-lich. Insgesamt haben sich die Handfunktion und die Kraft deutlich verbessert. Das Mäd-chen ist wesentlich geschickter. Sie kann mit der

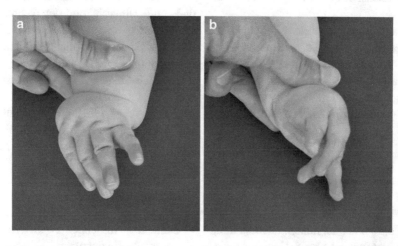

Abb. 5.34 a Linke Hand von dorsal. 8 Monate altes Mädchen mit Sheldon-Hall-Syndrom. Das Handgelenk steht nach ulnar geneigt in Streckkontraktur. Der Daumen ist sehr eng in die Hohlhand eingeschlagen und kann aktiv nicht bewegt werden. Die Grundgelenke der Finger 2-5 neigen stark nach ulnar und die Finger legen sich beim Bewegen übereinander. Die Grund- und Mittelgelenke der Finger sowie das Daumenendgelenk weisen eine Instabilität der palmaren Platte auf. Die Hohlhand ist verkürzt. **b** Linke Hand seitliche Ansicht von radial. (© Kinderkrankenhaus Wilhelmstift, mit freundlicher Genehmigung)

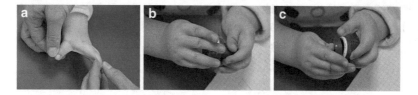

Abb. 5.35 a–c Nach 14-monatiger Behandlung kann der Daumen passiv und aktiv ansatzweise aus der Hohlhand geführt werden. Die starke Weichteilverkürzung auf Höhe des palmaren Daumengrundgelenks lässt aber keine weite Dorsalextension zu. Die Hohlhand ist geweitet, die Grundgelenke der Finger stehen deutlich gerader, da sie aus der Ulnardeviation herausgeführt wurden. Die Finger überkreuzen sich nicht mehr. Die Fingergrundgelenke sind etwas stabiler. (© Kinderkrankenhaus Wilhelmstift, mit freundlicher Genehmigung)

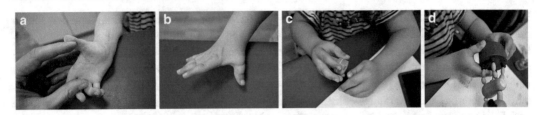

Abb. 5.36 a–d Dasselbe Mädchen im Alter von 3,9 Jahren. Nach 3-jähriger konservativer Behandlung und 9 Monate nach operativem Release des rechten Daumens. Passiv kann der Daumen vollständig und aktiv wesentlich besser in die Radial- und Palmarduktion geführt werden. Die Handgelenke haben einen größeren Bewegungsspielraum und können aktiv bis in Neutralstellung gebeugt werden. Die Finger weisen nur noch eine geringe Windmühlenflügeldeformität auf. Die Hohlhand ist bds. vollständig aufdehnbar. Alle Fingergelenke haben sich stabilisiert und können kraftvoller ohne Überstreckung eingesetzt werden. (© Kinderkrankenhaus Wilhelmstift, mit freundlicher Genehmigung)

rechten Hand auch größere Gegenstände sicher fassen. Kraftgriffe sind dadurch möglich geworden und Präzisionsgriffe zielgenauer (Abb. 5.36a-c).

Unsere Empfehlung zu diesem Zeitpunkt ist, ein operatives Release der Gegenseite, die Fortführung der manuellen Behandlung und das Tragen von Nachtlagerungsorthesen mit Einzelfingerfassung, um die Greiffunktionen zu erweitern, zu verbessern und um Rezidive zu verhindern.

5.5.2 Thumb-in-Palm-Deformität

Junge mit einer Thumb-in-Palm-Deformität beidseits, rechts stärker als links. Erstvorstellung im Alter von 3 Monaten (Abb. 5.37a, b). An diesem Tag beginnt die manuelle Therapie und die nächtliche Schienenbehandlung.

Im Alter von 12 Monaten ist das aktive Greifen verbessert, die Palmar- und Radialduktion noch unvollständig. (Abb. 5.38a, b).

Nach 18 Monaten Therapie erfolgt aufgrund des positiven Ergebnisses eine Therapiepause. Ein Jahr später, im Alter von drei Jahren, weisen die Daumen aktiv weiterhin eine ausreichende Palmar- und Radialduktion auf (Abb. 5.39).

Im Alter von fünf Jahren hat sich die Radial- und Palmarduktion der rechten Hand verschlechtert (Abb. 5.40a). Die manuelle Therapie wird intensiviert und die nächtliche Schienenbehandlung wieder aufgenommen.

Nach 3 Monaten ist die passive Radial- und Palmarduktion vollständig wiederhergestellt (Abb. 5.40b). Die manuelle Therapie und Schienenbehandlung wird in dieser schnellen Wachstumsphase für weitere 6 Monate fortgesetzt.

Unsere Empfehlung in der Zeit des gesamten Wachstums ist:

- manuelles Aufdehnen zweimal am Tag, z. B. vor jedem Zähneputzen.
- In einer Phase beschleunigten Wachstums kann die manuelle Therapie durch eine nächtliche Schienenbehandlung unterstützt werden.

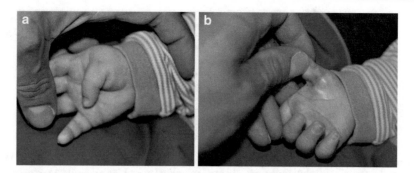

Abb. 5.37 a 3 Monate alter Junge mit einer Thumb-in-Palm-Deformität. Der Daumen ist in die Hohlhand eingeschlagen und kann aktiv nicht aus der Hohlhand bewegt werden. **b** Bei der passiven Aufdehnung ist ein deutlicher palmarer Zug der Thenarmuskulatur zu erkennen. Der Daumen lässt nur ansatzweise eine passive Bewegung zu. (© Kinderkrankenhaus Wilhelmstift, mit freundlicher Genehmigung)

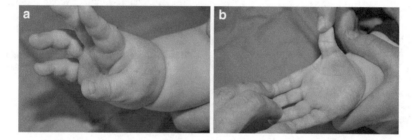

Abb. 5.38 a Im Alter von 12 Monaten. Nach 9-monatiger manueller Therapie und Schienenbehandlung kann der Daumen aktiv aus der Hohlhand bewegt warden. **b** Passiv kann der Daumen weiter in die Palmar- und Radialduktion gedehnt werden, die Spannung an der Hohland hat sich verringert, die Haut über dem Daumengrundgelenk gedehnt (© Kinderkrankenhaus Wilhelmstift, mit freundlicher Genehmigung)

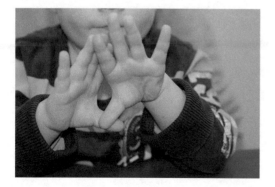

Abb. 5.39 Im Alter von drei Jahren nach einjähriger Therapiepause können die Daumen aktiv in eine gute, endgradig noch unvollständige Radial- und Palmarduktion geführt werden. (© Kinderkrankenhaus Wilhelmstift, mit freundlicher Genehmigung)

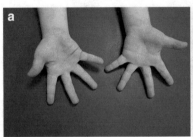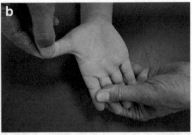

Abb. 5.40 **a** Im Alter von 5 Jahren nach dreijähriger Therapiepause. Der rechte Daumen zieht in die Handfläche zurück. Daher wird die Schienenbehandlung nachts wieder aufgenommen und die manuelle Therapie am Tag intensiviert. **b** Drei Monate später bei der Verlaufskontrolle und Schienenanpassung. Der rechte Daumen kann passiv vollständig und aktiv weitestgehend in die Palmar- und Radialduktion geführt werden. Aktiv ist eine leichte Adduktionskontraktur sichtbar. (© Kinderkrankenhaus Wilhelmstift, mit freundlicher Genehmigung)

Literatur

Agranovich O, Lakhina O (2020) ifssh ezine, Heft 40, Classification of upper limb deformities, Seite 11–15

Bahm J (2017) Bewegungsstörungen der oberen Extremität bei Kindern. Springer, Berlin

Kramer J, ten Velden M, Kafkes A, Basu S, Federico J, Kielhofner G (2021) COSA – Child occupational self assessment. User´s manual. (Version 2.2). The Board of Trustees of the University of Illinois. Schulz-Kirchner Verlag - Idstein / Deutschland

Kraus E, Romein E (2015) Pädiatrisch Ergotherapeutisches Assessment und Prozessinstrument (PEAP). Schulz-Kirchner Verlag GmbH, Idstein

Mundlos S, Horn D (2014) Limb malformations/An atlas of genetic disorders of limb development. Springer, Berlin

Waters PM, Bae DS (2012) Pediatric hand and upper limb surgery: a practical guide. Lippincott Williams and Wikens, United States

Die Narbe

6

Inhaltsverzeichnis

Die Narbe ist ein aus Kollagenfasern bestehendes, faserreiches, zell- und gefäßarmes Bindegewebe, das ortsständiges Gewebe bei Verletzungen der Haut oder nach tiefreichendem Substanzverlust ersetzt. Dieses kollagene Bindegewebe ist weniger elastisch als das Bindegewebe der gesunden Haut. Reicht es in tiefere Gewebsschichten, können sich Adhäsionen (Verklebungen) zwischen Gewebeschichten wie Sehnen, Kapseln und Bändern bilden. Diese Adhäsionen können Schmerzen verursachen und die Beweglichkeit einschränken, vor allem wenn die Narbe gelenkübergreifend verläuft.

Narben sind zu Beginn taub, da bei Operationen oder Verletzungen kleinste Hautnerven durchtrennt werden. Im Heilungsverlauf können sie hypersensibel werden. Eine Narbe ist zunächst gerötet und blasst im Laufe der Narbenreifung ab, bis sie schließlich meist heller als die umliegende Haut ist. Ausnahmen bestehen bei Menschen mit dunkler Hautfarbe oder nach intensivem Sonnenbaden, weshalb während der gesamten Narbenreifung eine starke Sonneneinstrahlung auf das Narbengewebe vermieden werden sollte.

Vom Tag der Verletzung an bis zur vollständigen Ausreifung durchläuft eine Narbe mehrere Reifungsphasen. Die Narbenreifung dauert ca. 1 bis 2 Jahre, zwei Jahre vor allem bei großen Wunddefekten, wie nach Verbrennungen. Das Alter hat einen erheblichen Einfluss auf die Narbenbildung. Die Wundheilung ist im ersten Lebensjahr sehr gut und verschlechtert sich bis zur Pubertät. Während der Pubertät wird sie hormonell bedingt negativ beeinflusst. Bei Kindern bis etwa dem siebten Lebensjahr ist die Bildung von Adhäsionen geringer, sodass weniger Bewegungseinschränkungen durch bindegewebige Crosslinks (=Querverbindungen) verbleiben. In den ersten Lebensjahre schonen sich die Kinder nicht, weshalb nach Verletzungen oder Operationen in der Regel eine längere Ruhigstellung als bei Jugendlichen oder Erwachsenen erforderlich ist. Bewegungsübungen und eine

Narbenbehandlung können häufig erst später beginnen. Man könnte vermuten, dass dadurch die Bildung von Adhäsionen begünstigt wird. Kinder kompensieren dies jedoch, indem sie die Hand im Alltag wieder viel schneller und automatisierter einsetzen.

Weitere Einflüsse auf die Narbenbildung haben:

- Der Hauttyp: je dunkler die Haut desto häufiger kommt es zu Hypertrophien.
- Die Art der Verletzung: Risswunden, Quetschwunden, chirurgische Wunden, Verbrennungen usw.
- Die Lokalisation: Narben an der Schulter oder am Brustbein neigen eher zu Hypertrophien, Narben über Beugefurchen verursachen eher Bewegungseinschränkungen.
- Genetische Veranlagung und
- Wundhygiene.

6.1   Narbenphasen

In der Literatur werden **Narbenphasen** unterschiedlich beschrieben. Generell läuft die Heilung unabhängig von der Genese einer Wunde in Reifungsphasen ab, die sich überlappen bzw. fließend ineinander übergehen. Die unten beschriebenen Reifungsphasen beziehen sich auf eine komplikationslose Wundheilung, z. B. nach einem chirurgischen Elektiveingriff. Bei Wundinfektionen, Riss- und Quetschwunden verlängern sich die Wundheilungsphasen.

Narbenreifungsphasen
- Exsudative Phase
- Proliferationsphase
- Reparative Phase
- Umbauphase

(Waldner-Nilsson 2013a, b).

Zeitlicher Ablauf der Wundheilungsprozesse
1. Gefäßreaktion ca. 0–3 Tag
2. Blutgerinnung ca. 0–1 Tag

3. Entzündung ca. 0–14 Tag
4. Gewebsneubildung ca. 1–25 Tag
5. Epithelisierung ca. 1–12 Tag
6. Kontraktion ca. 3–20 Tag
7. Narbenumwandlung ca. 9–24 Monate

(Waldner-Nilsson 2013a, b; Asmussen und Söllner 1993).

6.1.1   Exsudative Phase

Zu der exsudativen Phase, die direkt nach der Operation beginnt, gehören die Gefäßreaktion, die Blutgerinnung sowie die Entzündung. Blutgerinnung und Vasokonstriktion (=Gefäßverengung) beginnen postoperativ innerhalb von Sekunden und stoppen den weiteren Blutverlust. Einige Minuten nach Wundverschluss beginnt die Vasodilatation (=physiologische Reaktion zur besseren Durchblutung). Sie führt zu einem Wundödem und es treten typische Entzündungszeichen wie Rötung, Wärme, Schwellung, Schmerz und Funktionseinschränkung auf (Abb. 6.1). Die akut entzündliche Phase dauert 4–6 Tage, danach klingen die Entzündungszeichen langsam ab. Verschmutzungen, Infektionen, unzureichende Schonung und eine zu frühe intensive Bewegungstherapie verlängern die Entzündungsphase und induzieren eine verstärkte

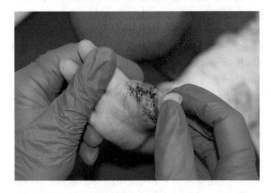

Abb. 6.1 Erste Zwischenfingerfalte 6 Tage nach Pollizisation (Kap. 3). Die Wunde ist verschlossen, aber noch vulnerabel, rot und geschwollen. (© Kinderkrankenhaus Wilhelmstift, mit freundlicher Genehmigung)

Narbenbildung. In dieser Phase muss die geringe Belastbarkeit des Gewebes berücksichtigt werden. Mit frühfunktioneller Narbenmobilisation direkt auf der Narbe sollte erst am Ende der exsudativen Phase begonnen werden. Beginn der Produktion von Kollagen Typ 3.

6.1.2 Proliferationsphase

Die Proliferationsphase setzt bereits parallel zur exsudativen Phase ein. Während der Proliferationsphase kommt es zur Epithelisierung sowie zur Gewebs- und Bindegewebsneubildung. Nekrotisches Gewebe am Wundrand wird abgebaut, zell- und gefäßreiches Granulationsgewebe bildet sich (Abb. 6.2). Diese Wundheilungsphase beginnt ca. ab dem 2.–5. Tag nach Verletzung und dauert etwa bis zum 21.–25. Tag. Die Produktion von Kollagen Typ 3 wird fortgesetzt und durch die Verbindung von Kollagen Typ 1 und 2 ergänzt. Fibroblasten sind durch funktionelle mechanische Reize in der Lage, kollagene Fasern des Typs 3 in Funktionsrichtung anzulegen. Dies schafft die Grundlage für eine spätere Gewebsfunktion. Der Fadenzug findet in dieser Zeit, d. h. 10 bis 12 Tage postoperativ, statt. Reste von selbst-auflösenden Fäden können 3–6 Wochen postoperativ abgestriffen werden.

6.1.3 Reparative Phase

Die reparative Phase beginnt ab dem 3.–5. Tag nach der Operation. Im Granulationsgewebe bilden sich erste kollagene Fasern, die sich postoperativ weiter verdichten und die Reißfestigkeit der Wunde verstärken. Drei Wochen postoperativ sind ca. 15 % der endgültigen Festigkeit erreicht (Madden 1990) und nach 6 Wochen ca. 50 % (Westaby 1985) (Abb. 6.3). Die Druck- und Zugbelastbarkeit nimmt durch die gebildeten Crosslinks zu. Während der Narbenreifungsphasen entstehen immer Adhäsionen. Ziel ist es, deren einschränkende Auswirkungen auf das Bewegungsausmaß zu minimieren. Passive Dehnung sowie aktive funktionsspezifische Techniken eignen sich dafür besonders gut.

6.1.4 Umbauphase

Die Kollagensynthese und -lyse dauert ca. 9–12 Monate, bei großflächigen Wunden auch bis zu zwei Jahre. Die Kollagenfasern beginnen,

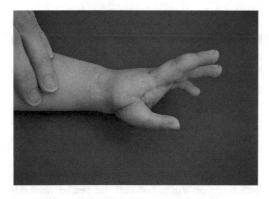

Abb. 6.2 Erste Zwischenfingerfalte drei Wochen nach Pollizisation. Die Narbe ist gerötet und verhärtet, die Schwellung am Abklingen, die Wunde ist fest verschlossen. (© Kinderkrankenhaus Wilhelmstift, mit freundlicher Genehmigung)

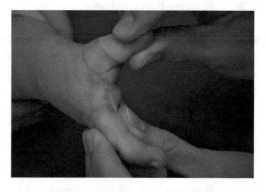

Abb. 6.3 Erste Zwischenfingerfalte sechs Wochen nach Pollizisation. Die Schwellung ist weiter rückläufig, die Narbe ist leicht eingesunken und stark verhärtet. (© Kinderkrankenhaus Wilhelmstift, mit freundlicher Genehmigung)

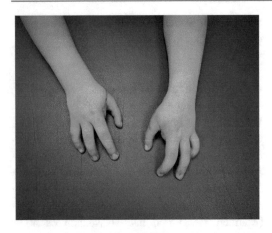

Abb. 6.4 Vergleich der Narbenbildung nach beidseitiger Pollizisation. Linke Hand 15 Monate postoperativ, rechte Hand 7 Monate postoperativ. Die ältere Narbe ist heller und weniger eingezogen. (© Kinderkrankenhaus Wilhelmstift, mit freundlicher Genehmigung)

sich parallel auszurichten (Abb. 6.4). Sie stabilisieren sich und gewinnen an Festigkeit, das unreife Typ 3 Kollagen wandelt sich in reifes Typ 1 Kollagen um. Am Ende der Wundheilung beträgt der Anteil von Kollagen Typ 3 zu Typ 1 noch 10 %, was der normalen Haut gleicht. Da kein Elastin gebildet wird, fehlt die Flexibilität im Vergleich zur gesunden Haut. Solange die Narbe ein gerötetes Aussehen hat, ist die Umwandlung noch nicht abgeschlossen.

6.2   Narbenbehandlung

Ziel der **Narbenbehandlung** ist eine funktionelle und ästhetische Narbe sowie eine gute Verschieblichkeit der Gewebsschichten, ohne dass das neu gebildete Gewebe zerstört wird.

Zu Beginn der Behandlung müssen Infektionen ausgeschlossen und Aussehen sowie Trophik der Narbe auf: Festigkeit und Reife, Atrophie oder Hypertrophie, Keloide, starke Schwellungen, Kontrakturen, Durchblutungsstörungen und Adhäsionen beurteilt werden. Einschränkungen der Gelenksbeweglichkeit durch bestehende Adhäsionen werden über das Durchführen von passiven sowie aktiven Bewegungen deutlich. Während des Heilungsprozesses wer-

den Hyper- sowie Hyposensibilität durch Berührung und Druck auf die Narbe überprüft.

Narbenmassagen sind anfangs oft unangenehm. Vor allem bei Kleinkindern ist es daher wichtig, eine angemessene Dosierung zu finden. Der Therapeut muss ein Grundvertrauen beim Kind aufbauen, um die Narbenmassage erfolgreich und konsequent durchführen zu können und sich langsam an die Narbenbehandlung herantasten. Nicht selten reagieren Kinder mit Abwehr und emotionalen Ausbrüchen. Eine Steigerung der Intensität der Narbenmassage kann im Regelfall ab der dritten postoperativen Woche erfolgen. Dann können Verklebungen durch direktes Verschieben der Gewebsschichten gelöst werden.

Nach Beendigung der Ruhigstellung bewegen Kinder früh von alleine die betroffene Hand, was zu einer aktiven Narbenmobilisation im Alltag beiträgt. Dies ersetzt jedoch die passive manualtherapeutische Narbenbehandlung nicht.

▶ Eine Narbe kann nur während der Reifungsphase therapeutisch beeinflusst werden. Ist die Narbe ausgereift, kann sie nur durch einen chirurgischen Eingriff oder Laserbehandlung mit nachfolgender konservativer Therapie verändert werden.

6.2.1   Direkt nach der Operation

Direkt nach der Operation sollte die Behandlung je nach Diagnose und Alter des Patienten oder nach Rücksprache mit dem operierenden bzw. behandelnden Arzt erfolgen. Es sollen leichte fasziale Verschiebungen außerhalb des direkten Narbengebietes erreicht werden. Dies sollte ohne starken Druck und ohne Creme mit Handschuhen an einem sterilen Arbeitsplatz durchgeführt werden.

Die Mobilisation regt das Narbengewebe an, sich längs auszurichten und die Narbe wird dadurch elastischer. Ein wichtiger Bestandteil der Behandlung sind abschwellende Maßnahmen sowie lymphaktivierende Techniken von distal nach proximal zur Ödemreduktion. Nach Tenolysen (operative Lösung verklebter Sehnen) ist es wichtig, ab dem ersten postoperativen Tag mit sanfter passiver und aktiver Mobilisation der Gelenke zu beginnen, um erneuten Adhäsionen entgegenzuwirken.

6.2.2   Ca. ab dem 14 postoperativ Tag

Ca. ab dem 14. postoperativen Tag nach Fadenzug erfolgt die Behandlung durch:

- Handbäder: sie reinigen die Haut und unterstützen die Entfernung der alten Haut.
- Regelmäßiges Eincremen und Massieren der Narbe ist notwendig, um sie geschmeidig zu machen und Verklebungen vorzubeugen. Das Narbengewebe bildet kein Eigenfett, daher ist die Behandlung mit einer Fettcreme nötig, was zusammen mit der Narbenmassage mindestens 3× täglich erfolgt. Es ist nicht erwiesen, das teure Narbencremes einen positiven Effekt auf die Narbenreifung haben.
- Je nach Verletzung, wenn möglich passives Durchbewegen und aktive Bewegungen der Gelenke zur Vermeidung von Kontrakturen.

Je nach Operation, Krankheitsbild und Narbenbeschaffenheit erfolgen engmaschige Kontrollen. Passive und aktive Mobilisation sowie manualtherapeutische Behandlungen werden intensiviert und, wenn nötig, mit einer Hilfsmitteltherapie begonnen. Es wird mit einer sanften, schmerzfreien Narbenmassage begonnen. Bei gelenkübergreifenden Narben ist eine frühe Mobilisation günstig, um Adhäsionen sowie Kontrakturen entgegenzuwirken. Da kleine Kinder sich gegen das Festhalten wehren und eine starke emotionale Reaktion zeigen, sind eine genaue Beobachtung und Anpassung der Dosierung sehr wichtig. Die Narben werden in beide Richtungen sowohl von distal nach proximal als auch von proximal nach distal mit leichten kreisenden Bewegungen lateral zur Narbe massiert. In dieser Phase ist eine therapeutische Einflussnahme besonders wichtig, da eine funktionelle Anordnung nur stattfinden kann, wenn die notwendigen Reize erfolgen. Zu starke Reize können zu einer gesteigerten Proliferation führen und somit hypertrophe Narben bedingen. Dehnung oder Kompression sollten daher immer dosiert unterhalb der Schmerzgrenze erfolgen.

6.2.3   Ab dem 21. postoperativen Tag

Die Behandlung **ab dem 21. postoperativen Tag** bei komplikationslosem Verlauf. Es wird mit einer intensiven Narbenmassage begonnen. Dabei wird auch die Querfriktion (Massagetechnik zur Verschiebung zwischen oberflächlicher Narbe und tiefen Gewebsschichten) zum Lösen von Verklebungen angewandt, wofür sich Narbensticks, Schröpfgläser (Abb. 6.6) und Tapes (Abb. 6.17) eignen. Bei Kleinkindern ist die Behandlung mit dem Finger zu empfehlen, da der Behandler so das beste Gefühl hat. Die Narbe wird von distal nach proximal und von proximal nach distal bearbeitet. Mit stärkerem Druck wird das Narbengewebe nach lateral verschoben. Die Narbenmassage kann, wenn es postoperativ erlaubt ist, durch Vordehnung intensiviert werden. Diese Techniken sind schmerzhaft. Um die Toleranz zu steigern, müssen die Eltern ihre Kinder gut ablenken. Nur so ist eine intensive Behandlung möglich. Eine Wärmebehandlung vor der Narbenmassage ist hilfreich, um das Gewebe dehnbarer und geschmeidiger zu machen. Nun ist eine Desensibilisierung des Narbengewebes angezeigt, durch sanfte Reize mit weichen Bürsten oder Pinseln. Im Verlauf kann der Therapeut die sensorischen Reize durch Vibration, Igelbälle und Arthroringe intensivieren (Abb. 6.5). Weitere Möglichkeiten zur Desensibilisierung sind warme und kalte Kirschkern-, Raps- und Kieselbäder, das Spielen im Sand, Kneten von Teig usw.

Die Desensibilisierung ist wichtig, damit die Hand nicht nur gut eingesetzt wird, sondern das Kind auch taktile Reize tolerieren und verarbeiten kann (Kap. 1).

Zur Desensibilisierung gehören drei Komponenten:

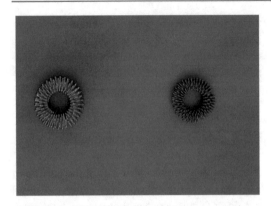

Abb. 6.5 Arthroringe in zwei verschiedenen Größen. (© Kinderkrankenhaus Wilhelmstift, mit freundlicher Genehmigung)

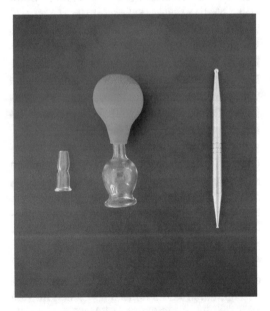

Abb. 6.6 Schröpfglas mit zwei Aufsätzen und ein Narbenstick. (© Kinderkrankenhaus Wilhelmstift, mit freundlicher Genehmigung)

- Berühren von verschiedenen Materialien,
- Manipulieren/Bewegen verschiedener Materialien,
- Vibration in verschiedenen Frequenzen.

(Waldner-Nilsson 2013a, b).

6.2.4 Umbauphase

In der Umbauphase sollte die Narbenbehandlung weiterhin durch starken Druck und intensive Reize auf das Gewebe erfolgen. Durch eine konsequente Narbenbehandlung können sich die Elastizität und die Belastbarkeit des Gewebes deutlich verbessern. Die Eltern massieren und fetten die Narbe mindestens bis zu einem halben Jahr nach Operation. Eine Verbesserung der Funktionalität sowie der Kosmetik ist bis zu zwei Jahre nach der Operation möglich.

6.2.5 Narbenbehandlung nach freier Lappenplastik

Freie Lappenplastiken werden zur Defektdeckung bei ausgedehnten Gewebsschädigungen verwendet. Die Entnahme erfolgt einschließlich der Venen und Arterien, die mikrochirurgisch an das lokale Gefäßsystem angeschlossen werden. Das therapeutische Vorgehen nach Hauttransplantationen und freien Lappenplastiken muss mit dem Operateur abgestimmt werden, da anders verfahren wird:

- Die transplantierte Spalt- oder Vollhaut benötigt ca. 3 Wochen, um an das Unterhautgewebe anzuwachsen, weshalb erst nach dieser Zeit eine sanfte Narbenmobilisation erfolgt.
- Die Entnahmestelle des Transplantates wird in die Narbenbehandlung mit einbezogen.
- Um Kontrakturen bei gelenkübergreifenden Transplantatnarben vorzubeugen, muss eine frühfunktionelle passive und aktive Nachbehandlung erfolgen.
- Eine Versorgung mit Kompression, Silikon sowie Schienen ist bei Transplantaten früher indiziert.

▶ Zusätzlich zu der hier beschriebenen allgemeinen Narbenbehandlung wird auf spezielle Nachbehandlungen in den jeweiligen Kapiteln eingegangen.

6.3 Komplikationen

Komplikationen müssen früh erkannt und zeitnah behandelt werden. Dazu zählen:

- Narbenkontrakturen,
- atrophe Narben,
- Keloide,
- hypertrophe Narben

Zusätzlich kann eine Hyper- oder Hyposensibilität bestehen.

6.3.1 Narbenkontrakturen

Als Narbenkontrakturen werde Narben bezeichnet, die geschrumpft, unelastisch und hart sind. Sie ziehen sich wie ein Band zusammen. Gelenkübergreifend können sie zu schweren Bewegungseinschränkungen führen (Abb. 6.7).

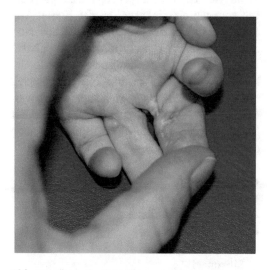

Abb. 6.7 Z.n. Syndaktylietrennung ein Jahr postoperativ. Die kontrakte Narbe verhindert das Strecken des Mittelfingers. Die Narbe ist vollständig ausgereift, daher ist eine Narbenexzision nötig. Anschließend folgt eine frühzeitige therapeutische Nachbehandlung, um einem Rezidiv entgegenzuwirken. (© Kinderkrankenhaus Wilhelmstift, mit freundlicher Genehmigung)

6.3.2 Atrophe Narben

Atrophe Narben sind eingesunkene Narben. Sie bilden sich häufig nach Entzündungen durch Schädigung des Koriums (Dermis). Narben liegen unter dem Hautniveau. Akne- und Windpockennarben sind typische atrophe Narben.

6.3.3 Keloide

Keloide werden auch Wulstnarben oder Bindegewebswucherungen genannt. Diese Narben wachsen überschießend über die eigentlichen Wundränder hinaus. Sie jucken, sind überempfindlich, brennen und sind oft auch schmerzhaft (Abb. 6.8a, b). Die Gefahr einer Keloidbildung nimmt mit zunehmender Hautpigmentierung zu, es besteht eine genetische Prädisposition.

6.3.4 Hypertrophe Narben

Hypertrophe Narben sind erhaben, jedoch überschreiten sie im Unterschied zu den Keloiden das ursprüngliche Narbenareal nicht. Hypertrophien bilden sich häufig, wenn Narben über Spannungslinien oder Gelenke verlaufen, bei großflächigen Narben oder sekundärer Heilung (Abb. 6.9). Sie treten vermehrt 6 Monate nach Trauma auf und sind im Gegensatz zu den Keloiden gut zu behandeln.

6.3.5 Verfahren bei Narbenkomplikationen

Konservative Behandlungen sind bei stark hypertrophen Narben sowie Keloiden teilweise unzureichend. Zusätzlich können folgende Verfahren erforderlich sein:

- Glukokortikosteroide,
- Kryochirurgie,

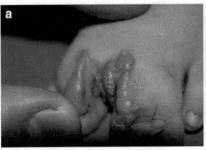
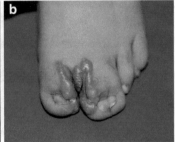

Abb. 6.8 a, b Z.n. Syndaktylietrennung, 3 Monate postoperativ. Keloide sind erhaben, wulstig, nicht abgegrenzt und wuchern über die ursprünglichen Narbengrenzen hinaus. (© Kinderkrankenhaus Wilhelmstift, mit freundlicher Genehmigung)

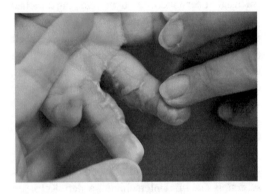

Abb. 6.9 Z. n. Syndaktylietrennung, 5 Monate postoperativ. Die hypertrophen Narben ragen über das Hautniveau hinaus, sind jedoch gut abgegrenzt. Die hypertrophen Narben ziehen den Mittel- und Ringfinger in eine Deviation sowie Beugekontraktur. (© Kinderkrankenhaus Wilhelmstift, mit freundlicher Genehmigung)

- chirurgische Techniken,
- Laserbehandlung,
- Microneedling (kontraindiziert bei Keloiden),
- Strahlentherapie.

6.4   Hilfsmittel zur Narbenbehandlung

Während des Reifungsprozesses von Narben und bei Komplikationen können neben einer intensiven manuellen Behandlung verschiedene Hilfsmittel die Heilung unterstützen. Sie werden individuell je nach Reifungsgrad und Komplikation eingesetzt:

- Silikon,
- Kompressionsbandagen,
- Schienen/Orthesen,
- Tapes.

6.4.1   Silikon

Wenn Narben stark hypertroph sind und/oder Bewegungen einschränken, ist der Einsatz von Silikon sinnvoll. Silikonauflagen machen Narben elastischer, geschmeidiger und glatter. Dies erleichtert die nachfolgende manuelle Behandlung, da tiefer in die Gewebsschichten massiert und Verklebungen besser gelöst werden können. Je nach Beschaffenheit und Ort der Narbe werden verschiedene Silikonprodukte ausgewählt:

- Silikonpflaster,
- Silikonfingerlinge,
- RTV-Silikonknetmasse,
- HTV-Silikonpelotte,
- Silon-Tex,
- Silikongel.

▶ Der vollständige Luftabschluss der Haut durch das Silikon erhöht die lokale Hauttemperatur und hält die Feuchtigkeit vor Ort. Dies hemmt die Bildung von Fibroblasten und beeinflusst die Kollagenbildung. Die Narben werden weicher, elastischer und flacher.

Cave: Silikon darf erst nach vollständiger Wundheilung angewendet werden, da die Haut durch das Silikon aufgeweicht wird. Kleine Hautdefekte können sich unter Silikon nicht verschließen oder vergrößern sich sogar. Das Silikon darf aufgrund des Luftabschlusses nicht länger als 14 h auf der Haut verbleiben. Bei Hauterkrankungen, wie z. B. Neurodermitis, ist eine Silikonbehandlung kontraindiziert. Vor der Silikonbehandlung muss eine Säuberung der Haut mit Entfernung von Schmutz, Schweiß und Cremeresten erfolgen. Das Silikon selbst muss nach jeder Anwendung mit flüssiger Seife und Wasser gereinigt und zum Trocknen auf eine Folie gelegt werden. Dadurch werden Hautirritationen und allergische Reaktionen vermieden. Die Hygienemaßnahmen ermöglichen eine lange Silikontherapie.

6.4.1.1 Silikonpflaster

Silikonpflaster gibt es in verschiedenen Stärken und von unterschiedlicher Elastizität. Die Narbenbehandlung an Händen und Fingern von Kleinkindern erfordert dünne und elastische Pflaster. Das Pflaster wird entsprechend der Narbe in Form geschnitten und mit der Klebeseite direkt auf die gesäuberte Haut geklebt. Bei kleinen Kindern wird das Pflaster z. B. mit einem selbsthaftenden Verband fixiert. Die volle Wirkung entfaltet das Pflaster, wenn es unter einem Kompressionshandschuh getragen wird. Es lässt sich sehr leicht und schmerzfrei von der Haut entfernen. Beim Entfernen muss darauf geachtet werden, das Pflaster nicht zu beschädigen oder ineinander zu verkleben. Bei guter Pflege kann es einige Wochen verwendet werden (Abb. 6.10a, b). Lösen sich kleine Partikel vom Pflaster ab und lässt die Klebekraft nach, sollte es ausgetauscht werden.

6.4.1.2 Silikon-/Gelfingerling

Der **Silikon-/Gelfingerling** ist eine Kombination aus Silikon/Gel und Kompression

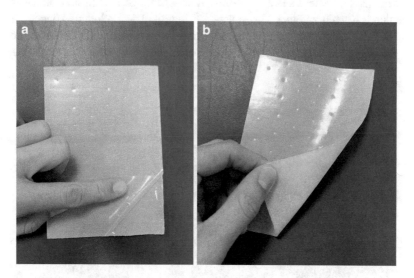

Abb. 6.10 a, b Das Silikonpflaster muss für Hände von Kleinkindern dünn und elastisch sein, um es optimal um Gelenke und in Zwischenfingerfalten legen zu können. (© Kinderkrankenhaus Wilhelmstift, mit freundlicher Genehmigung)

(Abb. 6.11a). Durch Druck auf die Narbe wird die Schwellung reduziert und die Narbe auf Hautniveau gehalten. Er eignet sich besonders zur Behandlung des Fingerstumpfes nach Endgliedamputation. Das Silikon/Gel hält die Narben geschmeidig, die Kompression formt den Stumpf. Wichtig ist, dass der Fingerling sehr eng an der Kuppe anliegt und sich kein Luftpolster zwischen Fingerling und Haut bildet (Abb. 6.11b). Nach ca. zehnminütigem Tragen müssen kleine Rillen des Fingerlings auf der Haut zu sehen sein. Ist dies nicht der Fall, ist die Kompression zu schwach und es muss eine kleinere Größe gewählt oder ein nach Maß angefertigter Kompressionshandschuh verwendet werden. Aufgrund des Silikons/Gels beträgt die Tragezeit nicht länger als 14 h pro Tag. Der Fingerling wird täglich gereinigt. Dazu wird er auf links gedreht. Es gibt auch Fingerlinge ohne Silikon/Gel, zur Narbenkompression, unter diese kann bei Bedarf Silikongel auf die Narbe aufgetragen werden.

6.4.1.3 RTV-Silikon-Knetmasse

RTV-Silikon-Knetmasse (=Raumtemperatur vernetzende Knetmasse) besteht aus zwei Komponenten, die durch Kneten zu einer Masse verarbeitet werden. Bei Raumtemperatur härtet die Masse nach ca. 2 min aus und verbleibt in der gewünschten Form in leicht elastischem Zustand (Abb. 6.12a). Dieses Zwei-Komponenten-Silikon eignet sich gut als Pelotte oder als Abdruck für eine HTV-Silikonpelotte. Wird das Zwei-Komponenten-Silikon als Pelotte verwendet, darf das Material nicht zu dick aufgetragen werden, da es sonst zu schwer wird. Es hält ca. 4–6 Wochen bis es bei täglicher Anwendung an Struktur verliert. Das Silikon kann unter einer Schiene oder einem Kompressionshandschuh getragen oder mit einem selbsthaftenden Verband angebracht werden. Wird eine thermoplastische Schiene über eine solche Pelotte modelliert, muss diese Kombination nach 4–6 Wochen neu angepasst werden (Abb. 6.12b). Die thermoplastische Schiene muss immer auf die vorher gefertigte Pelotte modelliert werden, da das Zwei-Komponenten-Silikon stark aufträgt und dadurch die Form der Schienen verändert.

6.4.1.4 HTV-Silikon-Pelotten

HTV-Silikon-Pelotten (=Hoch-Temperatur-Vernetzendes Silikon) sind vor allem für konkave Strukturen, wie z. B. Handinnenflächen oder Zwischenfingerfalten, sinnvoll (Abb. 6.13a und 6.14a-c). Die Pelotten können in Kombination mit Schienen oder Kompressionsstrümpfen neben der Behandlung der Narben z. B. auch

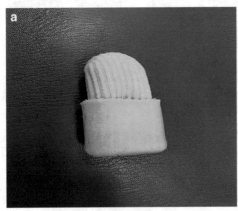
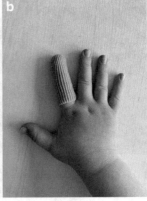

Abb. 6.11 a, b Silikon-/Gelfingerling: durch das Silikon/Gel wird die Haut geschmeidig, warm und feucht gehalten und die Kompression übt Druck auf die Narbe aus. Diese konfektionierten Fingerlinge passen je nach Finger, Alter und Größe des Kindes ab dem 4. bis 8. Lebensjahr. (© Kinderkrankenhaus Wilhelmstift, mit freundlicher Genehmigung)

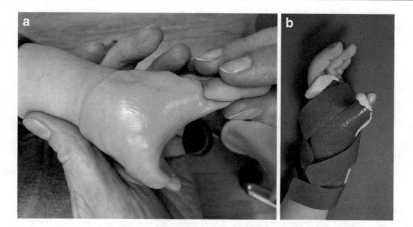

Abb. 6.12 **a** Die Silikonknetmasse wird in die erste Zwischenfingerfalte modelliert. Dieser Abdruck dient zur Herstellung einer HTV-Silikonpelotte. **b** Sie kann aber auch deutlich dünner ausgearbeitet unter einer thermoplastischen Schiene getragen werden. (© Kinderkrankenhaus Wilhelmstift, mit freundlicher Genehmigung)

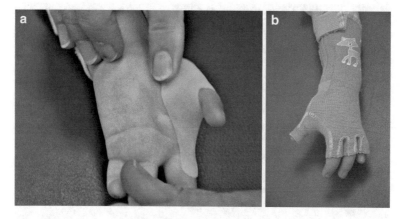

Abb. 6.13 **a, b** Z. n. Pollizisation, 3 Monate postoperativ. Die HTV-Pelotte verbessert mit ihrer Silikonkomponente die Narbe und spreizt die erste Zwischenfingerfalte. Sie hält den Daumen in Abduktion und Opposition. Sie wird in Kombination mit einem Kompressionshandschuh getragen, der die Pelotte eng an die Haut drückt. (© Kinderkrankenhaus Wilhelmstift, mit freundlicher Genehmigung)

Zwischenfingerfalten aufspreizen (Abb. 6.13a, b), oder Stellungskorrekturen durchführen (Abb. 6.14b, c). Die Anfertigung ist komplex und zeitaufwendig. Sie wird nach Abdruck mit Zwei-Komponenten-Silikon oder Gips durch ein Sanitätshaus durchgeführt. Das Material ist leicht, gut zu säubern und langlebig. Es empfiehlt sich, die Kanten dünn auslaufen lassen. Aufgrund seiner dünnen Beschaffenheit passt es unter Kompressionshandschuhe und Schienen.

▶ Es dürfen nur Silikone für den medizinischen Bereich genutzt werden.

6.4.1.5 Silon-Tex©

Silon-Tex© ist ein textiles Trägermaterial, auf das ein medizinisches Silikon aufgebracht ist. Es wird bei aktiven Narben eingesetzt und individuell in die Kompressionshandschuhe eingenäht (Abb. 6.15a, b). Es kann sehr gut für Narben an Fingern oder dem Handrücken ver-

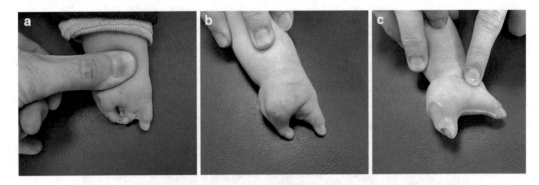

Abb. 6.14 a 9 Monate altes Mädchen mit symbrachydaktylieartiger Veränderung der rechten Hand. Die rechte Hand weist einen kurzen hypoplastischen Daumen, einen kleinen Finger und drei Endglieder der Finger 2–4 auf. **b** 10 Wochen postoperativ nach Resektion der Finger 2–4 und Rotationsdehnungslappen. **c** Durch die Silikonpelotte mit Metallverstärkung wird sowohl die Narbe behandelt als auch der Kleinfinger in eine aufgerichtete Position gedehnt. Über der Pelotte wird ein Kompressionshandschuh getragen. (© Kinderkrankenhaus Wilhelmstift, mit freundlicher Genehmigung)

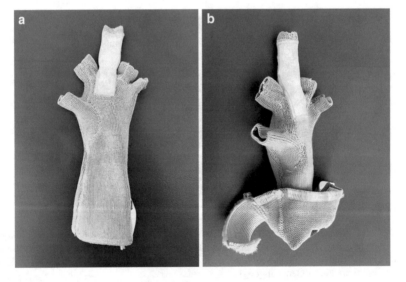

Abb. 6.15 a, b Kompressionshandschuh mit eingenähtem Silon-Tex am Mittelfinger, auf links gedreht. (© Kinderkrankenhaus Wilhelmstift, mit freundlicher Genehmigung)

wendet werden. Aufgrund der Fixierung im Handschuh ist diese Versorgung für Kleinkinder sehr gut geeignet, da ein Verrutschen des Silkons vermieden wird. Das Silon-Tex darf den Finger bzw. die Hand nicht zirkulär umschließen, da dadurch die Durchblutung beeinträchtigt wird. Nicht geeignet ist dieses Material für Narben, die konkav verlaufen, wie z. B. in der Hohlhand oder in den Zwischenfingerfalten. Hier wird eine Silikonpelotte benötigt, um einen Hautkontakt des Silikons zu gewährleisten.

Cave: Silon-Tex darf nicht zirkulär einen Finger oder eine Hand umschließen, es besteht die Gefahr von Durchblutungsstörungen. Für Kompressionsversorgungen ist eine Zusammenarbeit mit einem erfahrenen Sanitätshaus nötig.

6.4.1.6 Silikongel

Silikongel ist ein Gel, welches einen Film auf der Haut bildet, ähnlich einem Sprühpflaster. Das Silikon ist nicht zur Narbenmassage geeignet, es sollte nach der Massage auf die saubere Haut aufgetragen werden.

> **Cave:** Bei kleinen Kindern sollte Silikongel nur dann angewendet werden, wenn das Gel nicht abgeleckt oder in die Augen gerieben werden kann, z. B. unter einer Schiene oder einem Kompressionshandschuh.

6.4.2 Kompressionsbandagen

6.4.2.1 Silikon-/Gelfingerling
Siehe 6.4.1.2.

6.4.2.2 Kompressionshandschuhe nach Maß

Bei kleinen Kindern mit veränderter Anatomie durch Fehlbildungen eignet sich ein **Kompressionshandschuh nach Maß.** Um einen optimalen Kompressionsdruck zu erhalten, muss die Kinderhand mit leichtem Zug auf Hautniveau ausgemessen werden (Kap. 4). Ein aufgenähter Reißverschluss erleichtert das Anziehen des Handschuhes (Abb. 6.13b und 6.16c). Die empfohlene Tragezeit in der Narbentherapie beträgt 23 h. Der dauerhafte Druck, der durch die Kompression auf das Narbengewebe ausgeübt wird, verhindert die Bildung überschüssigen Narbengewebes bzw. behandelt dieses. Durch den Kompressionsdruck wird das Kollagengewebe parallel zur Hautoberfläche angeordnet. Die Narbe wird geschmeidiger, flexibler und die Dicke verringert. Zusätzlich wirkt der Druck schmerzlindernd und gegen Juckreiz. Bei gleichzeitiger Anwendung von Silikonprodukten werden diese durch die Kompression eng an die Haut gedrückt und können dadurch ihre volle Wirkung entfalten. Eine Reinigung des Kompressionshandschuhs erfolgt per Handwäsche oder in der Waschmaschine bei maximal 40° mit Waschmittel ohne Weichspüler, auch bei eingenähtem Silon-Tex (Abb. 6.15a, b). Eine

Wechselversorgung ist vor allem bei einer dauerhaften Tragezeit angebracht. Ein Handschuh mit Silion-Tex muss spätestens nach 14 h ausgezogen und ein Wechsel zu einem Kompressionsstrumpf ohne Silon-Tex erfolgen.

6.4.2.3 Interimshandschuhe

Ein **Interimshandschuh** ist ein konfektionierter Handschuh, der in verschiedenen Größen für Teenager und Erwachsene angeboten wird. Je nach Hersteller können die Handschuhe in ihrer Länge sowohl an den Fingern als auch am Unterarm gekürzt werden, ohne das Material zu schädigen. Ihre Haltbarkeit beträgt 6–8 Wochen. Daher sind sie eine gute Übergangslösung zur Behandlung starker Schwellungen bis eine Maßversorgung sinnvoll ist.

6.4.3 Thermoplastische Schienen und Orthesen

6.4.3.1 Thermoplastische Schienen

Thermoplastische Schienen zur Narbenbehandlung kommen vor allem dann zum Einsatz, wenn die Narben palmar liegen oder in Zwischenfingerfalten verlaufen (Abb. 6.12b). Diese Narben neigen dazu, die Finger in die Flexion zu ziehen bzw. den Daumen in die Adduktion. Die Schienen werden nach Wundheilung, Abschwellung oder K-Drahtentfernung gefertigt. Sie haben die Aufgabe, die Haut und die tieferliegenden Narben aufzudehnen und die Dehnung täglich über mehrere Stunden zu halten. Dadurch wird das Narbengewebe angeregt, sich längs auszurichten und elastischer und dehnbarer zu werden. Kontrakturen werden dadurch vermieden.

6.4.3.2 Orthesen mit Einzelfingerfassung

Zur gleichzeitigen Behandlung mehrerer Finger werden **Orthesen mit Einzelfingerfassung** benötigt (Kap. 2, 4, 5, und 8). Die Narben werden durch die Orthese unter Spannung gehalten, wodurch Kontrakturen entgegengewirkt werden.

6.4.3.3 Glove-Spint

Der **Glove-Splint** (Kap. 4) kann zur Narben- und Kontrakturbehandlung genutzt werden.

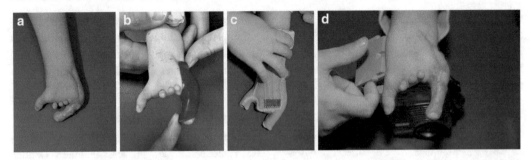

Abb. 6.16 a–c Z. n. Zehentransplantation zum Aufbau der Kleinfingerseite bei monodaktyler Symbrachydaktylie mit narbenbedingter radialer Fehlstellung. Dieser Glove-Splint wurde gefertigt, um die Narbe zu behandeln und den Finger aus seiner Fehlstellung aufzurichten. **d** Schon nach zweitägiger Behandlung hat sich die Fingerstellung deutlich gebessert, die Narbe ist flacher. Die Behandlung wurde für weitere 4 Monate fortgesetzt. (© Kinderkrankenhaus Wilhelmstift, mit freundlicher Genehmigung)

Die Hautmaße für den Handschuh werden mit leichtem Zug gemessen, um eine ausreichende Kompression zu erzielen. Die kleine thermoplastische Schiene (Abb. 6.16b), die den Finger in die gewünschte Position bringt, wird in die aufgenähte Tasche gelegt (Abb. 6.16c) (Kap. 4). Bei einer zusätzlichen Silikonbehandlung wird Silikongel genutzt.

6.4.3.4 Dynamische Quengelschienen

Um die Narbe mehrmals am Tag zu dehnen, kann eine **dynamische Quengelschiene** bzw. eine dynamische Streck- oder Beugeorthese (Kap. 8) verwendet werden. Durch ein kleines Federgelenk wird das betroffene Gelenk in die gewünschte Position gedehnt und unter Spannung gehalten. Diese Schienen werden mehrmals am Tag für maximal 30 min getragen. Eine längere Anwendung (als 30 min am Stück) kann die Durchblutung beeinträchtigen.

6.4.4 Kinesio- oder Crosstapes

Kinesio- oder Crosstapes eignen sich ebenfalls zur Narbenbehandlung (Abb. 6.17). Sie werden ab der Umbauphase im Bereich der Narbe aufgeklebt. Sie verursachen bei Bewegung Zug bzw. Friktion auf der Haut. So können leichte Verklebungen gelöst werden.

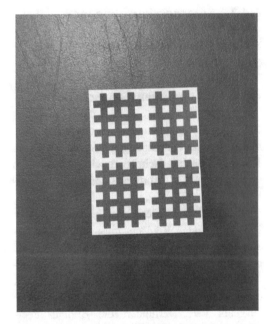

Abb. 6.17 Crosstape mittlerer Größe zum Aufkleben auf Narben, um oberflächliche Adhäsionen zu lösen. (© Kinderkrankenhaus Wilhelmstift, mit freundlicher Genehmigung)

6.5   Zusammenfassung

Die Behandlung von Narben trägt wesentlich zur besseren Beweglichkeit nach Operation bei. Es ist wichtig, dies den Eltern zu vermitteln, selbst wenn die Kinder sich verweigern und die Narbenmassage sehr unangenehm bzw. schmerzhaft ist. Bei regelmäßiger Behandlung nimmt die Empfindlichkeit ab und die Schmerzen lassen rasch nach. Durch Routine und Ablenkungsstrategien lassen sich Kinder meistens auf die Therapie ein. Anfangs kann eine Schmerzmittelgabe vor der Behandlung sinnvoll sein. In diesen Fällen sollte Rücksprache mit dem behandelnden Arzt gehalten werden, ebenso bei Unsicherheiten in der Nachbehandlung.

Literatur

Asmussen PD, Söllner B (1993) Prinzipien der Wundheilung, Bd 1. Hippokrates, Stuttgart

Madden JW (1990) Wound healing: the biological basis of hand surgery. In: Hunter JM, Schneider LH, Mackin EJ, Callahan AD (Hrsg) Rehabilitation of the hand, 3. Aufl. Mosby, St. Louis

Waldner-Nilsson B (2013a) Handrehabilitation Band 1 Verletzungen. Springer, Heidelberg

Waldner-Nilsson B (2013b) Handrehabilitation Band 2 Verletzungen. Springer, Heidelberg

Westaby S (1985) Fundamentals of wound healing. In: Westabi S (Hrsg) Wound care. Heinemann Medical Books, London

Hilfsmittelversorgung

7

Inhaltsverzeichnis

Bei Patienten mit Fehlbildungen sollte altersentsprechend in regelmäßigen Abständen eine therapeutische ganzheitliche Funktionsanalyse (an die ICF angelehnt) sowie eine Hilfsmittelberatung durch Ergotherapeuten und/oder Fachleute eines Sanitätshauses stattfinden. Hierzu können verschiedenste Assessments genutzt werden. Eine jährliche Überprüfung ist bei schwer betroffenen Kindern wünschenswert.

Man unterscheidet grob zwischen Hilfsmittel und Adaption. Beides soll die Handlungsfähigkeit des Kindes fördern oder unterstützen. Das ist vor allem dann nötig, wenn Schmerzen und/oder schnelle Ermüdungserscheinungen auftreten, eine neue Tätigkeit erlernt wird, oder zur Durchführung von Tätigkeiten im Beruf.

Bei Kindern mit Dysmelie können vorgefertigte Hilfsmittel oftmals nicht eingesetzt werden. Um maßgefertigte Adaptionen oder Hilfsmittel anzufertigen, ist die Zusammenarbeit mit einem Sanitätshaus erforderlich.

7.1 Körperhygiene/An- und Ausziehen

- Griffverlängerung für Toilettenhygiene, Haarbürste, Duschschwamm
- Dusch-WC/Toilettenaufsatz mit Lehne, Armauflage und Beinhocker
- Duschstuhl/Badeliege
- Rutschbretter
- Griffverdickungen für Zahnbürste
- Nagelknipser mit Saugnäpfen
- Knopfhilfe
- Schnürsenkel aus Gummi
- Anziehbaum
- Strumpfanziehhilfe
- Tubenschlüssel/Tubenentleerer z. B. für Zahnpasta
- Verlängerung des Wasserhahngriffs
- Haltegriff an Wänden

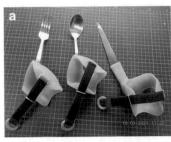
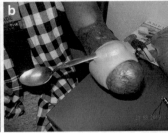
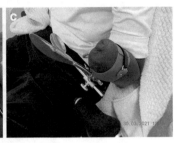

Abb. 7.1 **a** Besteckhilfen nach Maß aus Streifi-Flex mit Daumenloch, an den Klettbändern sind Ringe als Verschlusshilfe angebracht. **b** Besteckhilfe aus Streifi-Flex nach Maß, als Stumpfversorgung nach traumatischer Amputation der Hand und des Handgelenks **c** Kombinationsbesteckhilfe aus Streifi-Flex nach Maß als Stumpfversorgung bei Dysmelie. (© Stolle Sanitätshaus Hamburg, mit freundlicher Genehmigung)

7.2   Essen- und Trinken

- Winkelmesser
- Einhänderbrett-/Brett mit befestigtem Messer
- Schneidehilfe
- Flaschenöffner
- elektrischer Deckelöffner
- Sparschäler (Fingersparschäler)
- Abgewinkeltes Besteck/Besteck mit Schlaufen (Abb. 7.1a–c)
- Antirutschfolie
- Teller mit erhöhtem Rand
- Schnabelbecher/Becher mit Griff
- Helparm
- Apfelschneider
- Geschirrbürste mit Saugnäpfen für das Abspülen
- Fußbank

7.3   Schule-/Hobby

- Stifthilfen (Abb. 7.2)
- Dicke Stifte
- Antirutschfolie
- Helparm
- Lineal mit Gewicht
- Einhänderschere mit Saugnäpfen/Schere mit Feder usw.
- Computer-/Laptopsysteme
- Ergonomische Computermaus
- Elektronisch höhenverstellbare Tische- und Stühle

- Greifzange
- Kartenhalter
- Sitz mit Tisch und unterstützten Füßen
- Physioformkeil, zum Beispiel für die Seitlage

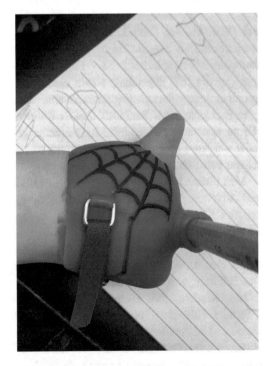

Abb. 7.2 Stifthilfe aus Streifi-Flex nach Maß zur Versorgung eines Kindes mit Dysmelie. Der Stift wird in einen Silikonschaft eingeklemmt. Eine Stiftführung ist dem Kind nun über Bewegung des Armes möglich. (© Stolle Sanitätshaus Hamburg, mit freundlicher Genehmigung)

In der Schule oder auch zu Hause am Esstisch oder Schreibtisch sollte bei Kindern mit Fehlbildung immer eine Arbeitsplatzanalyse stattfinden. Selbst Probleme durch eine Instabilität im MP-Gelenk können durch eine gute Sitzplatzanpassung verringert werden.

Gute Sitzposition = bessere Rumpfstabilität = bessere Auflage des Unterarmes und somit bessere Haltung des Stiftes.

Ähnlich ist es bei jeder Aktivität am Tisch, wie zum Beispiel beim Essen: je stabiler das Kind sitzt, desto freier kann es das Besteck bedienen. Wichtig ist immer eine gute Auflage der Füße, um eine Aufrichtung im Rumpf zu gewährleisten.

7.4 Fortbewegung

- verschiedene Rollstühle
- Walker
- Rollatoren
- Beinorthesen
- Reha Kinderwagen mit Fußstütze
- Stehtrainer

Beim Sitzen wird z. B. bei schwer betroffenen AMC-Kindern zwischen passivem und aktivem Sitzen unterschieden. Soll das Kind einen stabilen Rumpf haben, um mit den Händen frei agieren zu können, oder soll das Kind aktiv mit an der Stabilität im Rumpf beteiligt sein? Bei beiden Sitzarten ist wiederum die Unterlagerung der Füße wichtig.

7.5 Orthesenversorgung obere Extremität

- Orthesen zur Stabilisierung der proximalen Gelenke bei aktiver Beweglichkeit der distalen Gelenke. Zum Beispiel für die Aufrichtung des Handgelenkes mit freier Fingerbeweglichkeit für den Alltag
- Lagerungsschienen für die Nacht zur Kontrakturprophylaxe
- Orthesen mit Gelenk zur statisch-progressiven Aufdehnung der Handgelenke sowie Finger
- Orthesen zur Aufrichtung des Daumens aus der Hohlhand
- Nervenersatzschiene
- Hilfsmittel zur Durchführung von Ersatzgriffen
- Lenkradhilfen (Abb. 7.3a–c)

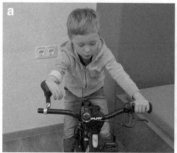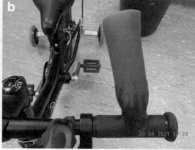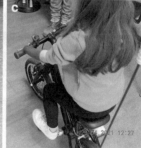

Abb. 7.3 **a** Lenkradhilfe für die rechte Hand bei nicht operativ versorgtem RLD rechts. Zusätzlich zum Führen des Lenkrades wird so die Verkürzung des Armes und die daraus resultierende Schulter- und Wirbelsäulenfehlstellung während des Fahrradfahrens ausgeglichen. **b** Lenkradhilfe nach Maß aus Streifi-Flex für die linke Hand bei Dysmelie. Die Schaftversorgung gewährleistet einen Ausgleich des Längenunterschiedes sowie ein schnelles Herausziehen des Stumpfes bei Sturz. Die Verkürzung des Armes wird ausgeglichen. **c** Erste Fahrversuche mit der neuen Lenkradhilfe. Dies sollte in therapeutischem Rahmen begleitet und geübt werden. (© Stolle Sanitätshaus Hamburg, mit freundlicher Genehmigung)

7.6   Sonstige Hilfsmittel

- Türgriffverlängerungen
- Fenstergriffverlängerungen
- Lagerungskissen
- Stillkissen

Eine Hilfsmittelversorgung sollte immer interdisziplinär erfolgen. Meist wird zunächst durch Therapeuten/Erzieher/Eltern oder andere Fachkräfte, die mit dem Kind zusammenarbeiten, eine Empfehlung für ein Hilfsmittel ausgesprochen. Der Kinderarzt oder Orthopäde verordnet die nötigen Hilfsmittel. Mit der Verordnung wird ein Sanitätshaus aufgesucht, das die Versorgung durchführt. Das Sanitätshaus kümmert sich unter anderem um die Weiterleitung des Kostenvoranschlages an die Krankenkasse. Oftmals zieht sich die Genehmigung des Hilfsmittels über Wochen oder Monate hin, sodass sich die Bedürfnisse des Kindes in der Zwischenzeit wieder verändern. Bei Ablehnung durch die Krankenkasse sollte unbedingt ein schriftlicher Widerspruch eingereicht werden.

Bei Lieferung des Hilfsmittels muss die Anpassung und Einweisung immer durch das Sanitätshaus erfolgen. Der Umgang mit dem Hilfsmittel ist eine therapeutische Intervention und muss während der Behandlung mit dem Patienten beübt werden. Eine Überprüfung und Anpassung erfolgt regelmäßig im Laufe des Wachstums und während der Entwicklung des Kindes.

Materialien, Fertigungsarten, Tipps, Tricks

8

Inhaltsverzeichnis

Dieses Kapitel bietet Tipps, Tricks, Informationen zu Materialien und zu Fertigungsschritten. Diese sollen als Vorschläge betrachtet werden.

8.1 Materialien zur Herstellung thermoplastischer Schienen

8.1.1 Thermoplastische Schienenmaterialien

Thermoplastische Materialien auch Niedertemperatur-Thermoplast genannt eignet sich zur Herstellung von Schienen die individuell geformt und sofortig angepasst werden können. Bei einer Wassertemperatur von ca. 70° wird das Material erwärmt und erreicht dadurch einen weichen formbaren Zustand. Innerhalb von 30–60 s wird das Material an die Hand angeformt und härtet währenddessen aus. Zur Bearbeitung wird die Schiene nun von der Hand genommen und fertiggestellt. Es gibt eine große Auswahl verschiedener Materialien, die sich in der Stabilität, Flexibilität, Verarbeitung und Aushärtungszeit unterscheiden.

Wir nutzen zur Schienenherstellung:

8.1.1.1 Orfit® Colors NS

Neben der hohen Farbauswahl, die für Kinder großartig ist, lässt sich das Material sehr gut verformen und dehnen. Ein Modellieren von Fingerzwischenräumen und Handgewölbe ist leicht möglich. Das Material härtet in kürzester Zeit aus. Die Kanten lassen sich gut schneiden. Es gibt dieses Material in Stärken von 2,0 und 3,4 mm.

8.1.1.2 Orfit® Classic

Orfit® Classic in der Materialdicke 1,6 mm. Es hat ähnliche Beschaffenheit wie das Orfit® Colors NS und eignet sich aufgrund der geringen Materialstärke für kleine Hände von Neugeborenen, Frühchen oder sehr zarten unterentwickelten Händen (Abb. 8.1a).

8.1.1.3 Ezeform™

Ezeform™ 3,2 mm. Zu diesem Material tendieren wir, wenn wir eine hohe Schienenfestigkeit benötigen (Abb. 8.1b). Es hat eine mittlere Dehnbarkeit. Ein höherer Kraftaufwand ist nötig um das zähe Material zu formen. Da es

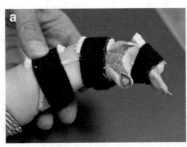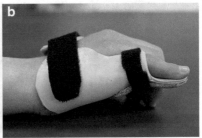

Abb. 8.1   **a** Eine Unterarmschiene mit Einfassung der Finger 2–5 aus dem Material Orfit® Classic 1.6 mm (weiß) und Orficast® (einlagig/blau) zur Schienung des Daumens. Die Materialien lassen sich miteinander verbinden. **b** Eine Hohlhandschiene mit Einfassung des Kleinfingers aus Ezeform™. Eine Verstärkung durch Orficast® (orange) gibt der Schiene zusätzliche Stabilität. (© Kinderkrankenhaus Wilhelmstift, mit freundlicher Genehmigung)

eine hohe Steifigkeit besitzt, ist dieses Material gut für Hände geeignet, die eine starke Kontraktur bzw. einen starken Widerstand aufweisen wie z. B. bei Kindern mit Kamptodaktylie (Kap. 4) und Klumphänden (Kap. 2).

8.1.1.4 Orficast®
Dieses Material ist nach dem Erwärmen selbsthaftend und hat eine hohe Elastizität in zwei Richtungen. Es härtet schnell aus und ist durch die geringe Materialstärke auch für Säuglingshände sowie für einzelne Finger geeignet. Um die Stabilität zu steigern, kann das Material auch zwei- oder dreilagig verwendet werden. Das Or-

ficast® kann auch mit anderen thermoplastischen Materialien verbunden werden (Abb. 8.1a, b).

8.1.2   Flausch- und Hakenbänder

8.1.2.1 Flauschbänder
Gibt es in allen möglichen Farben und in unterschiedlichen Breiten. Sie lassen sich gut in die nötige Größe schneiden, ohne dass sie an Struktur verlieren. Viele Flauschbänder haben auf der äußeren Seite eine feste Beschaffenheit und sind innen flauschig (Abb. 8.2a, b). Doppelseitiges Flauschband nutzen wir zur Herstellung

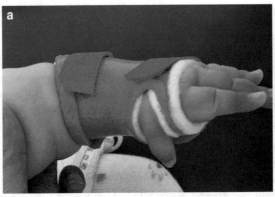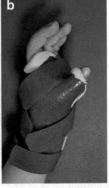

Abb. 8.2   **a** Das weiße Randpolster bildet einen Puffer zwischen dem weichen Gewebe und der Schiene, und verhindert somit Druckstellen und Ödeme. **b** Das dünne Vliesgewebe schmiegt sich in die kleinen Strukturen der Pollizisations-Schiene ein und polstert die Druckpunkte aus. Dadurch werden Druckstellen vermieden. (© Kinderkrankenhaus Wilhelmstift, mit freundlicher Genehmigung)

für Säuglings- oder Kleinkinderschienen oder für Zügel zwischen den Fingern, um Kratzverletzungen zu vermeiden (Abb. 8.1a, b).

8.1.2.2 Selbstklebende Klettbänder/ Hakenbänder

Selbstklebende Klettbänder/Hakenbänder können individuell zugeschnitten und direkt auf die thermoplastische Schiene geklebt werden. Wir erwärmen immer die Klebeseite vor dem Anbringen auf die Schiene mit dem Heißluftfön, dieses gewährleiste eine bessere Haftung, welches vor allem bei Kindern sehr von Nutzen ist.

Wird das Klettband für das Orficast® genutzt wird ein Stück Orficast® auf die Klebeseite des Klettbandes geklebt, erwärmt und im warmen Zustand mit der Schiene verbunden.

8.1.3 Selbstklebende Kantenpolster

Es gibt verschiedene selbstklebende Polster. Je nach Fehlbildung, Größe des Kindes und dem abzupolsternden Schienenbereich wird die jeweilige Stärke ausgewählt.

Wir nutzen:

8.1.3.1 Eding Strip

Zur Ummantelung von Schienenkanten. Die Randstreifen **von Orfit**® sind ein dünnes (1 mm), dehnbares, elastisches, selbstklebendes Textilmaterial.

8.1.3.2 Randpolster von Cellona®

In 2 mm Dicke. Es ist ein in beide Richtungen leicht dehnbares, selbstklebendes Polstermaterial. Dieses nutzen wir für Schienenränder die weiches hypoplastisches Gewebe umschließen wie z. B. bei Klumphand mit Daumenhypoplasie (Abb. 8.2a) (Kap. 2).

8.1.3.3 HAPLA Vliesgewebe von RUSSKA

Es ist ein 1 mm dickes in eine Richtung dehnbares, selbstklebendes Vlies. Es besteht aus

100 % Baumwolle und ist hypoallergen. Dieses Material nutzen wir z. B. zur Schienenauspolsterung um einen pollizisierten Daumen und die erste Zwischenfingerfalte auszupolstern (Abb. 8.2b) (Kap. 3).

8.1.4 Polster als Abstandshalter

Einen sogenannten Abstandshalter zwischen den Schienenkanten stellen wir selbst zusammen. Auf ein 4 mm dickes mit Baumwolle kaschiertes Polster wird ein selbsthaftendes Klettband geklebt, dabei richtet sich die Seite mit der Baumwolle zum Kind. Dieser Abstandshalter wird auf den jeweiligen Raum zwischen den Schienenkanten zurechtgeschnitten und an ein Flauschband geklettet. Beim Verschließen des Flauschbandes wird der Abstandshalter zwischen den Schienenkanten leicht in das Gewebe des Kindes gedrückt. Dadurch wird ein zu fester Zug und das Eindrücken der Kanten in das kindliche Gewebe verhindert und den Eltern die Zugstärke beim Verschließen der Schiene vorgegeben (Abb. 8.3a, b und 8.4).

8.1.5 Schlauchverbände

Um eine dünne Stoffschicht zwischen Haut und Schienen zu erhalten kann ein Schlauchverband in der jeweiligen Breite unter die Schiene gezogen werden. Dieser verhindert bei regelmäßiger Erneuerungen Hautreaktionen durch z. B. Schweißablagerungen. Hier gibt es verschiedenste Hersteller. Um eine dickere Polsterung zu erhalten kann der Schlauchverband auch doppelt verwendet werden (Abb. 8.4).

8.1.6 NRX Bänder, Elastische Flauschbänder

NRX Bänder oder elastische Flauschbänder haben eine gute Dehnbarkeit in eine Richtung.

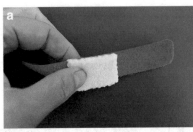
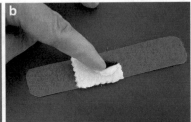

Abb. 8.3 a, b Der Abstandshalter besteht aus einem 4 mm dickem kaschierten Polster, ein selbsthaftendes Klettband wurde auf die Rückseite geklebt und mit dem Flauschband verbunden. (© Kinderkrankenhaus Wilhelmstift, mit freundlicher Genehmigung)

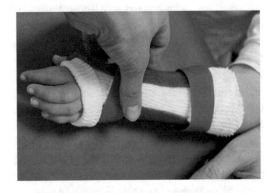

Abb. 8.4 Zwischen den Schienenkanten befindet sich unter den blauen Flauschbändern der weiße Abstandhalter. Um eine Polsterung zwischen Haut und Schiene zu erhalten sowie einen direkten Hautkontakt mit der Schiene zu vermeiden, trägt das Kind einen einmal umgeschlagenen Schlauchverband. (© Kinderkrankenhaus Wilhelmstift, mit freundlicher Genehmigung)

Wir nutzen diese z. B. für Übungsschienen zur Verbesserung der Fingerflexion, damit werden einzelne Finger für bis zu 30 min mit Zug in der Flexion gehalten.

8.1.7   Fingerschlaufen/Fixierbinden

Fingerschlaufen und Fixierbinden nutzen wir:
- um Finger zu solidarisieren,
- Finger in die Schiene zu zügeln bzw. zu fixieren,
- Schienenbereiche zu verbinden.

8.1.7.1 Buddy Loop®
Buddy Loop® ist eine Fingerschlaufe die aus einem innenliegenden Schaumstoff und einem außenliegenden Flauschband besteht. Aufgrund der weichen und elastischen Beschaffenheit nutzen wir den Buddy Loop® für:
- Kamptodaktylien zur Zügelung der Kleinfinger an den Ringfinger, um einer Ulnardeviation entgegenzuwirken (Kap. 4) (Abb. 8.5a).
- Glove-Splints zur Behandlung von Mittel- und Ringfinger. Der Zügel dient als Verbindung der Schienenanteile (Kap. 4) (Abb. 4.14c, d).
- die Nachbehandlung nach Pollizisation zur Zügelung der Finger 3–5 um den Interdigital-

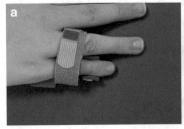
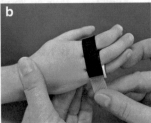
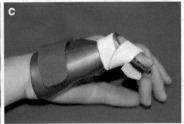

Abb. 8.5 a Ein Zügel, der den Kleinfinger mit dem Ringfinger verbindet, wirkt der Ulnardeviation des Kleinfingers entgegen. **b** Die Finger 3–5 werden mit einem Buddy Loop® fixiert, um den Interdigitalgriff zu unterbinden. **c** Ein Buddy Loop® fixiert den Finger am Fingergrundglied und an der Fingerspitze in der Schiene. (© Kinderkrankenhaus Wilhelmstift, mit freundlicher Genehmigung)

griff zu unterbinden bzw. eine Oppositionsbewegung zu forcieren (Kap. 3) (Abb. 3.18a, b)
(Abb. 8.5b).

- die Fixierung eines Fingers in eine Schiene.
  In dem Fall wird die Außenseite der Schlaufe
  zum Kind gewendet (da diese Seite klettbar ist) und mit dem Hakenband verbunden
  (Kap. 3) (Abb. 4.20d) (Abb. 8.5c).

8.1.7.2 Peha-haft®

Peha-haft® ist eine elastische Fixierbinde, mit
zweifachem Hafteffekt. Wir nutzen dieses Material in der Nachbehandlung um z. B. Schienen
an fehlgebildete Hände zu fixieren. Aufgrund der
Fehlbildung weisen einige Hände eine konusförmige Anatomie auf, dieses bedeutet, dass die
Hand schmal ausläuft und dadurch kaum eine
Struktur zur Fixierung der Schiene vorhanden ist.

Zuerst wird vor dem Anbringen der Schiene
Peha-haft® um den Arm und/oder die Hand gewickelt, dann erfolgt das Anlegen der Schiene
und eine weitere Fixierung mit Peha-haft®.
Beide Peha-haft® Lagen verbinden sich miteinander und verhindern dadurch ein Verrutschen (Abb. 8.6). Peha-haft® kann auch zur
Solidarisierung von Fingern verwendet werden.
Dabei wird ein Stück Peha-haft® der Länge nach

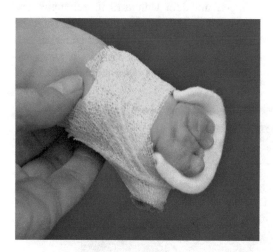

Abb. 8.6 Um die Schiene an die konusförmige Hand
zu fixieren werden erst der Unterarm mit Peha-haft®
und nach dem Anlegen der Schiene weiteres Peha-haft®
über die Schiene gewickelt. Beide Haftlagen verbinden
sich miteinander und verhindern dadurch das Abrutschen
der Schiene. (© Kinderkrankenhaus Wilhelmstift, mit
freundlicher Genehmigung)

umgeschlagen und um die zu fixierenden Grundglieder gewickelt, es empfiehlt sich zwischen
den Fingern mit der Wickelung zu beginnen
damit ein Haut an Haut Kontakt verhindert wird.
Peha-haft® kann auch verwendet werde, um ein
selbständiges abziehen der Schiene durch das
Kind zu verhindern. Dazu werden die Flauschbänder abgenommen und das Peha-haft® um die
Schiene gewickelt. Das Hakenband dient zur
besseren Verankerung der Binde.

> **Cave:** Das Peha-haft® darf nicht zu fest
> um die Haut gewickelt werden, da es
> durch seine Beschaffenheit dazu neigt sich
> wieder zusammenzuziehen.

8.2   Materialien und Herstellung von Orthesen

Anhand eines Beispiels:
Kap. 2/Abb. 2.16a, b/Präoperativ, 18 Monate
alter Junge, mit RLD und Daumenhypoplasie links.

Unterarmorthese mit Einzelfingerfassung der
Finger 2–5.

Der hypoplastische Daumen bleibt frei, die
Beugekontrakturen der Finger 2–5 werden durch
die Schienung korrigiert und das Handgelenk
nach ulnar und dorsal aufgerichtet.

8.2.1   Gipsabdruck (Negativabdruck)

8.2.1.1   Materialien zur Herstellung eines Gipsabdrucks

- Maßband, evtl. Messschieber
- Maßblatt/Stift
- Kamera
- Lauwarmes Wasser/Schüssel
- Gips
- Creme z. B. Vaseline zur Isolierung
- Kopierstift
- Verbandsschere
- Silikonpelotte aus Zwei Phasen Silikon*
- Stabiler Plastikschlauch* oder ähnliches

Vorgefertigte **Silikonpelotten aus Zwei-Phasen-Silikon** bzw. Zwei-Komponenten-Silikon können zur Anfertigung eines Gipsabdrucks für eine Unterarm-Fingerorthese genutzt werden. Vor allem bei Säuglingen und Kleinkindern erleichtert die Pelotte das Gipsen, da die Kleinen in den meisten Fällen nicht stillhalten und ihre Finger automatisch fausten. Das Material ist stabil und leicht elastisch und kann in Form geschnitten werden (Abb. 8.7a). Silikonpelotten können an schon vorhandenen Gipsmodellen vorbereitet und die jeweilige Größe für den Patienten ausgesucht werden (Abb. 8.7b). Weisen Finger stark unterschiedliche Kontrakturen auf erleichtern individuell angepasste Fingersilikonpelotten die Fertigung eines guten Gipsabdruckes.

Ein **stabiler Plastikschlauch** mit einem Durchmesser von ca. 0,5 cm (z. B. aus dem Aquaristik-Shop), der vor dem Gipsen auf den Arm gelegt und nach dem Aushärten des Gipses entfernt wird, bildet einen Aufschneide-Kanal für die Verbandsschere (Abb. 8.8).

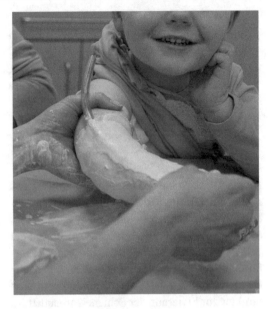

Abb. 8.8 Nach dem Eincremen der Haut wird der eingefettete Schlauch auf die Haut gelegt. Die eingeweichten Gipsbinden werden um den Arm und den Schlauch gewickelt. Ist der Gips fest genug wird der Schlauch aus dem Gips herausgezogen, der dadurch entstandene Kanal erleichtert das Aufschneiden. (© Kinderkrankenhaus Wilhelmstift, mit freundlicher Genehmigung)

8.2.1.2 Gipsabdruck zur Erstellung von Orthesen mit Einzelfingereinfassung

Vorabinformationen

- Die Hand und die Finger werden von palmar, dorsal und medial fotografiert, in Spontanstellung und in gewünschter Aufdehnung.

Kontrakte Finger werden einzeln, der Ellenbogen mit dem Unterarm in gebeugter und gestreckter Haltung fotografiert. Es folgt das Maßnehmen der Hand und des Unterarms.
- Das Handgelenk und die Finger werden in passiver Aufdehnung gemessen und dokumentiert.

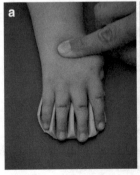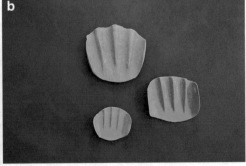

Abb. 8.7 a Vorgefertigte Fingerpelotte aus 2-Phasen-Silikon, die Finger liegen in einem ausreichendem Abstand nebeneinander. **b** Vorgefertigte Fingerpelotte, an vorhandenen Gipsmodellen gefertigt. (© Kinderkrankenhaus Wilhelmstift, mit freundlicher Genehmigung)

All diese Informationen dienen zur Kontrolle während des Erstellens des Gipsmodells.

- Die Farben für die Schienen werden von den Patienten bzw. Eltern gewählt.

Gipsen

Vor dem Gipsen wird eine vorgefertigte Fingerführung aus 2-Phasen-Silikon ausgesucht (Abb. 8.7a, b). Diese Führung hält die Finger in einem ausreichenden Abstand zueinander, verhindert deren Beugung und erleichtert das Halten während des Gipsens. Befinden sich die Finger in stark unterschiedlichen Beugekontrakturen empfiehlt sich ein individuell angepasster Abdruck aus 2-Phasen-Silikon. Dieser Abdruck gewährleistet eine genauere Arbeitsweise beim Erstellen des Gipsmodells.

Mit einem Kopierstift werden prominente Stellen und die Grundgelenke markiert. Diese Markierungen sind später im Gipsmodell sichtbar und helfen bei der Beurteilung der Fingerposition und dienen als Anhaltspunkte beim modellieren. Nun werden sowohl der Unterarm und die Hand eingecremt um den Gips leichter entfernen zu können. Ein vorhandener Daumen wird im Gipsabdruck ausgespart, muss aber unbedingt mit eingecremt werden. Ein eingefetteter Schlauch, der als Aufschneidehilfe dient wird auf die dorsale Seite gelegt und von dem Haltenden mit fixiert. Mit der einen Hand werden der Ellenbogen und der proximale Unterarm und mit der anderen die Finger 2–5 in der vorhandenen Fingerpelotte umschlossen während die Hand nach distal und ulnar gezogen und nach dorsal ausgerichtet wird.

Mit dieser Haltefunktion werden sowohl Ausweichbewegungen durch das Kind verhindert als auch das Handgelenk aufgerichtet.

Die nasse Gipsbinde wird ohne Zug um den Arm und die Hand gerollt. Sind diese einlagig zirkulär umfasst, wird eine vierlagige Gips-Longuette von palmar angeformt. Danach wird zirkulär weiter umwickelt bis die zirkuläre Wickelung insgesamt vierlagig ist. Starke Handabdrücke, Weichteilverschiebungen und Einschnürungen durch die Gipsbinde müssen unbedingt verhindert werden. Während der Gips aushärtet unterstützt der Gipsende den Haltenden, indem er die Hand nach dorsal ausrichtet und die Hohlhand ausmodelliert. Vor dem Öffnen des Gipses werden mit einem Kopierstift Striche quer über die Aufschneidehilfe gemalt. Dies dient nach dem Abnehmen des Gipsabdruckes dazu, diesen wieder in der gewünschten Stellung zu verschließen und in Form zu halten. Nach Entfernung des Schlauchs wird durch den entstandenen Kanal, der Gips mit einer Verbandsschere aufgeschnitten. Sobald die Hand des Kindes aus dem Gips entfernt wurde, wird der Abdruck wieder zusammengefügt und mit einer dünnen, zirkulär gewickelten Gipslage umwickelt.

8.2.2 Scannen zur Erstellung von Orthesen mit Einzelfingereinfassung

Je nach Fehlbildung und Alter des Kindes kann anstatt des Gipses der Arm gescannt werden. Dabei muss der Patient still halten. Kleine Klebepunkte werden auf prominenten Stellen (z. B. Ulnakopf), Fixpunkte und Drehpunkte geklebt, welche dem Techniker bei der Bearbeitung als Anhaltspunkte dienen und bestimmte Strukturen hervorhebt. Danach werden in schneller Abfolge mithilfe eines 3D-Scanners um die Extremität herum Fotos gemacht und dadurch ein dreidimensionales Bild erstellt. Am PC wird das 3D-Modell individuell angepasst und die Orthese konstruiert. Ein 3D-Drucker druckt nach der Bearbeitung die Schiene. Hierbei kommen verschieden Materialien und Druckverfahren zum Einsatz, welche je nach den gewünschten Eigenschaften der Orthese variieren.

8.2.3 Erstellen des Gipsmodells (Positivdruck)

Bevor der Gipsabdruck ausgegossen wird, erfolgt die Lagekontrolle der Silikonpelotte. Sie verbleibt zum Ausgießen im Gips, da sie entscheidend die Form und den Verlauf der Finger vorgibt. Der Gips wird nun zirkulär z. B. mit einem Leinenklebeband umwickelt. Eine vierlagige Gips-Longuette verschließt den Schnitt. Auch hierbei sollte auf die Position der Striche auf dem Gipsabdruck Rücksicht genommen werden, um eine ungewünschte Stellungsveränderung zu vermeiden. Der Gipsabdruck wird ausgegossen, mit einer Mischung aus porösem Gips und Hartgips. Vor dem Modellieren sollten anatomische Besonderheiten und Orientierungspunkte mit kleinen Nägeln gekennzeichnet werden, z. B. die Grundgelenke und der Ulnakopf. Der Gips wird abwechselnd ab- und aufgetragen, bis dieser die gewünschte Zweckform erreicht hat. Hierbei dienen die dokumentierten Maße und Fotos zur Kontrolle und als Richtwert. Muss die Handgelenksstellung weiter korrigiert werden, erfolgt dies über den Unterarm und nicht über die Hand um zu vermeiden, dass die Fingerstellung in Mitleidenschaft gezogen wird. Für die Einzelfingerführungen bzw. die Stege, werden ca. 4 mm tiefe Rillen in das Gipsmodell eingelassen. Sie dienen als räumliche Orientierung beim späteren Einschweißen der Stege. Vor dem Trocknen wird die Gipsoberfläche geglättet.

8.2.4   Herstellung einer Orthese

8.2.4.1 Benötigte Materialien zur Erstellung einer Orthese

- Streify-Flex©*
- Carbon*
- Orthesen-Fingerpelotte (bestehend aus Neopren und Alveolux XRE©)*
- Umlenkrollen*

Streify-Flex© ist ein silikonartiger Kunststoff welcher für Orthesen verwendet wird. Das erhitzte Material wird über das Gipsmodell gezogen. Die Naht muss dorsal über den Handrücken und Unterarm verlaufen. Anschließend empfiehlt es sich im Hand-Bereich von palmar zusätzlich etwas Streify-Flex© (2 mm) als Ausgleichsmasse (für die ins Gipsmodell eingearbeiteten Rillen zwischen den Fingern) aufzutragen. Das heiße Material wird dann mithilfe von Unter-

druck an das Gipsmodell herangezogen und bekommt so seine Form. (Tipp: Bei Orthesen ohne einen Carbon Anteil, ist es ratsam zusätzlich eine Verstärkung (4 mm) von palmar aufzuschweißen, welche im Handgelenk für mehr Stabilität sorgt.) Nach dem Tiefziehen und Auskühlen werden die palmare Ausgleichsmasse und die Schweißnaht verschliffen. Die Oberfläche wird geglättet. Es lässt sich leicht bearbeiten, verändern und in seiner Stabilität und Passform je nach Bedarf anpassen bzw. thermoplastisch verformen. Es ist leicht zu reinigen. Aufgrund der Möglichkeit das Material auf- sowie abzutragen eignet es sich besonders um unterschiedlich starke Fingerbeugekontrakturen zu behandeln (Abb. 8.10). Auch Laschen können angeschweißt und aufgrund der Elastizität geöffnet werden um die Hand in die Schiene zu legen sowie zirkulär zu umschließen (Abb. 8.9a, b). Dieses ist vor allem für kleine, weiche Säuglingshände zur Führung der Weichteile optimal geeignet. Durch die zirkuläre Fassung wird Kantendruck auf der Haut verhindert und die größtmögliche Anlagefläche generiert.

Carbon ist ein durch Kohlenstofffaser verstärkter Kunststoff, dieser besteht aus gestreckten Kohlefasern, die von Laminierharz in ihrer Position gebunden werden. Es hat eine extreme Festigkeit und Steifigkeit bei gleichzeitig sehr geringem Gewicht. Carbonschalen können zur Stabilisierung der Streify-Flex© Orthesen verwendet werden, in dem Fall wird die harte Carbonschale über das Streify-Flex© gegossen. Neben der Stabilisierung dient die Carbonschale als Halterung der Gurte (Abb. 8.9b). Es empfiehlt sich eine halbschalige Bauweise.

Die **Orthesen-Fingerpelotte** besteht aus Neopren einlagig 3 mm und Alveolux XRE© zweilagig je 4 mm, das Alveolux XRE© kann individuell bearbeitet werden, welches die Möglichkeit bietet unterschiedliche Fingerumfänge, Kontrakturen etc. auszugleichen (Abb. 8.10). Es ist stabil und gleichzeitig elastisch genug um die Finger zu führen und Druckstellen zu vermeiden. Es kann problemlos gereinigt und desinfiziert werden.

Der Gurt, der Fingerpelotte, wird über zwei **Umlenkrollen** (ulnar und radial) geführt. Dieses

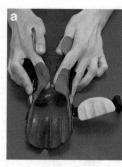
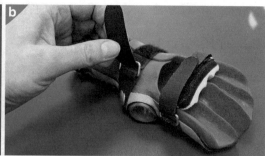

Abb. 8.9 a, b Die Schiene besteht aus Streify-Flex©, palmarseitig ist das Material verstärkt, dorsalseitig laufen die Laschen dünn aus. Aufgrund der Elastizität können die Laschen vollständig geöffnet werden. Beim Verschließen legt sich die eine Lasche unter die andere welches einen zirkulären Verschluss der Schiene ermöglicht. Eine halbschalige Carbonschale stabilisiert die Schiene und dient als Halterung für die Gurte. (© Kinderkrankenhaus Wilhelmstift, mit freundlicher Genehmigung)

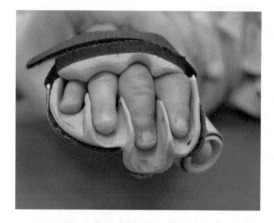

Abb. 8.10 Die Fingerpelotte, bestehend aus Neopren (schwarz) und Alveolux XRE© (beige), wurde so ausgearbeitet, das die Finger 2–5 an den Grundgliedern in 0° Position liegen. Aufgrund des aufgetriebenen Mittelgelenkes vom Mittelfinger musste das Alveolux XRE© großzügig weggeschliffen werden. (© Kinderkrankenhaus Wilhelmstift, mit freundlicher Genehmigung)

gewährleistet einen zentrierten Druck von dorsal und verhindert einen einseitigen Zug der die Finger in eine Deviation ziehen könnte (Abb. 8.11).

8.2.5 Allgemeine Tipps zur Orthese

- Dorsalseitig ist das Streify-Flex Material dünn, dadurch können die Laschen nach außen gebogen werden, welches das Einlegen der Hand in die Orthese erleichtert (Abb. 8.9a).

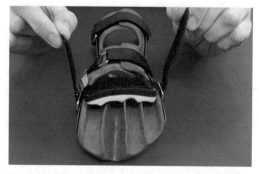

Abb. 8.11 Die Umlenkrollen für die Fingerpelotte befinden sich auf der ulnaren und radialen Seite, da beide Laschen gleichzeitig bewegt werden können kann ein zentrierter Druck auf die Finger ausgeübt werden. (© Kinderkrankenhaus Wilhelmstift, mit freundlicher Genehmigung)

- Die mediale Lasche, die unter die laterale Lasche gelegt wird, muss über eine lange Fläche ausgeschärft werden um Kantendruck zu vermeiden (Abb. 8.9b).
- Die Fingerstege enden proximal der Mittelgelenke und laufen von distal nach proximal schmal aus. Sie sind so hoch, dass sie die Finger seitlich unterstützen aber niedrig genug damit die Pelotte genügend Platz hat die Finger in die Orthese zu drücken.
- Die Orthese kann und sollte jeden Tag mit Seife gereinigt und mit klarem Wasser ausgespült werden, so werden Schweiß und

Schmutzablagerungen entfernt und Hautreaktionen verhindert.

- Um einen direkten Hautkontakt mit der Orthese zu vermeiden können Schlauchver-
bände unter der Orthese getragen werden.
- Eine Unterarmhandstulpe aus Jersystoff
wird von unseren Orthopädietechnikern gefertigt wenn die Kinder sehr weiches Gewebe haben und z. B. das Handgelenk durch
ein Orthesengelenk in Extension gequengelt
wird. Aufgrund der Geweberverschiebung
während der Aufdehnung kann es zur Quet-
schung der Weichteile kommen (Abb. 8.12a).
Dieses wir durch den Jersystoff der ein leicht
komprimierende Eigenschaft hat verhindert
(Abb. 8.12b, c). Als Anhaltspunkt für die
Stulpengröße wird das Gipsmodell genutzt.
- Wenn eine Handgelenksquengelung im Säug-
lings- oder Kleinkindalter indiziert ist, muss
in vielen Fällen auf ein limitierbares Quengelgelenk für Finger zurückgegriffen werden
(Abb. 8.13), da alle anderen Orthesengelenke
zu groß sind.
- Wird während der K-Draht Fixierung nach
einer Radialisation nicht nur eine Unterarm-
Hohlhand- Orthese, sondern auch eine Schienung der Finger zur nächtlichen Aufdehnung
benötigt, kann eine Unterarmorthese mit abnehmbaren Fingeraufsatz gefertigt werden.
Eine Rändelschraube fixiert den Fingeraufsatz an der Unterarmorthese (Abb. 8.14a, b).

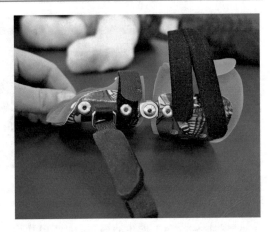

Abb. 8.13 Ein limitierbares Quengelgelenk für Finger dient im Säuglingsalter als Handgelenksquengelgelenk. (© Kinderkrankenhaus Wilhelmstift, mit freundlicher Genehmigung)

▶ Die Namen Streify-Flex© und Alveolux XRE©, sind Eigennamen der Firma Streifeneder ortho.production GmbH. Das Material Streify-Flex© kommt ursprünglich aus der Zahnmedizin. Es handelt sich bei dem Material um LDPE (low-density poly-ethylen). Das Material Alveolux XRE© wurde von der Firma Streifeneder für die Orthopädietechnik entwickelt. Mehr Informationen dazu, entnehmen Sie bitte dem Streifeneder Produktkatalog.

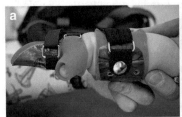 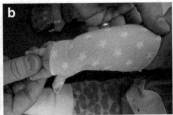 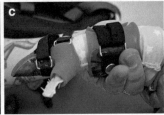

Abb. 8.12 a Während der Aufdehnung des Handgelenks werden dorsalseitig die Weichteile zusammengeschoben und gequetscht **b** Eine individuell gefertigte Stulpe wird über Hohlhand, Daumen und den gesamten Unterarm gezogen. **c** Durch die Stulpe wird das Gewebe gleichmäßig komprimiert. Dadurch wird das Zusammenschieben der dorsalen Weichteile im Schienenzwischenraum am Handgelenk während der Quengelung verringert. (© Kinderkrankenhaus Wilhelmstift, mit freundlicher Genehmigung)

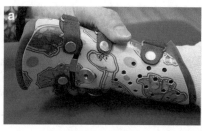
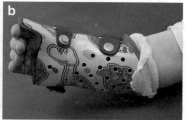

Abb. 8.14 a, b Unterarmorthese mit abnehmbaren Fingeraufsatz. Am Tag wird der Fingeraufsatz entfernt, um Bewegungen der Finger zuzulassen. (© Kinderkrankenhaus Wilhelmstift, mit freundlicher Genehmigung)

8.3 Dynamische Finger-Streckorthesen/-Beugeorthese

Wir nutzen die dynamische Finger-Streckorthesen /-Beugeorthesen von Ruck Medical-Tec© zur Dehnung des Fingermittelgelenkes in die Flexion (Abb. 8. 15a, b) oder Extension (Kap. 2, 4). Sie dient als Übungsschiene für kurze Zeitintervalle von 10–30 min (nicht länger, da die Durchblutung durch die starke Quengelung beeinträchtigt wird). Durch ein kleines Federgelenk das sich auf Höhe des Mittelgelenks befindet wird das Gelenk in die gewünschte Position gedehnt und unter Spannung gehalten (Abb 8.15b und 8.5a). Die halbschaligen Führungen, die das Grund- und Mittelglied umfassen, verhindern Rotationsbewegungen im Mittelgelenk während der Dehnung. Um einer möglichen Deviation im Grundgelenk entgegenzuwirken, kann der zu behandelnde Finger mit einem parallel liegenden Finger gezügelt werden (dieses kann z. B. mit einem Buddy loop® erfolgen) (Abb 8.5a). Wird

der zu behandelnde Finger nach einigen Sekunden etwas röter als die anderen Finger, ist der Federdruck gut. Verfärbt sich der Finger bläulich oder wird er weiß, muss der Druck unbedingt reduziert werden. Der Zug der Feder kann mittels Zange erhöht oder reduziert werden. Die Durchblutung muss während der Zeit vor allem bei kleineren Kindern immer wieder überprüft werden. Wenn möglichst sollte die Orthese mehrmals am Tag getragen werden.

8.4 Begriffserklärungen

8.4.1 Hochtulpen

Wird eine Orthese zur Quengelung eines Gelenkes gefertigt, muss um das Gelenk das Orthesenmaterial **hochgetulpt** werden. Das bedeutet, dass das Material vom Kind wegmodelliert wird. Nötig ist das hochtulpen auch bei statischen Schienen, wenn die Kinder sehr klein sind, weiches Gewebe aufweisen und/oder sehr „speckig"

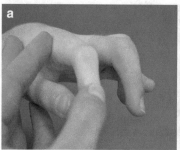
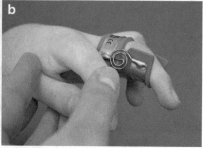

Abb. 8.15 a 13-jährige mit ausgeprägten Beugekontrakturen der Fingermittelgelenke 3 und 4. **b** Behandlung mit einer dynamische Finger-Streckorthese von Ruck, die Orthese wird abwechselnd an den Fingern getragen. (© Kinderkrankenhaus Wilhelmstift, mit freundlicher Genehmigung)

sind. Dieses hochgetulpte Material dient den Weichteilen als Führung und beugt der Druckstellenbildung vor (Abb. 8.16a, b). Würde das Material einfach gekürzt anstatt getulpt werden, so würde sich die Druckstelle verlagern. Auch bei thermoplastischen Schienen werden Kanten hochgetulpt um das Gewebe zu führen oder den Druckpunkt zu verlagern, so wie es bei der Schiene für den Glove-Splint erfolgt (Abb. 8.16c).

8.4.2 „Nase"

Um die Auflagefläche für die Hand am Tag zu erweitern kann eine sogenannte **„Nase"** an der radialen Handseite der Schiene gefertigt werden.

Diese „Nase" vergrößert die Druckauflage und damit die Druckverteilung ohne die Bewegungen der Finger einzuschränken (Abb. 8.17a, b). Dieses ist vor allem bei der Fehlbildung des radialen longitudinalen Reduktionsdefekt von Nutzen (Kap. 2), da die Hand prä- wie postoperativ einen starken Zug nach radial aufweist.

8.4.3 Strecksystem

Das sogenannte **Strecksystem** wird zur präoperativen Aufdehnungen von Klumphänden genutzt (Abb. 8.19a-c) (Kap. 2). Ein Druckpunkt des Drei-Punkte-Systems wird durch einen dauerhaften Zug ersetzt (Abb. 8.18a, b). Der Oberarm und der Ellenbogen werden fixiert

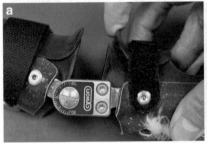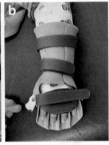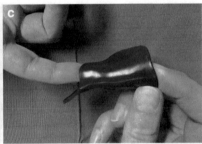

Abb. 8.16 a Um das Handgelenk herum wird das Streify-Flex dorsalseitig hochgetulpt, um den Weichteilen die während der Streckquengelung zusammengeschoben werden eine Führung zu geben. **b** Bei kleinen „speckigen" Kindern muss vor allem am proximalen Orthesenabschluss das Material großzügig hochgetulpt werden, damit während der Beugung und Streckung des Ellenbogens die Weichteile geführt und nicht eingeklemmt warden. **c** Die thermoplastische Fingerschiene wird auf der dorsalen Seite auf Höhe des Mittelgelenkes nach dorsal modelliert/„hochgetulpt", sodass kein Druck auf dem Mittelgelenk besteht. (© Kinderkrankenhaus Wilhelmstift, mit freundlicher Genehmigung)

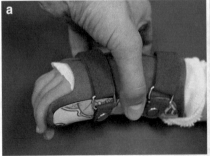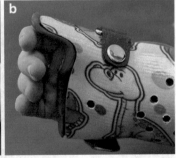

Abb. 8.17 a Die „Nase" an der Orthese erweitert die Druckauflage an der radialen Seite. **b** Die Finger sind durch die „Nase" nicht in ihrer Beweglichkeit eingeschränkt. (© Kinderkrankenhaus Wilhelmstift, mit freundlicher Genehmigung)

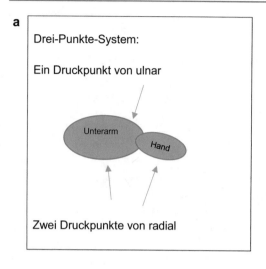

a

Drei-Punkte-System:

Ein Druckpunkt von ulnar

Unterarm

Hand

Zwei Druckpunkte von radial

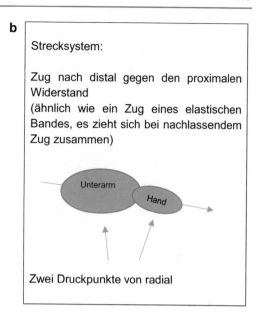

b

Strecksystem:

Zug nach distal gegen den proximalen Widerstand
(ähnlich wie ein Zug eines elastischen Bandes, es zieht sich bei nachlassendem Zug zusammen)

Unterarm

Hand

Zwei Druckpunkte von radial

Abb. 8.18 **a** Drei-Punkte-System. **b** Strecksystem. (© Kinderkrankenhaus Wilhelmstift, mit freundlicher Genehmigung)

und die Hand mit viel Kraft nach distal und ulnar gezogen sowie nach dorsal ausgerichtet. Während der Zug aufrechterhalten bleibt, wird von radial eine Spange um den Arm und die Hand modelliert. Die ulnare Seite wird von der Schiene ausgespart. Sobald der vorgespannte Arm losgelassen wird, fügt dieser sich radialseitig in die Schiene ein, das „Strecksystem" besteht. Der Längszug wird in der Schiene, die eine Spangenform aufweist, aufrechterhalten (Abb. 8.19c).

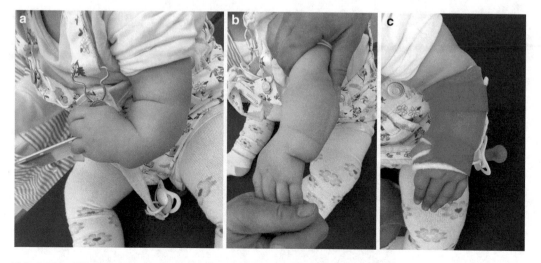

Abb. 8.19 **a** Klumphand: Arm ohne Aufdehnung **b** Arm in maximaler Aufdehnung **c** Arm in der Spangenfarm, das Strecksystem besteht (© Kinderkrankenhaus Wilhelmstift, mit freundlicher Genehmigung)

Printed in the United States
by Baker & Taylor Publisher Services